Métodos Bioestadísticos

Tercera edición actualizada

EDICIONES UNIVERSIDAD CATÓLICA DE CHILE
Vicerrectoría de Comunicaciones
Av. Libertador Bernardo O'Higgins 390, Santiago, Chile

lea.uc.cl

MÉTODOS BIOESTADÍSTICOS
TERCERA EDICIÓN ACTUALIZADA

Luis A. Villarroel del Pino

Junio 2025
ISBN 978-956-14-3437-0
ISBN digital 978-956-14-3440-0

Diseño y diagramación: Salvador Verdejo V. [versión productora gráfica SpA]
Impresión: Equipo Gráfico Impresores

CIP – Pontificia Universidad Católica de Chile

Nombres: Villarroel del Pino, Luis A., autor.
Título: Métodos bioestadísticos / Luis A. Villarroel del Pino.
Descripción: Tercera edición actualizada | Santiago, Chile : Ediciones UC | Incluye bibliografía.
Materias: CCAB: Biometría.
Clasificación: DDC 570.15195 –dc23

Registro disponible en: https://buscador.bibliotecas.uc.cl/permalink/56PUC_INST/vk6o5v/alma 997633899003396

FACULTAD DE MEDICINA

Métodos Bioestadísticos

Tercera edición actualizada

Luis A. Villarroel del Pino

EDICIONES UC

Dedicado a mis hijos, Isidora, Ignacio,
Luciano, Vicente y Maximiliano,
por ser siempre la luz del camino.
Gracias a ustedes siempre hay
un nuevo capítulo por escribir.

Índice

Agradecimientos

Mis más sinceros agradecimientos a Angélica Domínguez de Landa y Andrea Villarroel Barrios, por todas las contribuciones que hicieron a los contenidos de la edición original de este libro, tanto de forma como de fondo, y sobre todo por el apoyo y entusiasmo constantes, lo que hizo que escribir este texto fuera un verdadero agrado.

Introducción

Este texto está basado en una serie de apuntes que escribí originalmente para el curso MED104A-Bioestadística, para primer año de la carrera de medicina, de la Pontificia Universidad Católica de Chile. Paulatinamente, estos apuntes fueron utilizados por alumnos de otras carreras y programas, como los magísteres de epidemiología, de nutrición, de enfermería, carrera de odontología, entre otros.

Aunque inicialmente los apuntes fueron pensados como un resumen de partes específicas de la materia tratada en el curso, los mismos alumnos manifestaron lo importante que era para ellos contar con un texto que les diera un marco de referencia sobre los contenidos, y en más de una ocasión se acercaban a preguntar cuándo habría un apunte sobre materia como intervalos de confianza, modelos estadísticos, sobre el programa SPSS, etc.

Esto fue lo que me motivó a convertir esos apuntes en un texto que abarcara todos los contenidos de un curso de bioestadística básica, y ahora en un libro que sea de utilidad para alumnos y profesionales de distintas disciplinas de la salud.

Debido a su génesis, este texto está escrito en un lenguaje poco matemático, pero sin sacrificar la rigurosidad en los conceptos o en la descripción de los métodos, y cada tema está ilustrado con muchos ejercicios resueltos, lo que facilitará la comprensión de cada materia y servirá de práctica a los alumnos que accedan a él.

Aunque originalmente el libro está dirigido a alumnos de pregrado y posgrado en ciencias de la salud, también espero que sea de mucha utilidad para los investigadores interesados en comprender mejor los métodos estadísticos que utilizan día a día.

El texto se aproxima a los métodos bioestadísticos de la misma forma como un investigador o un estadístico se aproximaría a la solución de un problema de investigación: en primer lugar, observaría la o las variables incluidas en el estudio, determinaría el tipo al que estas pertenecen, y en base a esta clasificación, además del cumplimiento de algunos supuestos, determinaría el tipo de estadística descriptiva más adecuado para cada variable, el o los test estadísticos apropiados y el tipo de modelo estadístico que corresponde ajustar a los datos.

De esta manera, en el capítulo 1 se aborda el tema de la descripción de variables según su tipo (básicamente categórica o numérica), además de los conceptos de población, muestra y otros relacionados con la naturaleza de las variables.

Tipo de Variable
- Categórica
- Numérica

Posteriormente, después de revisar algunos conceptos básicos de probabilidad en el capítulo 2 y de estudiar las distribuciones de probabilidad más comunes en el capítulo 3 (incluida la distribución normal), el tipo de variables nuevamente es importante en la construcción de intervalos de confianza, lo cual es revisado en el capítulo 4.

Cuando se aborda el tema de la asociación de dos variables, en el capítulo 5, una vez más se recurre a los tipos a los que pertenecen las variables involucradas en la asociación, lo que permite identificar más fácilmente el camino metodológico adecuado.

Tipo de Asociación
- Categórica - Categórica
- Categórica - Numérica
- Numérica - Numérica

El tipo de variable también es importante en la construcción de modelos estadísticos, abordado en el capítulo 6, ya que construir un modelo para una variable numérica es muy distinto que crear uno para una variable categórica.

Finalmente, el modo en que se realizan todos estos análisis bioestadísticos usando SPSS se muestra en el capítulo 7 y usando los programas R y RStudio en el capítulo 8.

Prefacio a la segunda edición

Esta segunda edición de Métodos Bioestadísticos corrige una serie de errores menores que tenía la edición anterior y actualiza el capítulo 7 dedicado a SPSS: ahora se describe la versión 24 (la más actualizada hasta el momento de editar este texto) en vez de la versión 19. El capítulo dedicado a MINITAB no fue modificado, ya que la versión 17 del programa (la más actual) no tiene cambios de importancia respecto a la versión 16 descrita en este libro.

Prefacio a la tercera edición

El cambio más importante en esta nueva edición del libro Métodos Bioestadísticos se da en los capítulos dedicados a los programas estadísticos: se reemplaza el capítulo dedicado a MINITAB por un capítulo dedicado al programa estadístico R y a la interfaz RStudio.

La importancia de este cambio radica en que R es uno de los programas estadísticos más utilizado del mundo, gracias a sus grandes capacidades de análisis, además de ser un programa gratuito y "open source". Por otra parte, RStudio es una interfaz que facilita el uso del programa estadístico, aportando facilidades en la lectura de archivos (principalmente Excel y otros programas estadísticos populares, como SPSS y Stata), manejo de gráficos, la facilidad de instalación y uso de packages y el autocompletado de comandos.

Una característica destacable de R es que tiene actualizaciones muy frecuentes, lo que lo convierte en un programa siempre vigente, con las últimas metodologías estadísticas disponibles con prontitud. Además, el programa R se está utilizando cada vez más en investigación en diferentes disciplinas, con una amplia aceptación como herramienta de análisis entre investigadores y revistas científicas.

El cambio mencionado solo afecta al Capítulo 8, que ahora está dedicado a R y RStudio. Sin embargo, algunos ejemplos hechos con MINITAB en el resto del libro se mantuvieron con ese programa, debido a que son pocos (cinco ejemplos) y a la simpleza de las salidas de MINITAB, lo que facilita la lectura e interpretación de los ejercicios.

Por otra parte, en esta edición también se actualiza en gran medida la bibliografía, por textos más modernos, además de cambiar algunos títulos por otros más adecuados a la temática del libro.

[1] Estadística descriptiva

1.1 Introducción

La estadística es la ciencia que estudia la recolección, organización, análisis e interpretación de un conjunto de datos, y sus conceptos generales pueden aplicarse a distintas disciplinas como la ingeniería, la agricultura, la economía (donde se denomina econometría) o la psicología (donde se denomina biometría). Cuando la estadística se aplica en las ciencias de la salud, se utiliza el término bioestadística.

En términos globales, la estadística puede dividirse en **descriptiva** y **analítica**. La estadística descriptiva, como su nombre lo indica, solo pretende describir o caracterizar un conjunto de datos. La estadística analítica, en cambio, plantea hipótesis respecto a una población, usando un subconjunto de datos disponible de esta.

Para llevar a cabo un **estudio descriptivo**, es necesario conocer los conceptos de población y muestra (aleatoria) y sus propiedades, los tipos de variables aleatorias posibles de encontrar en la práctica y la forma como se describen: tablas de frecuencias, medidas de tendencia central y de dispersión y percentiles. Todos estos conceptos los encontrará definidos en este capítulo.

Los conceptos necesarios para hacer un **estudio analítico** los hallará en el capítulo de Asociación de variables.

1.2 Población y muestra

Población

La **población** (también llamada **universo**) se define como el conjunto total de objetos o personas de interés en un estudio. Una característica relevante de la población es que todos sus elementos deben cumplir con un conjunto predefinido de características.

El conjunto de características debe permitir entender sin lugar a dudas cuál es la población en estudio. Por ejemplo, si un estudio plantea: “Se quiere determinar el porcentaje de personas de la ciudad de Valdivia que usa el detergente X”, se está dando a entender que la población en estudio corresponde a todos los habitantes de Valdivia (¿los niños usarán el detergente X?). Quizás sería más adecuado plantear:

“Se quiere determinar el porcentaje de dueñas de casa de la ciudad de Valdivia que usa el detergente X”.

En este mismo problema, si los investigadores contactaran a las dueñas de casa por teléfono para averiguar cuántas usan el detergente X, entonces sería necesario incorporar esta nueva característica (poseer teléfono) a nuestra definición de la población.

Lo habitual es que la población esté constituida por un gran número de personas u objetos, por lo que normalmente se hace inviable acceder a todos ellos. El proceso de recopilación de datos de toda la población se denomina **censo**. Aunque sería atractivo acceder a toda la población, existen varios problemas para llevar a cabo esta idea:

- Un censo usualmente requiere invertir mucho tiempo y recursos, mientras que los estudios en salud se hacen cumpliendo ciertos plazos y con recursos limitados.
- Como las poblaciones son dinámicas, el objeto en estudio puede ser distinto en los primeros individuos estudiados que en los últimos, sobre todo si estos son vistos mucho tiempo después que los primeros. Por ejemplo, si un investigador quiere determinar la prevalencia de estrés en la Octava Región, y recopila los datos entre enero y marzo de 2010, sus resultados se verán afectados por la ocurrencia del terremoto del 27 de febrero de ese año.
- En ocasiones no es posible identificar con facilidad a los sujetos que componen la población. Por ejemplo, la población de personas que viven con VIH, o el número de aves acuáticas que existen en una reserva ecológica.

Muestra (aleatoria)

Dados los inconvenientes que se presentan al estudiar una población, lo habitual es que las investigaciones científicas se basen en una muestra de la población de interés, es decir, en un subconjunto de los elementos de la población.

Para que lo averiguado en la **muestra** sea cierto para la población en su conjunto, la muestra debe cumplir con los siguientes requisitos:

- La muestra debe ser **aleatoria**. Esto es, los sujetos en la muestra deben ser escogidos al azar (mediante un sorteo), de modo que todas las personas u objetos de la población tengan una probabilidad mayor que cero de estar presentes en la muestra.
- La muestra debe ser de un **tamaño mínimo** adecuado. Se entenderá por "adecuado" que el número de individuos seleccionados al azar de la población (el tamaño de la muestra) permita obtener estimaciones con un margen de error acotado.

  Ejemplo 1.1. Supongamos que es de interés estimar el porcentaje de fumadores en cierta población, y que el porcentaje real de fumadores es de alrededor de 40%. Luego, si se quiere estimar con un margen de error de 5 puntos porcentuales, entonces el tamaño de la muestra debiera permitir obtener entre 35% y 45% de fumadores en la muestra.
- La muestra debe ser **representativa** de la población de la que procede. Esto se cumple cuando las características de la población relevantes para la investigación, están presentes en la misma proporción o promedio en la muestra. Por ejemplo, si la población tiene 30% de hombres, esta proporción se mantiene en la muestra estudiada. Si la edad promedio poblacional es 50 años, en la muestra se observa aproximadamente lo mismo, etc.

Sin embargo, es imposible determinar si efectivamente cada una de las características poblacionales está presente en la misma proporción o promedio en la muestra. En consecuencia, se asume que si una muestra es aleatoria y de tamaño mínimo adecuado, entonces esta es representativa de la población de interés.

La aleatoriedad y el tamaño de una muestra son características que podemos controlar (el tamaño muestral se puede calcular y el investigador suele escoger, entre varios métodos de selección al azar, el que se adecúe mejor a su estudio). La representatividad, en cambio, es una cualidad de la muestra.

1.3 Parámetros y estimadores

Llamaremos **inferencia estadística** a las deducciones que hacemos acerca de una población de interés, a partir de los resultados obtenidos mediante una muestra aleatoria de dicha población.

Por ejemplo, si en una muestra aleatoria se calcula que el promedio de edad es de 20 años, entonces se inferirá que el promedio de edad de la población de la cual procede la muestra debiera ser de aproximadamente 20 años, con un margen de error dado por el tamaño de la muestra. O bien, si se calcula que 38% de los individuos en la muestra es fumador, entonces se deducirá que el porcentaje de fumadores poblacional debiera ser aproximadamente 38%.

El promedio de edad y el porcentaje de fumadores poblacionales se denominan **parámetros poblacionales** (o simplemente **parámetros**). En general, un parámetro es cualquier función de los datos calculada en la población.

El promedio de edad y el porcentaje de fumadores calculados en la muestra, y utilizados para aproximar el verdadero valor poblacional, se denominan **estimadores muestrales** o **estadísticos.** Por lo común, un estimador puede ser cualquier función calculada con los datos muestrales y, como es un valor que representa a la muestra completa, suele llamarse también **medida resumen.**

[FIGURA 1.1]

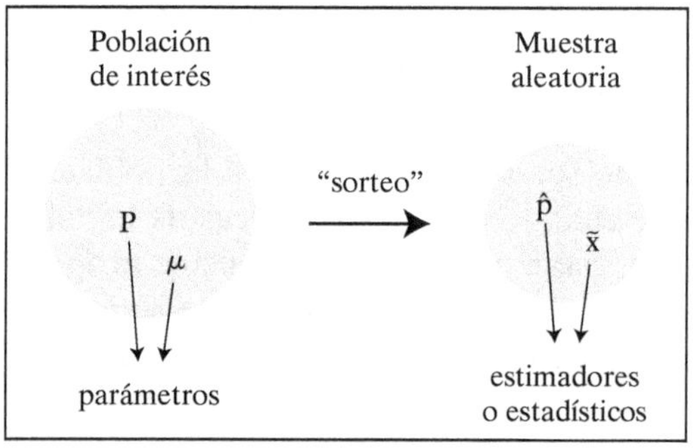

Parámetros poblacionales y estimadores muestrales. P: proporción poblacional de individuos con alguna característica de interés; μ: promedio poblacional de una variable de interés.

La muestra debiera ser un buen reflejo de la población. De esta forma, el objetivo cuando se estiman parámetros poblacionales es que:

$$\hat{p} \approx P \quad y \quad \bar{x} \approx \mu$$

Esto solo es posible si la muestra escogida es representativa de la población de interés.

Un promedio o una proporción poblacional no es el único parámetro de interés en un estudio. Como puede ser cualquier función de los datos, podría interesar la mediana, varianza, desviación estándar, percentiles u otras funciones menos conocidas.

Por ejemplo, si se asume que la edad fértil es entre los 15 y 49 años, según el censo de 2002, el porcentaje de mujeres en edad fértil es 52%. Si se quiere hacer un estudio sobre el número de hijos promedio por mujer, en base a una muestra de 400 mujeres de Puente Alto, y se observan 190 mujeres en edad fértil, entonces 52% es el parámetro poblacional y 47,5% (190 mujeres de un total de 400) es el estimador de ese parámetro.

1.4 Variables aleatorias

Una vez que seleccionamos un conjunto de individuos de la población para que formen parte de la muestra aleatoria, cada uno de estos individuos es caracterizado por un conjunto de variables de interés en el estudio.

[FIGURA 1.2]

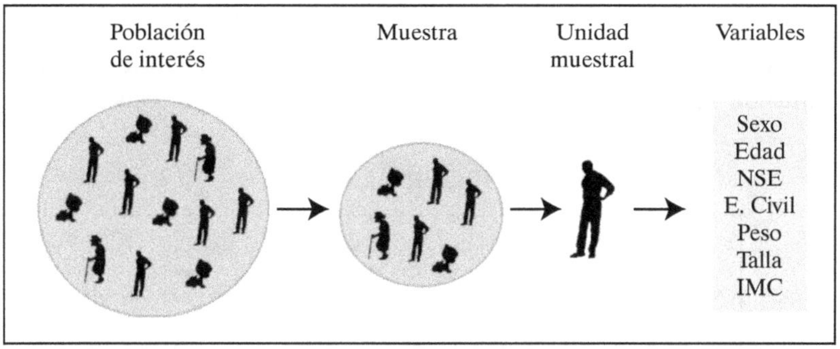

Población, muestra, unidad muestral y variables que pueden determinarse a partir de esta.

Se denomina **unidad muestral** a cada elemento susceptible de ser seleccionado. Habitualmente la unidad muestral corresponde a un individuo, aunque no siempre es así. Por ejemplo, en un estudio de contaminación intradomiciliaria la unidad muestral podría ser un hogar (y no los sujetos que viven en ella). En un estudio en que interesa analizar el cambio a través de los años en el número de aves acuáticas en una reserva ecológica, la unidad muestral será un número de aves en cada momento del tiempo.

Llamaremos **variable** a cualquier característica que tome dos o más valores en una población. Por ejemplo, edad, sexo, hábito tabáquico, presencia o ausencia de una patología, valores de colesterol total, HDL y triglicéridos en un examen de lípidos, etc. Nosotros estudiaremos **variables aleatorias**, para las cuales no es posible anticipar su resultado, aun cuando se intente controlar los factores que puedan afectarlas. Visto de otra forma, si al mantener constantes las condiciones experimentales no es posible predecir el valor de una variable, entonces se está frente a una variable aleatoria.

Nótese que si la característica toma solo un valor, entonces es una **constante** y no es de interés estadístico. Por ejemplo, en el estudio de las dueñas de casa que usan Detergente X, la ciudad de residencia es constante, por lo que no es útil para discriminar entre las mujeres que usan el detergente de las que no lo hacen.

Determinar cuáles variables aleatorias deben ser medidas a cada unidad muestral es de vital importancia para el estudio. Por ejemplo, si interesa investigar factores de riesgo de infarto al miocardio, no puede dejar de medirse la edad, el hábito tabáquico o el consumo de alcohol, ya que todos son factores que se asocian con el fenómeno en estudio.

1.5 Variabilidad muestral

Cuando tomamos una muestra aleatoria de una población, lo que hacemos es observar una de muchas posibles muestras aleatorias de la población de interés.

Por ejemplo, si la población está compuesta de N = 50 individuos y decidimos tomar una muestra de n = 5 de ellos, entonces el número de muestras posibles de obtener es 2.118.760. Aunque el número de muestras posibles puede ser muy grande, en la práctica nosotros solo tenemos acceso a una de ellas.

En consecuencia, si es de interés calcular el promedio muestral, lo que obtenemos es uno de muchos promedios muestrales posibles de conseguir.

[FIGURA 1.3]

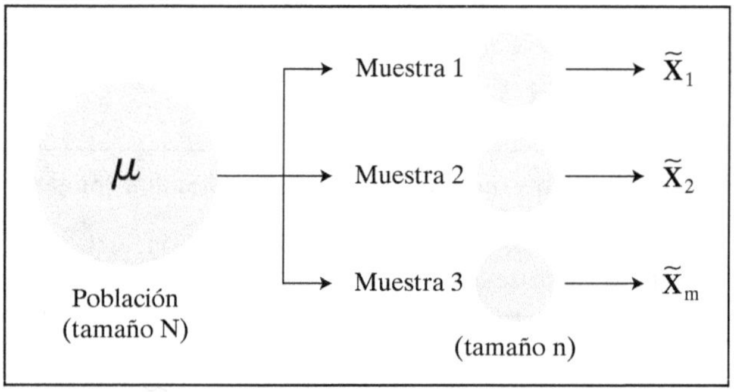

De una población se pueden extraer muchas muestras diferentes de tamaño *n*. A partir de cada muestra se obtiene un promedio muestral distinto.

Claramente, si tomamos distintas muestras, el estimador será siempre diferente. Esto es conocido como **variabilidad muestral.**

Luego, ¿cómo podemos saber si nuestro promedio muestral es un buen estimador de μ?

La respuesta a esta pregunta está dada por el tamaño de la muestra y el método de selección. Para ilustrarlo, consideremos el siguiente ejemplo.

Ejemplo 1.2. (Se agradece la colaboración del Dr. Guillermo Marshall R., Profesor Titular de la Facultad de Matemáticas, por su aporte de este ejemplo). La siguiente hoja muestra las edades en que 350 personas enfermaron de cáncer al pulmón en cierta comunidad (asumamos que esta es la población completa). La edad media de los 350 pacientes de cáncer al pulmón es μ = **61.9 años.**

[TABLA 1.1]

	A	B	C	D	E	F	G	H	I	J	K	L	M	N
1	64	66	46	71	65	73	61	70	27	80	52	61	39	76
2	75	58	90	73	85	75	44	74	52	80	50	65	45	78
3	64	76	73	50	59	54	74	60	42	74	83	60	83	73
4	84	65	41	73	57	73	69	91	70	47	54	29	51	55
5	73	59	63	66	48	60	55	62	55	63	75	80	67	92
6	79	75	93	45	72	60	78	72	47	65	77	57	50	64
7	63	73	75	49	61	41	70	72	43	64	69	43	63	57
8	71	42	45	71	62	38	79	50	50	49	54	67	65	49
9	76	44	72	65	64	49	60	71	61	71	59	59	62	58
10	51	50	**73**	78	58	76	53	71	44	53	70	74	72	66
11	49	63	**68**	62	71	67	60	80	63	30	81	81	39	81
12	51	63	**59**	67	33	62	61	63	51	45	56	43	49	79
13	65	38	**40**	80	63	57	67	42	57	71	46	58	92	53
14	68	76	**81**	65	50	79	42	81	47	79	46	77	69	62
15	49	63	**72**	62	62	53	86	69	60	66	70	53	86	65
16	84	59	**40**	57	67	48	54	74	54	44	65	52	58	49
17	60	67	**70**	44	52	68	76	69	63	86	62	82	61	56
18	68	47	**59**	73	63	61	59	43	58	65	48	50	51	50
19	63	63	**72**	95	61	61	86	60	63	58	46	82	57	72
20	33	52	63	69	51	53	54	45	71	45	39	53	46	73
21	53	62	61	71	59	45	79	70	63	51	51	67	53	56
22	67	85	84	52	42	68	49	56	69	66	63	66	68	39
23	73	57	67	77	66	56	48	61	49	51	75	64	68	63
24	25	56	65	67	88	63	60	68	69	52	70	56	67	48
25	57	49	62	61	49	52	70	68	59	51	55	88	58	61

Planilla con edad de 350 personas. En el recuadro se observa una muestra de n = 10 casos.

Para observar el efecto del tamaño muestral en la estimación de μ (es decir, en el cálculo de $\overline{x}$), consideremos muestras de n = 10 casos consecutivos, como la que se observa en el recuadro de la **Tabla 1.1**. Se obtuvieron 40 muestras de 10 casos, y se calculó la edad promedio para cada muestra, obteniéndose los siguientes resultados:

[FIGURA 1.4]

Promedio de los 10 casos del recuadro									
63,7	62,4	56,5	66,9	61,7	55,7	67,4	58,9	62,7	59,1
61,6	70,1	58,8	59,6	57,3	59,3	59,0	60,6	61,6	65,8
65,2	57,9	53,6	65,0	59,5	57,1	66,3	57,2	66,2	57,7
68,0	65,0	65,3	65,5	57,3	63,1	60,1	66,0	59,8	60,5

Promedios obtenidos al repetir 40 veces el experimento de tomar una muestra n = 10.

Posteriormente, se seleccionaron **n = 30** casos consecutivos y se calculó la edad media, y esta operación se realizó 40 veces. El mismo procedimiento se siguió con muestras de **n = 100** casos consecutivos.

En las figuras siguientes se observan los promedios muestrales obtenidos en cada grupo de experimentos **(Figura 1.5)**. La línea horizontal representa el promedio poblacional (61,9 años). En estas se observa que la variabilidad muestral es menor en la medida en que el tamaño muestral aumenta. Después, para obtener un buen estimador de un parámetro poblacional, lo recomendable es tomar una muestra lo más grande posible.

[FIGURA 1.5]

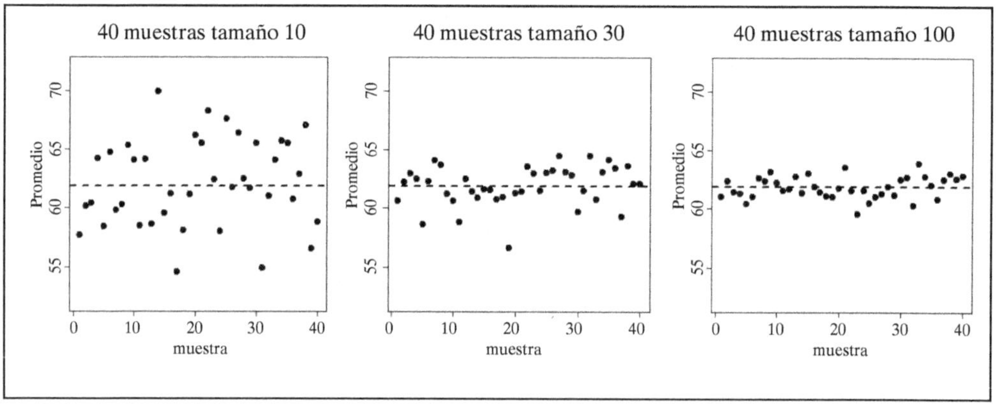

Promedios de edad obtenidos al extraer 40 muestras de distintos tamaños de una población de 350 (se observa que a medida que el tamaño de la muestra es mayor, los promedios obtenidos se aproximan más al promedio poblacional).

1.6 Tipos de muestreo

La selección de una muestra de la población de interés es de vital importancia para la obtención de resultados válidos. Si la muestra no es representativa de la población de la que procede, todos los cálculos que se hagan serán válidos solo para la muestra, sin posibilidad de extrapolar estos resultados a los individuos que no fueron incluidos en ella.

En general, estaremos interesados en muestras aleatorias, las cuales implican una selección al azar (mediante un sorteo) de los individuos que componen la muestra, en alguna etapa del proceso de muestreo. Este tipo de muestreo se denomina muestreo probabilístico.

Los principales tipos de muestreo aleatorio son el muestreo aleatorio simple, el muestreo estratificado y el muestreo sistemático. Además, actualmente adquieren mayor importancia tipos de muestreo más complejos, como el muestreo por conglomerados.

1.6.1 Muestreo aleatorio simple

Es un método de selección en que todos los elementos de la población tienen la misma probabilidad de ser elegidos en la muestra. En este tipo de muestreo se asume que la población en estudio es homogénea respecto a las variables que afectan al fenómeno estudiado.

Para aplicar este método es necesario tener un registro de todos los sujetos poblacionales (por ejemplo, un listado de los RUT, del número de ficha clínica, etc.).

La selección de los individuos muestrales podría hacerse con métodos tan simples como una bolsa con papeles numerados o con una tómbola (si la población fuera muy pequeña), hasta el uso de tablas de números aleatorios o la generación de números aleatorios mediante un computador.

Ejemplo 1.3. Supongamos que se quiere seleccionar 10 individuos de una población de 1.000. Para obtener esta muestra con Excel, podemos usar la función **Aleatorio()**, que genera números al azar entre 0 y 1. Por lo tanto, si la función se multiplica por 1.000 (que corresponde al tamaño de la población), se generan números entre 0 y 1.000.

Realizando lo anterior diez veces, se obtuvieron los siguientes números:

317,8 957,4 143,6 132,8 720,8 948,6 152,6 421,4 316,8 5,0

Luego, la muestra aleatoria simple está compuesta por los individuos:

5, 133, 144, 153, 317, 318, 421, 721, 949 y 957.

No obstante, si se hiciera nuevamente el proceso de usar la función Aleatorio(), se obtendrá una muestra distinta a la descrita.

1.6.2 Muestreo estratificado

Cuando la población es heterogénea respecto a una o más variables que afecten al fenómeno estudiado, seleccionar los datos mediante muestreo aleatorio simple podría resultar en una muestra no representativa de la población. En este caso, las conclusiones derivadas del análisis de los datos serían inválidas.

Por ejemplo, si las variables de interés tienen un comportamiento distinto según nivel socioeconómico (NSE), un muestreo aleatorio simple podría resultar en una proporción de individuos en cada NSE distinta a la observada en la población y por lo tanto los estimadores serían incorrectos.

Por ello, el investigador puede segmentar la población en **estratos**, los que corresponden a subconjuntos heterogéneos entre sí, pero que agrupan unidades homogéneas.

El muestreo estratificado es un método de selección en que se obtiene una muestra aleatoria simple de cada estrato por separado y se calculan los estimadores de parámetros (medias, proporciones, etc.) para cada estrato. Finalmente, se calcula un promedio ponderado de los estimadores de los estratos para obtener la medida resumen de interés.

Algunos problemas de investigación en los que podría ser útil usar muestreo estratificado son los siguientes:

- Interesa determinar el gasto promedio en alimentación de los hogares de cierta ciudad. Como el nivel de gasto es una característica que depende fuertemente del nivel socioeconómico familiar (NSE), conviene hacer estratos de la ciudad agrupando los hogares con niveles socioeconómicos semejantes. Así, la ciudad se podría dividir en zonas de NSE bajo, medio y alto, formando tres estratos. Al interior de cada estrato se toma una muestra aleatoria simple de hogares y se cuantifica el gasto en alimentación de cada hogar.
- En un muestreo para estimar la cosecha total de café en un país centroamericano, se sabe que la región ecológica donde se ubican los árboles influye mucho en su productividad. Después, sería conveniente estratificar las regiones según altura sobre el nivel del mar, nivel de vientos y temperatura antes de seleccionar los predios y determinar la productividad.

Respecto al número de individuos por seleccionar de cada estrato, existen dos criterios principales:

- **Asignación proporcional.** El número de individuos por seleccionar de cada estrato es proporcional al tamaño poblacional del estrato. Por ejemplo, si 25% de los habitantes de cierta ciudad son de nivel socioeconómico bajo, 65% de nivel medio y 10% de nivel alto, y se quiere una muestra estratificada de $n = 120$ casos, entonces, usando asignación proporcional, se debieran muestrear 30, 78 y 12 casos de cada NSE, respectivamente.
- **Asignación óptima.** El número de individuos por seleccionar de cada estrato es proporcional a la variabilidad de la característica en estudio al interior del estrato. Por ejemplo, si el gasto en alimentación presenta el doble de variación en el NSE alto que en los niveles medio y bajo, entonces se podría muestrear el doble de casos del NSE alto que de los otros dos niveles.

1.6.3 Muestreo sistemático

Este método de selección aleatoria es aplicable cuando los elementos de la población están ordenados físicamente y no existe un registro escrito o computacional, que permita hacer una selección por muestreo aleatorio simple. Por ejemplo, las fichas clínicas de un hospital, ordenadas según fecha de hospitalización en un estante, sería una situación adecuada para usar este tipo de muestreo.

Si la población tiene N elementos y se quiere una muestra aleatoria sistemática de n elementos, el procedimiento es el siguiente:

i) Calcule el tamaño del salto sistemático k = N/n. Si k tiene decimal, use la parte entera del número.

ii) Elegir un número entero al azar, r, entre 1 y k.

iii) Seleccionar de la población ordenada los elementos en la posición

r, r + k, r + 2k,..., r + (n-1)k

Al final del proceso, se tendrá una muestra de *n* elementos seleccionados sistemáticamente.

Ejemplo 1.4. Si tenemos 478 fichas clínicas y necesitamos seleccionar 55 para una encuesta de calidad de atención, tenemos:

N = 478 (tamaño de la población)

n = 55 (tamaño de la muestra)

k = 478 / 55 = 8.69. Usaremos saltos de 8 unidades.

Puede usar la función Aleatorio() de Excel para elegir un número al azar entre 1 y 8 ("= aleatorio()*8"). Supongamos que se obtiene r = 7.

Los números seleccionados serán 7, 15, 23, 31,..., 439 y 447.

Este método tiene la ventaja de que es fácil de aplicar. Sin embargo, se asume que el orden de los elementos de la población no afectará la estimación del parámetro de interés. Una desventaja importante es que este método es cada vez menos aceptado en publicaciones científicas.

1.6.4 Muestreo por conglomerados

Cuando es de alto costo realizar un muestreo aleatorio simple o cuando este último es inaplicable debido a que los individuos que componen la población no están identificados, un muestreo por conglomerados puede ser un método de selección adecuado.

Los conglomerados son divisiones de la población en que los elementos al interior de cada uno son heterogéneos, pero existe homogeneidad entre estas agrupaciones. Es decir, se quiere que haya "diversidad" al interior de cada conglomerado, pero que no importe cuáles conglomerados están presentes en la muestra, ya que entre ellos no hay mucha diferencia.

Esto es opuesto a lo que ocurre con los estratos, ya que aquí interesa que los individuos al interior de cada uno sean homogéneos entre sí y haya heterogeneidad entre los estratos.

El muestreo por conglomerados es un sistema de selección al azar que consta de dos fases principales: primero se eligen conglomerados al azar y luego se seleccionan elementos al interior de estos mediante un muestreo aleatorio simple.

Ejemplo 1.5. Si se quiere una muestra de 600 viviendas de una ciudad, podría ser de alto costo hacer muestreo aleatorio simple, ya que con seguridad se tendría que recorrer toda la ciudad. Si se toma una muestra por conglomerados, se podrían seleccionar al azar 20 zonas de la ciudad (entendiendo por zona un conjunto de varias manzanas), luego seleccionar 10 manzanas de cada zona y por último 3 viviendas de cada manzana, teniéndose una muestra total de 600 viviendas.

1.6.5 Selección con y sin reposición

Se asume en los tipos de muestreo anteriores que estos se realizan **sin reposición**. Es decir, sin devolver el elemento seleccionado a la población, después de ser observado. En este caso, la probabilidad de observar nuevamente el mismo elemento es cero, y la probabilidad de observar cualquier otro elemento se ve afectado por las observaciones anteriores.

Un muestreo es **con reposición** cuando cada elemento seleccionado es devuelto a la población de la cual procede después de ser observado. En este caso, la población siempre contiene los mismos elementos, por lo que todos conservan su probabilidad inicial de ser observados.

Nótese que, aunque en el muestreo sin reposición se altera la probabilidad de seleccionar un elemento, cuando ya han sido seleccionados otros previamente, si la población es lo suficientemente grande, esta probabilidad se puede considerar constante.

1.7 Tipos de variables

Como se mencionó antes (ver **punto 1.4**) cada uno de los individuos seleccionado en la muestra es caracterizado por un conjunto de variables de interés en el estudio. Estas variables podrían ser registradas, por ejemplo, en una planilla Excel. La planilla siguiente muestra el sexo, edad, nivel socioeconómico (NSE), estado civil y peso de seis individuos:

[TABLA 1.2]

Sexo	Edad	NSE	Estado civil	Peso
F	26	Alto	1	46,5
F	34	Medio	2	55,3
F	21	Medio	1	50,0
M	44	Bajo	2	73,1
F	32	Medio	3	54,7
M	30	Alto	2	68,5

Segmento de una base de datos con cinco variables (sexo, edad, NSE, estado civil y peso) para seis casos.

Cada variable registrada se puede clasificar en uno de los siguientes tipos:

- **Variable nominal.** Es aquella en que podemos clasificar sus valores en clases o categorías, sin establecer un ordenamiento sugerido por la magnitud de sus valores.

Esto significa que los valores con que se identifica cada nivel de la variable son arbitrarios. Por ejemplo, la variable sexo es nominal, ya que podemos identificar sus niveles mediante M (Masculino) y F (Femenino); o bien H (Hombre) y M (Mujer); o mediante 1 (Mujer) y 2 (Hombre), etc.

Otras variables nominales son: estado civil, causa de muerte, ciudad de residencia, tipo de parto, etc.

- **Variable ordinal.** Es un tipo de variables en la que sus valores o clases se pueden ordenar. Incluye variables con categorías (como gravedad de una enfermedad definida como leve, moderada o severa) y scores (como el test de Apgar del recién nacido).

En las ciencias de la salud, se generan muchas variables ordinales que intentan cuantificar características difíciles o imposibles de medir directamente, como la gravedad cardiaca medida usando scores como APACHE o TISS; el desarrollo puberal medido con escala de Tanner; el estado nutricional que se puede definir como bajo peso, normal, sobrepeso y obeso, etc.

Como se observa, las variables ordinales no tienen unidad de medida. Tampoco tiene sentido cuantificar la diferencia o la razón entre dos valores ordinales. Por ejemplo, si una persona tiene un puntaje de gravedad igual a 30 y otra tiene un puntaje de gravedad igual a 60 (asumiendo que mayor puntaje significa mayor gravedad), no podemos decir que la segunda tenga el doble de gravedad que la primera; solo podemos decir que la segunda está más grave.

- **Variable intervalar.** Es una variable cuantificable de manera objetiva, por lo que posee un orden natural en sus valores y es posible medir la diferencia entre dos valores. Generalmente tiene unidad de medida.

Una variable intervalar se denomina discreta cuando no puede tomar decimales, como en las variables de conteo (número de hijos, número de caries, días de hospitalización, etc.). Se denomina continua cuando toma cualquier valor en un intervalo (como el peso, talla, índice de masa corporal, triglicéridos, etc.).

El esquema siguiente resume los tipos de variables:

[FIGURA 1.6]

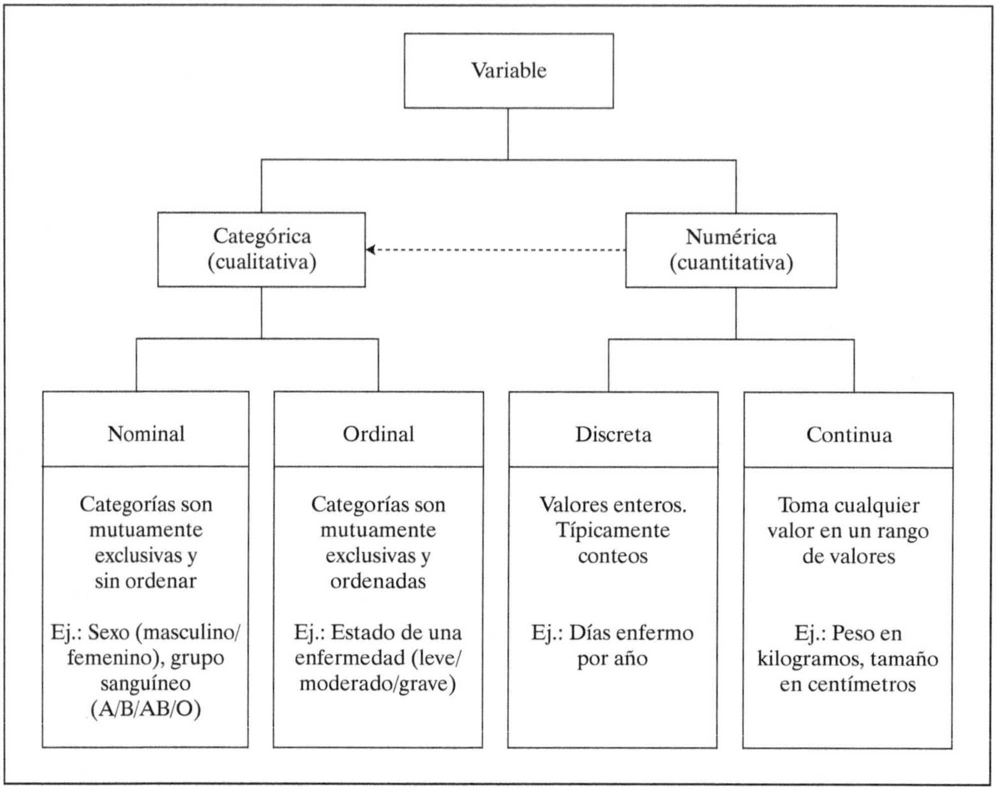

Clasificación de tipos de variables.

Los dos tipos de variable de interés estadístico

Para la mayoría de las descripciones y análisis estadísticos basta con identificar dos tipos de variables:

- **Variables categóricas.** Son aquellas para las cuales no es posible y no tiene sentido obtener su promedio. Incluye las nominales (como sexo o estado civil), las ordinales con pocos niveles (como nivel socioeconómico o severidad de una enfermedad) y las intervalares en rangos (como grupos etarios o peso de recién nacido en rangos).
- **Variables numéricas.** Son aquellas para las cuales tiene sentido obtener su promedio. Incluye las intervalares (como peso o número de hijos) y las ordinales que toman un rango amplio de valores (como puntaje Apgar o score Apache de gravedad cardiaca).

Nótese que una variable numérica puede transformarse en categórica construyendo rangos. Asimismo un conjunto de variables categóricas puede transformarse en una variable numérica construyendo scores.

1.8 Notación para variables aleatorias y sus mediciones

Por lo general se utiliza la letra N mayúscula para referirse al tamaño de una población (asumiendo que es una población finita) y la letra n minúscula para referirse al tamaño de una muestra.

Cuando nos referimos a una variable aleatoria en forma genérica (la variable Sexo, la variable Peso, etc.), usaremos letras X, Y o Z mayúsculas.

Al referirnos a los valores que toma una variable aleatoria X en una muestra de tamaño n, usaremos la letra x minúscula con subíndices: $x_1, x_2, \ldots, x_n$. Donde x_1 es el valor de X en el primer sujeto muestral, x_2 el valor en el segundo sujeto y así sucesivamente.

Cuando aludimos a los valores muestrales ordenados de la variable aleatoria X, usaremos la notación: $x_{(1)}, x_{(2)}, \ldots, x_{(n)}$. De modo que $x_{(1)} \leq x_{(2)} \leq \ldots \leq x_{(n)}$. Nótese que $x_{(1)}$ es el mínimo valor muestral de X y $x_{(n)}$ es el máximo.

Usaremos el símbolo Σ para referirnos a la suma de un conjunto de valores. Por ejemplo:

$$\sum_{i=1}^{n} x_i = x_1 + x_2 + \ldots + x_n$$

Emplearemos el símbolo π para aludir al producto de un conjunto de valores. Por ejemplo:

$$\prod_{i=1}^{n} x_i = x_1 \times x_2 \times \ldots \times x_n$$

Ejemplo 1.6. Consideremos la Tabla 1.2, que muestra los datos de algunas variables para n = 6 individuos.

Sea X la variable Edad. Luego, los valores muestrales de X son:

$$x_1 = 26, x_2 = 34, x_3 = 21, x_4 = 44, x_5 = 32 \text{ y } x_6 = 30.$$

Los valores muestrales ordenados son:

$$x_{(1)} = 21, x_{(2)} = 26, x_{(3)} = 30, x_{(4)} = 32, x_{(5)} = 34 \text{ y } x_{(6)} = 44.$$

La suma de los *n* valores muestrales es:

$$\sum_{i=1}^{n} x_i = 26 + 34 + 21 + 44 + 32 + 30 = 187$$

El producto de los n valores muestrales es:

$$\prod_{i=1}^{n} x_i = 26 * 34 * 21 * 44 * 32 * 30 = 784143360$$

1.9 Descripción de variables categóricas

Las variables categóricas se describen principalmente mediante dos medidas resumen: el **número** y el porcentaje de casos en cada nivel de la variable. Como veremos más adelante, la **proporción** de casos en cada categoría también es una medida resumen de interés, ya que estima la probabilidad de ocurrencia de un evento en la población.

Los resultados obtenidos para una variable categórica se muestran en una **tabla de frecuencias**, que es la forma en que habitualmente los programas estadísticos entregan el resumen de una variable categórica.

Verbigracia, la tabla siguiente resume los resultados obtenidos para la edad en que enferman de cáncer al pulmón los 350 casos descritos en el **Ejemplo 1.2.**

[TABLA 1.3]

Grupos de edad	Número de casos	Frecuencia relativa	Porcentaje	Porcentaje acumulado
<30	3	0,009	0,9	0,9
30-39	9	0,026	2,6	3,4
40-49	56	0,160	16,0	19,4
50-59	78	0,223	22,3	41,7
60-69	109	0,311	31,1	72,9
70-79	66	0,189	18,9	91,7
80-89	24	0,069	6,9	98,6
90 +	5	0,014	1,4	100,0
Total	**350**	**1,000**	**100,0**	

Tabla de frecuencias de 350 casos según el grupo de edad al cual pertenecen.

La interpretación de las columnas de la tabla de frecuencias es la siguiente:

- La primera columna da cuenta de los niveles observados en la muestra para la variable tabulada.
- La segunda columna indica el número de individuos en cada nivel de la variable. La última fila de esta columna presenta el total de casos.
- La tercera columna indica la proporción de sujetos en cada nivel (número de casos en el nivel dividido por el total de casos tabulados). La suma de estas siempre debe ser 1.

- La cuarta columna indica el porcentaje de casos en cada nivel (frecuencia relativa * 100). El total siempre debe sumar 100%.
- La última columna indica el porcentaje de casos hasta el nivel que se esté observando (por ejemplo, el porcentaje de casos que tiene menos de 80 años es 91,7%).

Por ejemplo, de la tabla de frecuencias podemos observar que:

- El 22,3% de la muestra tiene edad entre 50 y 59 años.
- El 41,7% tiene menos de 60 años.
- Si suponemos que los datos tabulados provienen de una población de tamaño 10.000, entonces podemos decir que existen aproximadamente 2.230 sujetos en la población con edad entre 50 y 59 años.
- El porcentaje de personas con 60 o más años es 100-41,7 = 58,3%.

1.10 Presentación gráfica de variables categóricas

Generalmente las variables categóricas se representan mediante **gráficos de barras** y **gráficos circulares** (también llamados tortas o pies).

Gráfico de barras

Un gráfico de barras es aquel en que los niveles de la variable se representan por barras verticales, cuya altura indica el número de casos, el porcentaje o la proporción de individuos en cada nivel.

[FIGURA 1.7]

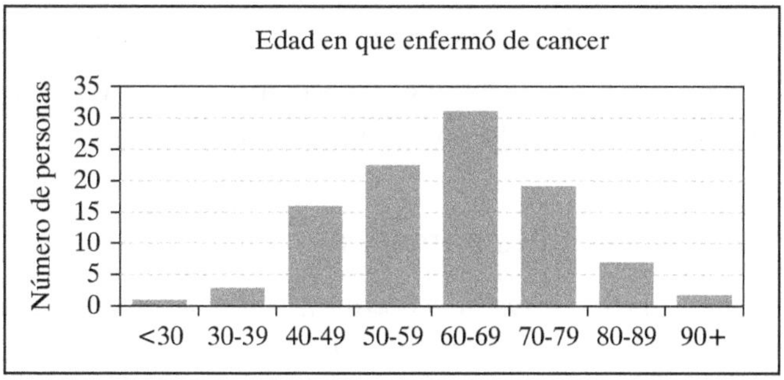

Gráfico de barras de datos en Tabla 1.3.

La figura anterior muestra el número de casos en cada nivel de la variable, por lo que es adecuado para hacer comparaciones entre los grupos graficados. Sin embargo, si se grafica el porcentaje es posible, además, hacer estimaciones a la población (los porcentajes muestrales estiman a los poblacionales). Igualmente, cuando se grafica más de una población solo es adecuado hacer gráficos de porcentajes, si el interés es comparar entre estas.

Este gráfico también se puede hacer con barras horizontales (de preferencia cuando la variable tiene muchos niveles), tener profundidad (gráfico 3D), y reemplazar las barras por conos, pirámides o cilindros, entre otras opciones.

Gráfico circular

Un gráfico circular es aquel en que el total de individuos es representado por un círculo (torta) y cada nivel de la variable corresponde a una porción del círculo, proporcional a su frecuencia relativa. De este modo, el producto de los 360° del círculo y la frecuencia relativa entrega los grados que corresponden a cada nivel de la variable.

[FIGURA 1.8]

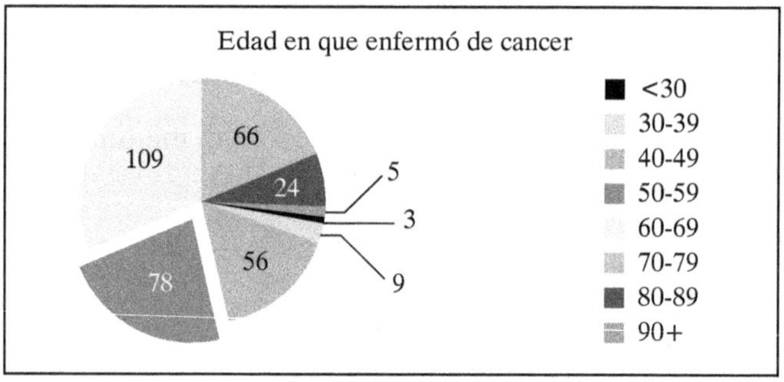

Gráfico circular de datos en Tabla 1.3.

Para resaltar algún nivel de la variable en particular, la porción de torta correspondiente puede mostrarse separada del resto, como en el gráfico anterior.

Los gráficos circulares no son buenos para comparar dos o más porciones, a menos que estas sean muy distintas. En este caso, es preferible hacer gráficos de barras.

1.11 Descripción de variables numéricas

Las variables numéricas se describen mediante el uso de una gran variedad de medidas resumen, las cuales se clasifican en dos grandes grupos: las medidas de posición y las de dispersión. Las medidas de posición, a su vez, se dividen en medidas de tendencia central y percentiles.

1.11.1 Medidas de tendencia central

Las **medidas de tendencia central** son aquellas que resumen en un solo valor el centro de los datos. Las más comunes son el **promedio aritmético**, la **media geométrica** y la **mediana**.

[FIGURA 1.9]

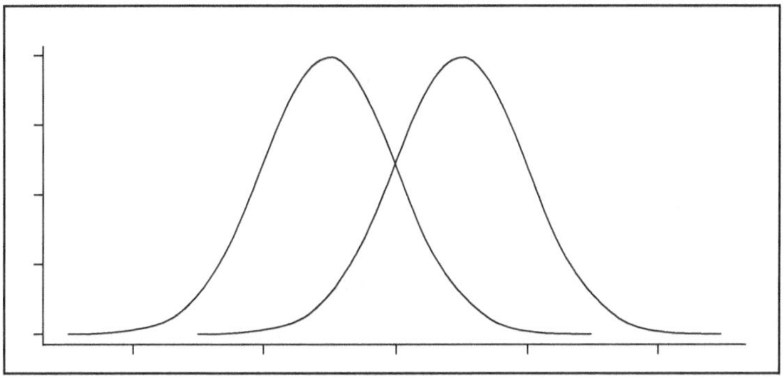

Medida de tendencia central (la figura muestra dos conjuntos de datos, donde la primera curva tiene una medida de tendencia central menor que la segunda).

Promedio aritmético

También llamado **media** o simplemente **promedio**, es la medida de tendencia central utilizada con más frecuencia en la investigación científica. Se calcula como la suma de los valores dividido por el número de datos sumados.

$$\bar{x} = \frac{1}{n}\sum_{i=1}^{n} x_i = \frac{x_1 + x_2 + \ldots + x_n}{n}$$

En general, n se refiere al tamaño de la muestra, pero si hay individuos para los cuales se desconoce su valor de X, entonces n será menor que el tamaño muestral. En cualquier caso, siempre se debe usar como denominador el número de valores consignados.

Ejemplo 1.7. La media de la muestra tamaño 10 con datos: 73, 68, 59, 40, 81, 72, 40, 70, 59 y 72 es:

$$\bar{x} = \frac{73 + 68 + 59 + 40 + 81 + 72 + 40 + 70 + 59 + 72}{10} = 63{,}4$$

Si no se hubiera consignado la edad para uno de estos 10 individuos, entonces habría un valor menos en el numerador y sería necesario dividir por 9.

El promedio aritmético es un buen indicador del centro de los datos cuando su distribución es simétrica con respecto a esta medida de posición.

Ejemplo 1.8. En el gráfico de barras de la edad en que se enferma de cáncer al pulmón (**Figura 1.7**), se observa que hay cierta simetría en la distribución de los datos en torno al promedio (que es 61,9 años y está en la barra central). Podemos concluir entonces que, en este caso, la media aritmética es un buen indicador del centro de los datos.

Las ventajas del promedio aritmético son su facilidad de cálculo y de interpretación. Su principal desventaja es que se ve afectado por valores extremos u outliers que influyen la simetría de la distribución de los datos.

Valor extremo (*outlier*). Es un valor de los datos que se aleja en forma significativa del resto de las observaciones muestrales.

Media geométrica

Es una medida de posición que se usa cuando existe la necesidad de resumir datos que presentan valores extremos o cuya distribución sea muy asimétrica. A pesar de ser menos empleada que la media aritmética, es útil en algunas áreas específicas de la medicina, como en hematología.

Se calcula como la raíz enésima del producto de las n observaciones muestrales consignadas:

$$Mg = \sqrt[n]{\prod_{i=1}^{n} x_i} = \sqrt[n]{x_1 x_2 \ldots x_n}$$

Ejemplo 1.9. La media geométrica de los valores 73, 68, 59, 40, 81, 72, 40, 70, 59 y 72 es:

$$Mg = \sqrt[10]{73 \times 68 \times 59 \times 40 \times 81 \times 72 \times 40 \times 70 \times 59 \times 72} = 61{,}8$$

Una característica importante de la media geométrica es su poca sensibilidad a la presencia de valores extremos. Su desventaja es que es poco intuitiva como medida del centro de los datos.

Mediana

La mediana es el valor que ocupa la posición central cuando estos se ordenan de menor a mayor, de modo que 50% de los datos es menor o igual a la mediana y el resto es mayor, formándose dos grupos de igual tamaño.

Para ilustrar el cálculo de la mediana, consideremos nuevamente las 10 edades muestrales al momento de enfermar de cáncer al pulmón: 73, 68, 59, 40, 81, 72, 40, 70, 59, 72. Luego se realiza el siguiente procedimiento:

- Se ordenan los datos de menor a mayor: 40, 40, 59, 59, 68, 70, 72, 72, 73, 81.

- Se determina el dato que está en la mitad de la muestra ordenada. Si el tamaño muestral es impar, entonces existe un valor que está en la mitad de la muestra y corresponde a la mediana. Si el tamaño muestral es par, se calcula el promedio de los dos valores centrales.

Para los datos del ejemplo, como el n es par, la mediana es:

$$\frac{68+70}{2}=69$$

La principal ventaja de la mediana es que es muy poco sensible a la presencia de valores extremos en los datos.

[FIGURA 1.10]

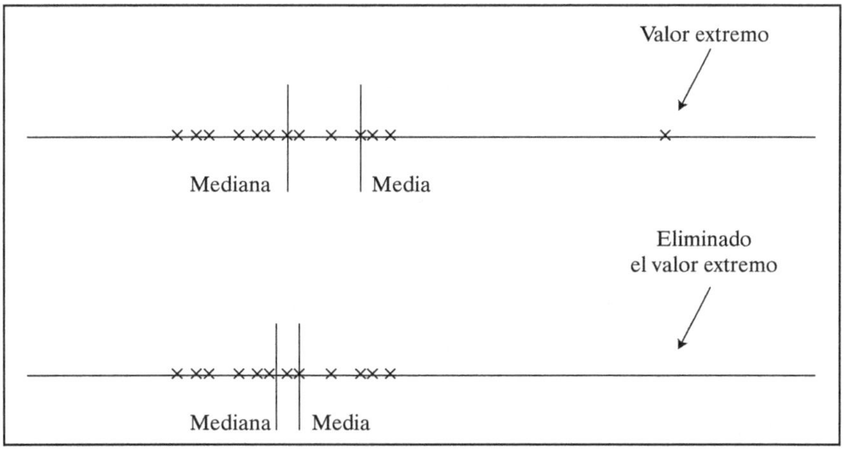

Diagrama que representa la relación entre la media y la mediana

En la figura anterior se observa que, al haber un valor extremo (arriba), el promedio aritmético se ve "atraído" en la misma dirección del valor extremo. Al eliminar el outlier (abajo) el promedio retorna a una posición más centrada. Asimismo, la mediana se ve poco afectada por la presencia o la ausencia del outlier, al encontrarse en el centro de la muestra ordenada.

1.11.2 Percentiles

Un percentil de orden p ($0 < p < 100$) es un valor que se obtiene en la muestra **ordenada**, de modo que el p% de los datos muestrales es menor o igual al valor del percentil y el (100-p)% restante queda sobre el percentil.

Dado que los percentiles se calculan en la muestra ordenada, también se les denomina **estadísticos de orden**.

Para ilustrar lo anterior, observe la siguiente figura. En la abscisa se indica el valor que debiera corresponder al percentil 10, ya que acumula 10% de los datos muestrales y deja sobre el percentil al 90% restante.

[FIGURA 1.11]

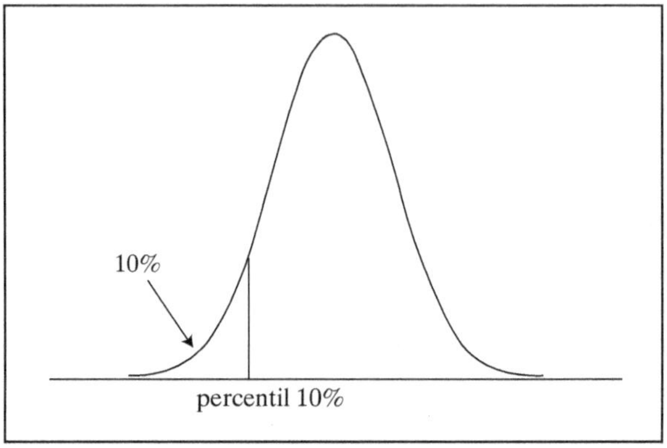

Representación gráfica del percentil 10% en datos con distribución simétrica.

Por ejemplo, si se sabe que un recién nacido que mide 47 cm está en el percentil 15, entonces 15% de los recién nacidos mide lo mismo o menos que él y 85% restante mide más.

Hay varias formas de calcular un percentil y no todas entregan exactamente el mismo resultado. En este texto presentaremos una de las formas más sencillas de cálculo de un percentil de orden *p*:

- Primero se ordenan los datos de menor a mayor. De este modo, si la muestra es de tamaño n, los datos muestrales ordenados son $x_{(1)}, x_{(2)}, \ldots, x_{(n)}$.
- Se determina la posición, dentro de la muestra, en que se encuentra el percentil de orden *p*. Esta posición, que llamaremos *k* y que varía entre *1* y *n*, se calcula mediante la siguiente expresión:

$$k = \frac{(n+1) \times p}{100}$$

- Si *k* resulta ser un número con decimales, se aproxima al entero más cercano. Luego, el percentil de orden *p* buscado corresponde a la observación $x_{(k)}$.
- Si el decimal es .5 se promedian las dos observaciones adyacentes. Luego, el percentil de orden *p* buscado corresponde a la observación $(x_{(k-0.5)} + x_{(k+0.5)})/2$.

Algunos percentiles importantes

Aunque se puede calcular cualquier percentil entre 0 y 100, algunos son utilizados con más frecuencia en investigación biomédica. Estos son:

- **Cuartiles.** Llamados así porque dividen la muestra en cuatro partes. Corresponden a los percentiles 25, 50 y 75. Estos se denominan como Q_1, Q_2 y Q_3, respectivamente.
- **Deciles.** Dividen a la muestra en 10 partes. Corresponden a los percentiles múltiplos de 10, desde el percentil 10 hasta el 90.
- **Percentiles 1, 5, 10, 90, 95 y 99.** Se usan habitualmente para establecer criterios de "normalidad".

  Por ejemplo, en una muestra de recién nacidos sanos, los niños con peso inferior al percentil 10 podrían considerarse con bajo peso y aquellos sobre el percentil 90 se considerarían con sobrepeso. Igual criterio puede establecerse con los percentiles 5 y 95 o 1 y 99.

Ejemplo 1.10. Consideremos los primeros 25 datos de edad al momento de enfermar de cáncer al pulmón (ver **Ejemplo 1.2**). Para calcular los percentiles 25, 50 y 75 (es decir, los cuartiles), es necesario ordenar los datos de menor a mayor. Las edades ordenadas son:

[TABLA 1.4]

Orden	Edad	Orden	Edad	Orden	Edad	Orden	Edad	Orden	Edad
1	25	6	51	11	63	16	68	21	75
2	33	7	53	12	64	17	68	22	76
3	49	8	57	13	64	18	71	23	79
4	49	9	60	14	65	19	73	24	84
5	51	10	63	15	67	20	73	25	84

Datos ordenados de primeros 25 individuos en Tabla 1.1

Luego, los percentiles estimados son:

[TABLA 1.5]

Percentil	p	Posición (k)	Cálculo de percentil	Resultado
25	25,0	(25+1)*25/100 = 6,5	$(x_{(6)}+x_{(7)})/2 = (51+53)/2$	52 años
50	50,0	(25+1)*50/100 = 13	$x_{(13)} = 64$	64 años
75	75,0	(25+1)*75/100 = 19,5	$(x_{(19)}+x_{(20)})/2 = (73+73)/2$	73 años

Percentiles 25, 50 y 75 de los datos en Tabla 1.4.

Interpretación. El 25% de los datos muestrales tiene hasta 52 años. El 50% tiene hasta 64 años y 75% tiene hasta 73 años.

1.11.3 Medidas de dispersión

Las medidas de dispersión son aquellas que miden la variabilidad de un conjunto de datos. Al analizar un conjunto de datos, no basta con calcular una medida de tendencia central, ya que esta no nos indica qué tan concentrados o dispersos se encuentran los datos en torno a este valor. Para obtener esta última información, es necesario calcular una medida de dispersión.

[**FIGURA 1.12**]

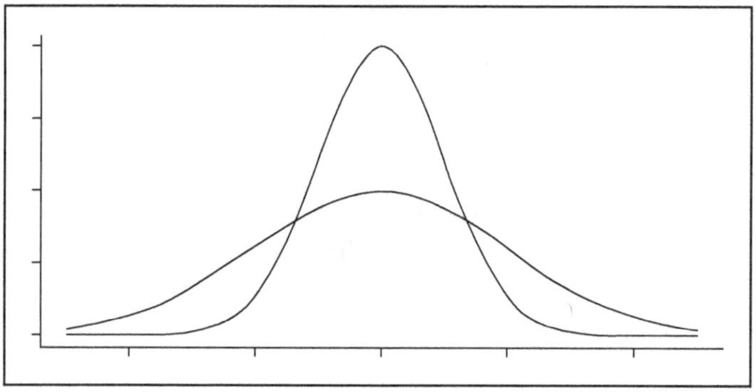

Medida de dispersión (la figura muestra dos grupos de datos con distinto grado de variabilidad: la curva más alta muestra una variabilidad menor que la curva más baja).

Ejemplo 1.11. Consideremos las variables X = Edad en que se enferma de influenza e Y = Edad de primer diagnóstico de presbicia.

Si tomamos muestras de ambas poblaciones, el promedio muestral de las dos variables podría ser similar: alrededor de 40 años. Con solo esta información, podríamos pensar que las distribuciones de X e Y son similares.

Sin embargo, si nos informan que la influenza puede afectar desde niños hasta adultos mayores, mientras que la presbicia afecta principalmente la visión de los adultos, entonces nuestra percepción de las distribuciones cambia: esperaríamos que la variable X tenga mayor dispersión que la variable Y.

Según la figura anterior (**Figura 1.12**), la distribución de la presbicia tomaría una forma similar a la curva más alta y la influenza similar a la más baja.

Para cuantificar la variabilidad de los datos, se puede calcular la diferencia entre cada dato y el promedio muestral y luego resumir estos resultados en un solo valor. Aunque una manera intuitiva de resumir los datos es la suma de las diferencias, esta siempre es igual a cero. Dos modos de no considerar el signo de las diferencias, son calcular la suma de sus valores absolutos o de sus valores al cuadrado.

La medida que se basa en las diferencias absolutas se denomina **desviación absoluta**, que no es tratada en este texto debido a su poco uso en las ciencias de la salud. Las medidas basadas en las diferencias cuadráticas son la **varianza** y la **desviación estándar**.

Dos medidas que no se basan en estas diferencias son el rango y el rango intercuartil, que se describen más adelante.

Varianza

La varianza es similar a un promedio de las desviaciones cuadráticas de cada dato respecto a la media aritmética. La varianza muestral se simboliza s^2 y se calcula como:

$$s^2 = \frac{1}{n-1}\sum_{i=1}^{n}(x_i - \bar{x})^2$$

Ejemplo 1.12. En la muestra de edades: 73, 68, 59, 40, 81, 72, 40, 70, 59, 72, que tiene promedio muestral igual a 63,5 años, la varianza muestral es:

$$s^2 = \frac{(73-63{,}5)^2 + (68-63{,}5)^2 + \ldots + (72-63{,}5)^2}{9} = 193 \quad años^2$$

En el ejemplo anterior, los datos y el promedio están expresados en años, pero la varianza está expresada en años^2, lo cual hace difícil determinar cuándo una varianza es "grande" o "pequeña". Por estar en una escala distinta, es que la varianza no se usa habitualmente como medida de dispersión.

Desviación estándar

La desviación estándar es la medida de dispersión más utilizada, ya que está en la misma unidad de medida de los datos y el promedio. Se simboliza con la letra s, y se calcula como la raíz cuadrada de la varianza.

$$s = \sqrt{\frac{1}{n-1}\sum_{i=1}^{n}(x_i - \bar{x})^2}$$

Ejemplo 1.13. Para la muestra de edades usada en el ejemplo previo, la desviación estándar es:

$$s = \sqrt{193} = 13{,}9 \quad años$$

Una importante debilidad de la desviación estándar es que es sensible a la presencia de valores extremos: primero porque se basa en desviaciones respecto a la media aritmética (que es sensible a valores extremos) y además porque los sumandos que involucren a estos valores serán muy grandes, haciendo aumentar aún más la dispersión.

Relación entre el promedio aritmético y la desviación estándar

Sin importar la distribución de una variable numérica, al menos 75% de los datos muestrales se sitúa entre $\bar{x} - 2s$ y $\bar{x} + 2s$.

Las relaciones más importantes entre la media y la desviación estándar surgen cuando la distribución de los datos es simétrica y en forma de campana, como en el caso de la distribución normal (que veremos en el capítulo 3). En este caso se cumple:

- Aproximadamente 68% de los datos muestrales se sitúa entre $\bar{x} \pm s$.
- Aproximadamente 95% de los datos muestrales se sitúa entre $\bar{x} \pm 2s$.
- Aproximadamente 99% de los datos muestrales se sitúa entre $\bar{x} \pm 3s$.

El intervalo más utilizado de los anteriores es el que permite acotar a 95% de los datos muestrales.

Uno de los motivos es por su uso en la construcción de patrones de comportamiento normal de una variable, en el cual se considera que 95% de los datos centrales son el comportamiento "normal" y el 5% restante, ubicado por fuera del rango $\bar{x} \pm 2s$, presenta alguna anomalía o patología respecto a la variable estudiada.

Otro motivo es por el uso habitual en bioestadística de medir variables con un margen de error de 5%. Esto se verá en detalle en el capítulo 3.

[FIGURA 1.13]

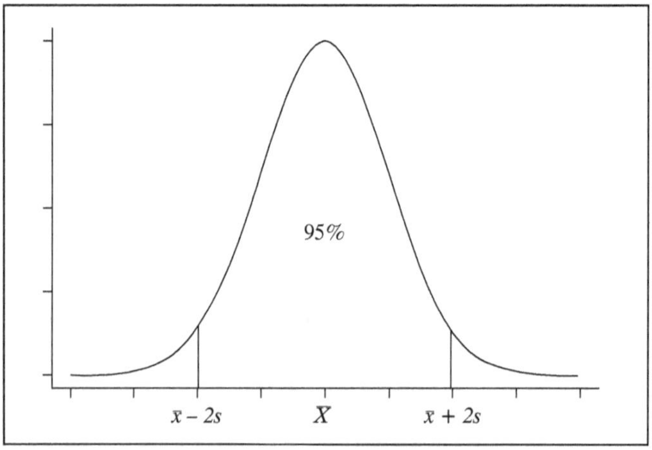

Representación gráfica de una variable con forma de campana. El 95% de los datos se encuentra dentro del rango $\bar{x} \pm 2s$.

Rango

El rango es la diferencia entre el valor máximo y el valor mínimo de la variable.

Ejemplo 1.14. Para los datos de edad 73, 68, 59, 40, 81, 72, 40, 70, 59, 72, el rango muestral es 81-40 = **41** años. Es decir, la diferencia entre las edades mínima y máxima es de 41 años.

Actualmente se prefiere presentar los valores mínimo y máximo en vez del rango, ya que aportan más información sobre la dispersión de los datos y permite calcular el rango fácilmente.

La desventaja del rango como medida de dispersión es su obvia sensibilidad a la presencia de valores extremos, porque se construye justamente con el mayor y el menor valor muestral.

Además, casi con seguridad en la población existe un valor menor que el mínimo observado en la muestra y un valor mayor que el máximo muestral. En consecuencia, el rango muestral muy probablemente subestima al rango poblacional.

Rango Intercuartil

Es la diferencia entre el cuartil 3 (Q_3) y el cuartil 1 (Q_1) muestrales. Es decir, entre los valores que acumulan el 75% y el 25% de los valores ordenados, respectivamente.

$$RI = Perc_{75\%} - Perc_{25\%} = Q_3 - Q_1$$

- Es preferible presentar Q_3 y Q_1 en vez del rango intercuartil, ya que aportan más información sobre la dispersión.
- *RI* un estimador robusto ante valores extremos.
- Habitualmente se consideran valores extremos los valores que estén sobre $Q_3 + 1.5 \times RI$ o que estén bajo $Q_1 - 1.5 \times RI$. Este criterio se denomina **Regla de Tukey.**

1.11.4 Selección de medidas resumen de una variable numérica

Cuando se resumen y reportan los resultados de una variable numérica, siempre se presentará el **número de casos,** una **medida de tendencia central** y una **medida de dispersión.**

Entre las medidas disponibles, ¿cuáles son las más adecuadas para elegir? La regla general es la siguiente:

- Cuando los datos tienen distribución simétrica o, al menos, si existe poca dispersión (no hay valores extremos), lo habitual es presentar el número de casos, la media aritmética y la desviación estándar.

  Ejemplo 1.15. Para los datos de edad 73, 68, 59, 40, 81, 72, 40, 70, 59, 72, la edad media de la muestra es 63,5 ± 13,9 años (n = 10).

- Cuando los datos exhiben mucha variabilidad o ante la existencia de valores extremos, se presenta el número de casos, la mediana como medida de tendencia central y el rango como medida de dispersión.

  Ejemplo 1.16. Para la muestra de 10 edades, la mediana muestral es 69 años, con un rango de entre 40 y 81 años (n = 10).

- Cuando hay mucha variabilidad, en ocasiones se presenta el número de casos, la media geométrica y el rango. Esta opción es poco usada, pero podría ser útil cuando se quieran comparar los resultados de un estudio con otros ya publicados.

  Ejemplo 1.17. Para la muestra de 10 edades, la media geométrica es 61,8 años, con un rango de entre 40 y 81 años (n = 10).

1.12 Propiedades de la media y la varianza

Si X es una variable aleatoria con media poblacional μ y varianza σ^2, y *a* y *b* son constantes, entonces se cumplen las siguientes propiedades:

a) **La variable X + b tiene media μ + b y varianza σ^2.** Es decir, si los datos tienen media μ, entonces al sumar *b* a cada valor de X, la nueva variable tiene media μ + b, pero no se modifica su varianza (solo se desplaza la curva en *b* unidades).

[FIGURA 1.14]

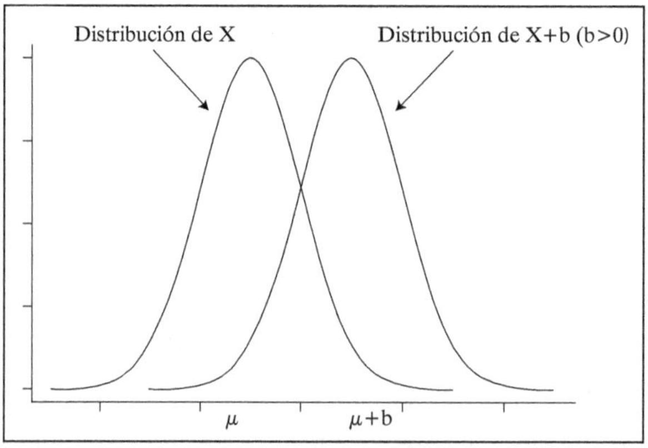

Distribuciones con media μ (a la izquierda) y μ + b (a la derecha).

b) **La variable aX tiene media am y varianza $a^2\sigma^2$.** Al multiplicar cada valor de X por *a*, la nueva variable tiene media **aμ** y su varianza se amplifica por **a^2**. Si a > 1, la varianza de la nueva variable será mayor que la varianza de X (a^2 efectivamente amplifica la varianza σ^2); y si a < 1, entonces la varianza será menor que la varianza de X (ya que $a^2\sigma^2 < \sigma^2$, cuando a < 1).

[FIGURA 1.15]

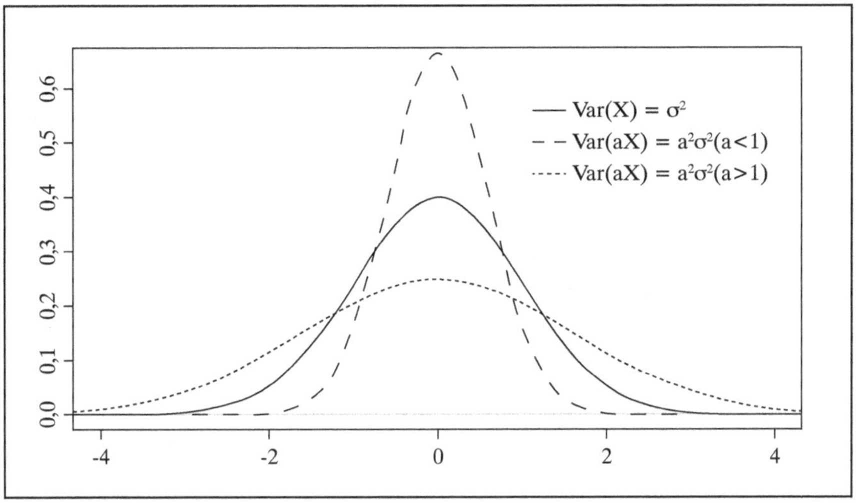

Cambio en la varianza de X al multiplicar los datos por una constante.

c) **La variable aX + b tiene media aμ + b y varianza $a^2\sigma^2$.** Esto es consecuencia directa de las propiedades 1 y 2.

1.13 Medidas de variabilidad de los estimadores muestrales

Cualquiera sea la medida resumen que se calcule en una muestra, lo que se obtiene es uno de muchos posibles estimadores de un parámetro poblacional, ya que la muestra es, a su vez, una de varias que es posible tomar de la población.

Lo que debiéramos esperar, es que cualquiera sea la muestra que tomemos, no exista mucha diferencia en la estimación del parámetro. Es decir, que no haya mucha dispersión entre los estimadores.

Esta dispersión entre las medidas calculadas con distintas muestras, se denomina error estándar.

Error estándar del promedio

Para comprender el concepto de error estándar, debemos recordar el de variabilidad muestral (ver **punto 1.5**): al calcular un promedio muestral se obtiene uno de los muchos promedios posibles de estimar, ya que la muestra con que contamos es una de las tantas que se podría haber tomado.

Luego, si tenemos una muestra de tamaño n, y dado que no es la única de ese tamaño que podemos obtener, ¿cuánta dispersión se debiera esperar entre los promedios muestrales? (ver esquema abajo).

El estimador de la dispersión de la media aritmética se denomina **error estándar.**

[FIGURA 1.16]

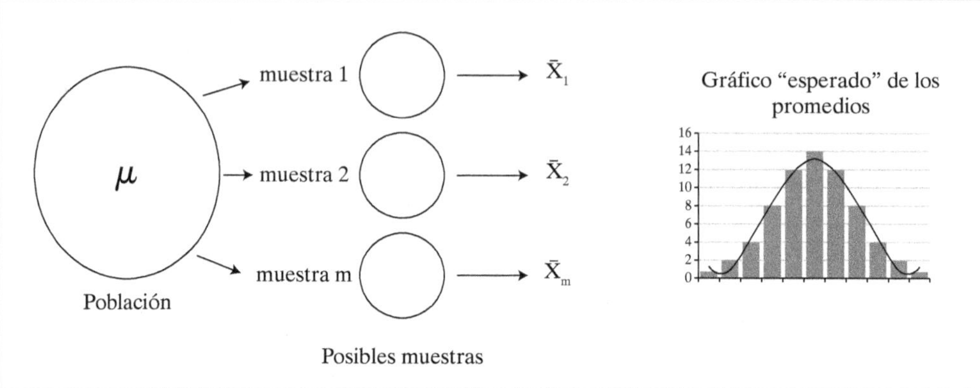

Promedios calculados a partir de las posibles muestras de una población (se espera que la gráfica de los promedios sea una curva simétrica en forma de campana).

El error estándar mide la variabilidad esperada del promedio muestral como estimador de la media poblacional. Se simboliza "e.s." o SEM (por la abreviación de *standard error of mean*) y se calcula como:

$$SEM = \frac{s}{\sqrt{n}}$$

Donde s es la desviación estándar muestral y n, el tamaño de la muestra.

Ejemplo 1.18. Para los 10 datos de edad: 73, 68, 59, 40, 81, 72, 40, 70, 59, 72, el error estándar estimado es:

$$SEM = {13{,}9}/{\sqrt{10}} = 4{,}4 \text{ años}$$

Nótese que el error estándar es menor en la medida en que el tamaño de la muestra aumenta. Más allá de que la fórmula refleja esto, debido a que el n está en el denominador, intuitivamente no se espera mucha dispersión entre promedios de muestras aleatorias de tamaño muy grande.

Ejemplo 1.19. Considere los datos de edad en que 350 personas se enferman de cáncer al pulmón y el experimento de tomar 40 muestras de distintos tamaños, descrito en el **Ejemplo 1.2.**

[FIGURA 1.17]

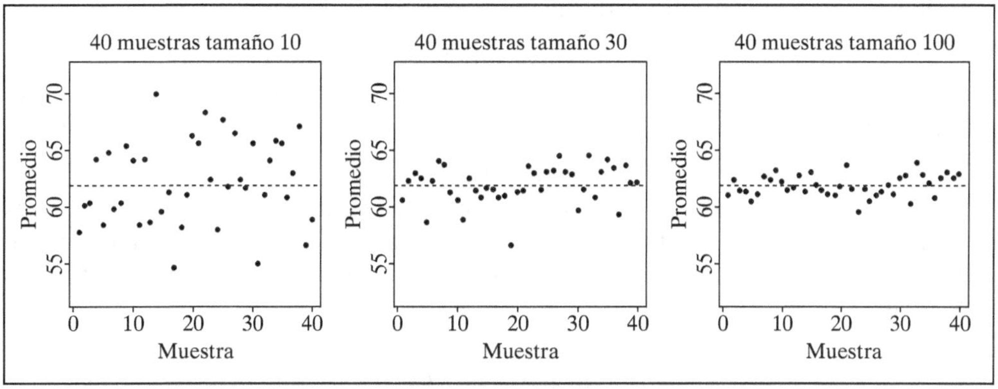

La dispersión de los promedios muestrales es evidencia del error estándar para cada tamaño muestral.

En el gráfico anterior, se observa que la variabilidad de los promedios es menor a medida que el tamaño de las muestras es mayor. La dispersión que estamos observando es el error estándar.

Relación entre el promedio aritmético y el error estándar

El promedio aritmético ± dos errores estándar cubre aproximadamente 95% de los promedios de muestras de tamaño n, así como el promedio aritmético ± dos desviaciones estándar cubre aproximadamente 95% de los datos muestrales.

Como veremos más adelante, el rango de valores entre la media ± dos errores estándar es denominado un **intervalo de confianza**, y se probará que, bajo ciertas condiciones, con una probabilidad de 95%, la media poblacional se encontrará en el intervalo construido.

Importante. La desviación estándar es una medida de variabilidad de los individuos muestrales y el error estándar es una medida de variabilidad del promedio muestral. Luego, para cuantificar dispersión entre individuos, utilizaremos la desviación estándar y para determinar la precisión de la media muestral como estimador de μ, usaremos el error estándar.

1.14 Presentación gráfica de variables numéricas

Histograma

El histograma es un gráfico que permite observar la distribución de un conjunto de datos. Aporta información sobre la tendencia central y dispersión, el grado de simetría, presencia de valores extremos, etc. A pesar de servir como guía para decidir el tipo de medidas resumen que se reportarán, y su importancia para el análisis de un conjunto de datos, rara vez se da cuenta de él en la literatura científica.

El gráfico muestra los valores de la variable de interés en el eje horizontal y en el eje vertical el número de casos o proporción para cada valor específico. Si la variable que se graficará toma un rango amplio de valores, se puede agrupar en intervalos.

Ejemplo 1.20. El siguiente es el histograma de la edad al momento de enfermar de cáncer al pulmón para los 350 casos, usando el programa estadístico SPSS. Se observa que los datos son simétricos, las medidas de tendencia central (promedio y mediana) debieran estar alrededor de los 60 años y no se aprecian valores extremos.

[FIGURA 1.18]

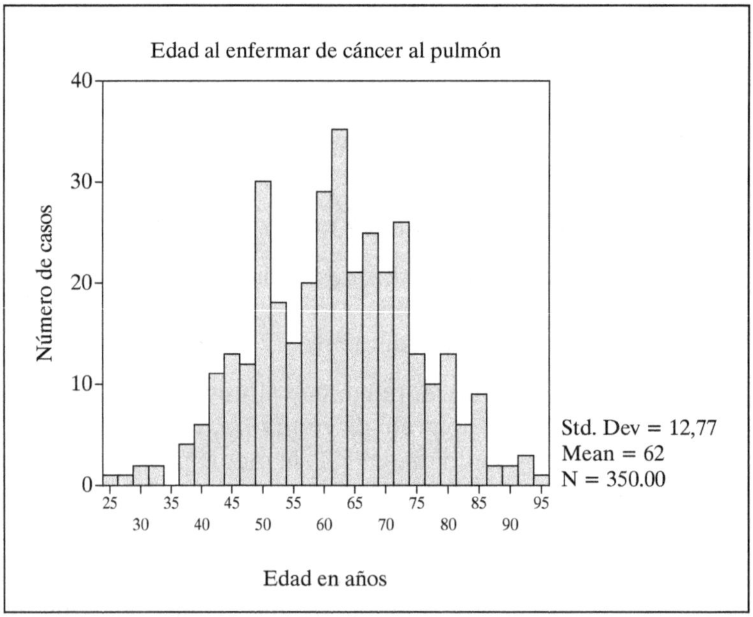

Histograma de las edades en que 350 personas enfermaron de cáncer al pulmón.

Cajón con bigotes (Box-plot)

Es un gráfico que muestra medidas de posición y dispersión de un conjunto de datos. Aporta información sobre la distribución de la variable y sobre los valores extremos.

Está conformado por un rectángulo (cajón) y líneas verticales a él (bigotes). Los bordes inferior y superior del cajón representan el primer y tercer cuartil, respectivamente, y los extremos de los bigotes, los valores mínimo y máximo de la variable. Una línea horizontal dentro del cajón indica el valor de la mediana (segundo cuartil).

Otra variante del box-plot, menos usada, reemplaza la mediana por el promedio y el primer y tercer cuartil por el promedio menos una desviación estándar y el promedio más una desviación estándar, respectivamente.

[FIGURA 1.19]

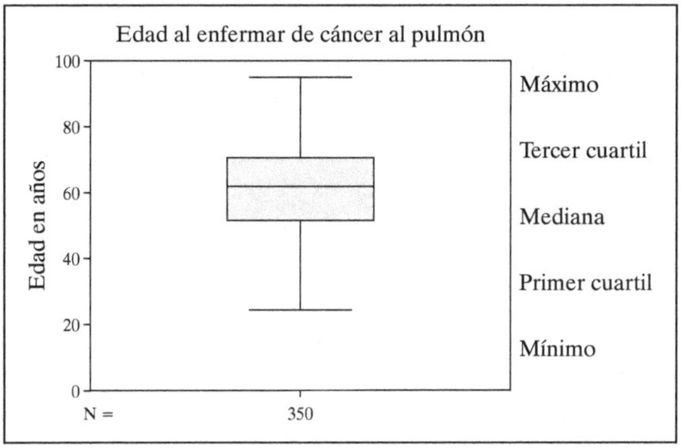

Box-plot de las edades en que 350 personas enfermaron de cáncer al pulmón.

La mayor utilidad del cajón con bigotes aparece cuando se quiere comparar dos o más grupos, ya que se ven reflejadas gráficamente las diferencias entre sus distribuciones.

Ejemplo 1.21. Si se sabe que dentro del grupo de 350 personas que enfermaron de cáncer al pulmón, las primeras 175 edades son de hombres y las siguientes 175 son de mujeres, el box-plot comparativo para la edad sería:

[FIGURA 1.20]

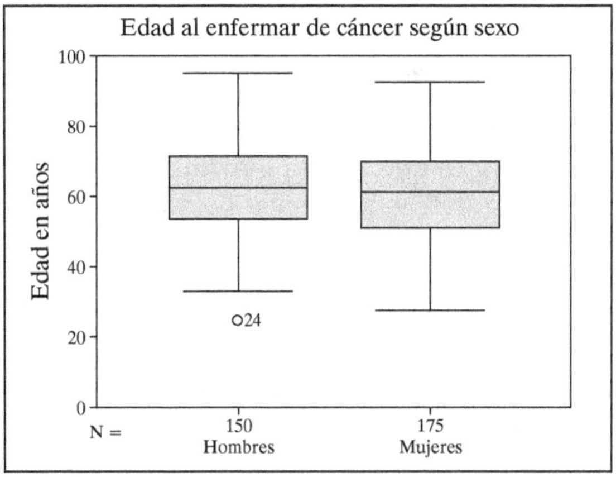

Box-plot para comparar la distribución de las edades en que enfermaron de cáncer al pulmón, para una muestra de 350 personas según sexo.

Gráfico de promedio ± Desviación estándar (DS) o Error estándar (ES)

Estos gráficos son similares en apariencia, pero distintos en objetivo. El gráfico de media ± DS se usa para mostrar la distribución de los datos y es una alternativa al box-plot, aunque menos utilizada. El gráfico de media ± ES muestra la precisión del promedio y se usa habitualmente cuando se comparan dos o más grupos.

En ambos tipos de gráfico, la media está representada por un punto unido por líneas verticales al promedio ± DS o promedio ± ES, según corresponda.

De acuerdo a lo descrito en la relación entre el promedio y el error estándar (**punto 1.13**), una variante muy práctica es el gráfico de media ± 2*ES, que permite al observador determinar si existen diferencias importantes en la variable en estudio entre los grupos comparados.

[FIGURA 1.21]

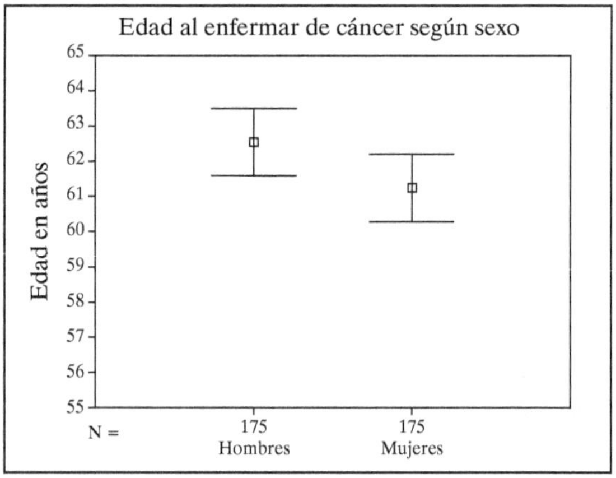

Gráfico de promedio ± ES de las edades en que enfermaron de cáncer al pulmón según sexo.

Gráfico de tallo y hoja (Stem-and-Leaf)

Al igual que el histograma, es un gráfico que permite observar la distribución de un conjunto de datos, por lo que aporta información sobre la tendencia central y dispersión, el grado de simetría, presencia de valores extremos, entre otros, y adicionalmente presenta los valores que componen la muestra.

Para ilustrar la forma como se construye un gráfico de tallo y hoja, considere el siguiente caso:

Ejemplo 1.22. El gráfico siguiente muestra la distribución de la edad para los 350 casos de personas que enfermaron de cáncer al pulmón.

La primera columna indica el número de observaciones acumulativo hasta la mitad del gráfico y el número acumulativo desde abajo hacia arriba, también hasta la mitad del gráfico; el número de casos entre paréntesis indica la fila donde se sitúa la edad mediana. La segunda columna muestra las decenas de la edad y finalmente cada barra muestra las unidades. Al unir cada decena con una unidad, se obtiene un valor de la edad graficada. Así, la primera fila muestra que hay una persona que enfermó a los 24, la segunda muestra que hay una persona que enfermó a los 27 y otra a los 28, etc.

[FIGURA 1.22]

1	2	4
3	2	78
6	3	033
12	3	788889
34	4	0000112222233333444444
68	4	5555566666777788888899999999999999
108	5	0000000001111111111222222233333333444444
146	5	55566666667777777777778888888899999999
(65)	6	00000000000011111111111122222222222222222333333333333444444444444+
139	6	55555566666666677777777777788888888999999999
95	7	00000000011111111222222222223333333333444444
51	7	5555566666777888899999
29	8	0000011111233444
13	8	55556789
5	9	0122
1	9	5

Gráfico de tallo de las edades en que 350 personas enfermaron de cáncer al pulmón

Ejercicios

1.1 La tabla siguiente muestra los pesos de nacimiento de 15 niños cuyas madres aumentaron más de 12 kilos de peso durante su embarazo. Los datos se muestran ordenados de menor a mayor:

2.420	2.820	3.050	3.080	3.180
3.330	3.370	3.410	3.460	3.500
3.840	3.920	3.990	4.100	4.200

i) Obtenga una estadística descriptiva de los datos anteriores, asumiendo que la distribución es simétrica, sin valores extremos.

ii) Calcule una estadística descriptiva asumiendo que hay asimetría y/o valores extremos.

1.2 Para una muestra de 995 personas incluidas en un estudio de litiasis vesicular, se obtuvo la siguiente descripción del peso (en kilos) usando Minitab:

Descriptive Statistics: PESO

Variable	N	Mean	Median	TrMean	StDev	SE Mean
PESO	995	65.826	64.500	65.265	12.644	0,401

Variable	Minimum	Maximum	Q1	Q3
PESO	39.400	147.500	56.800	73.000

i) Interprete los resultados obtenidos. ¿Qué significa que SE Mean (el error estándar) sea igual a 0,401?

ii) ¿Cómo describiría la muestra? ¿Usando número de casos, promedio y desviación estándar o usando número de casos, mediana y rango?

iii) De acuerdo al siguiente histograma de los datos de peso, ¿considera usted que entre x–2s y x+2s se encuentra 95% de las observaciones? ¿Por qué?

Histogram of PESO, with Normal Curve
(LITIASIS = Sanos)<s)

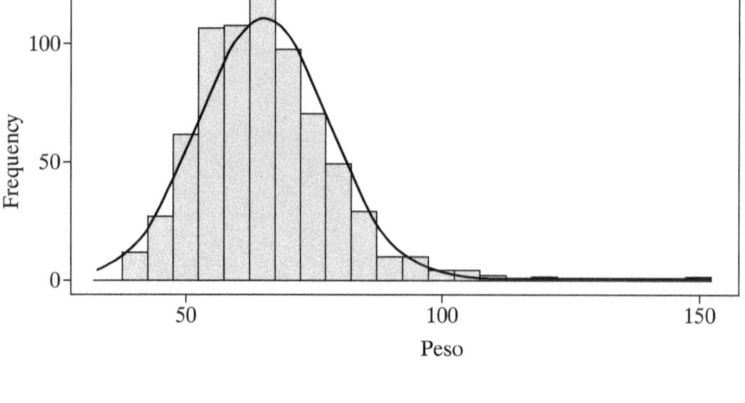

iv) Si la población bajo estudio tiene un total de 150.000 individuos y suponiendo que los datos de peso tiene distribución en forma de campana de Gauss, ¿cuántos de ellos se espera que tengan un peso inferior a $\bar{x} - s$?

v) ¿Le parece razonable pensar que si tomáramos varias muestras de tamaño 995, un histograma de estas medias tendría forma de campana de Gauss?

vi) ¿Entre qué valores se debiera situar 95% de los promedios de peso para muestras de tamaño 995?

vii) ¿Cuál es la probabilidad (aproximada) de obtener un promedio muestral superior a 67 kilos, en una muestra de tamaño 995?

viii) Responda sin hacer cálculos: la probabilidad de encontrar un individuo con peso superior a 67 kilos, ¿es mayor o menor que la probabilidad calculada en el punto anterior?

ix) ¿Qué tipo de gráfico le parece más adecuado para mostrar los siguientes resultados?

Descriptive Statistics: PESO by LITIASIS

Variable	GRUPO	N	Mean	StDev
PESO	Litiasis	285	67.519	12.088
	Sanos	710	65.147	12.806

1.3 Para las siguientes encuestas, describa la población en estudio, la o las posibles fuentes de imprecisión de las respuestas y limitaciones en la representatividad de las muestras.

i) Una empresa de estudios agropecuarios realiza una encuesta para determinar el peso promedio de las vacas de una región. De una lista de las granjas disponibles en esa zona, se eligen al azar 50 de ellas. Luego se registra el peso de cada vaca de las 50 granjas elegidas.

ii) Aproximadamente 16.500 mujeres regresaron la Healthy Women Survey (la Encuesta de Salud de las Mujeres) que apareció en el ejemplar de septiembre de 1992 de la revista Prevention. El ejemplar de mayo de 1993, donde se informó de la encuesta, estableció que "92% de nuestras lectoras calificaron su salud como excelente, muy buena o buena".

iii) Para estudiar el contenido nutricional de los menús en pensiones para ancianos en el estado de Washington, en Estados Unidos (estudio realizado en 1993), se enviaron encuestas a las 184 pensiones autorizadas en el estado, dirigidas al administrador y al gerente de servicios alimenticios. Un total de 43 cuestionarios fueron regresados antes de la fecha límite, incluyendo los menús.

1.4 En una muestra aleatoria de cierta población, se determinó que el peso promedio de nacimiento fue $\bar{x} = 3200\,grs$, $s^2 = 250000\,grs^2$. Asuma que la distribución de los pesos de nacimiento tiene forma de campana de Gauss.

i) Determine un rango aproximado de valores de peso de nacimiento que detecte a 2,5% de los niños con peso más bajo y a 2,5% de los niños con peso más alto.

ii) Determine el tamaño muestral mínimo necesario, de modo que aproximadamente 95% de los promedios muestrales de ese tamaño no se diferencien del peso promedio de la muestra descrita en el enunciado, en más de 50 gramos.

1.5 Observe la figura siguiente:

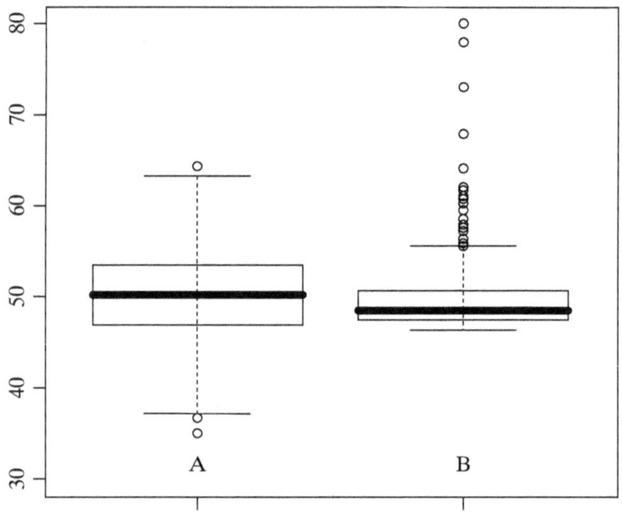

Conteste las siguientes afirmaciones con una **V** si considera que es Verdadera o con una **F** si considera que es Falsa. Justifique sus respuestas.

__ Asumiendo que en ambos box-plot se utilizaron el mismo tipo de medidas resumen, se puede deducir que ambos se hicieron usando promedio y desviación estándar.

__ En el box-plot B, es probable que la mediana subestime al promedio.

__ El box-plot A sugiere una variable con distribución relativamente simétrica.

__ Suponga que la variable en estudio es la edad. Si fuera de interés determinar cuál de las dos muestras (A o B) es más joven, la figura muestra resultados contradictorios para la mediana y el promedio muestrales.

[2]

Probabilidad básica y análisis combinatorio

2.1 Introducción

El concepto básico de **probabilidad** está muy ligado al de frecuencia relativa, que se obtiene de una **tabla de frecuencias**. Sin embargo, este concepto también puede derivarse a partir de una **tabla de contingencia** o incluso de un **experimento** que no implique la recolección de individuos.

A continuación se muestran ejemplos que ilustran estas posibles fuentes generadoras de probabilidades, antes de formalizar su definición.

Ejemplo 2.1. Frecuencia relativa de la variable aleatoria "número de visitas que hace un paciente al hospital durante marzo de este año", observando las fichas de todos los pacientes.

[TABLA 2.1]

Nro. visitas	**0**	**1**	**2**	**3**	**4**	**5**	**6**	**7**	**8**	**9**	**10**
Frec. relativa	0,4	0,2	0,1	0,05	0,08	0,05	0,04	0,08	0	0	0

Número de visitas al hospital y su frecuencia relativa.

Se observa que 40% de los pacientes del hospital no realizaron ninguna visita; 20% hizo una visita, etc. Esta es la situación en la que se observa con más facilidad el concepto intuitivo de probabilidad, además de algunas reglas básicas que deben cumplir: la probabilidad debe ser un número entre 0 y 1 (es una proporción) y la suma de las probabilidades para todos los resultados debe ser igual a 1.

Ejemplo 2.2. Distribución de grupos sanguíneos de hombres y mujeres de una población hipotética. Los datos se obtuvieron mediante un examen de sangre realizado a toda la población de interés.

[TABLA 2.2]

Grupo	Hombres	Mujeres	Total
O	30	60	90
A	10	20	30
B	8	16	24
AB	2	4	6
Total	**50**	**100**	**150**

Grupo sanguíneo de hombres y mujeres (población hipotética).

En este caso se pueden derivar algunos conceptos probabilísticos más complejos que en el **Ejemplo 2.1.** Verbigracia, la proporción de mujeres con grupo sanguíneo AB o la proporción de personas con grupo sanguíneo O que son hombres, se definirán más adelante como *probabilidades condicionales*, ya que se calculan fijando un grupo en estudio: en el primer caso se calculan frecuencias relativas (probabilidades) respecto al total de mujeres; en el segundo se calculan respecto al total de personas con grupo sanguíneo O.

Ejemplo 2.3. Se lanza una moneda al aire n veces y se observa la frecuencia relativa de "caras" obtenida.

En este caso no hay "individuos" involucrados, pero sí se observan "eventos". Si consideramos que n es el tamaño muestral y que la moneda es honesta (o está equilibrada), el número obtenido de caras debiera ser similar al número de sellos, de modo que la frecuencia relativa de caras se acercaría a nuestra idea intuitiva de la probabilidad de obtener "cara" al lanzar una moneda (que es igual a ½).

Ejemplo 2.4. Se lanza una moneda al aire hasta observar "cara" por primera vez.

Como en el ejemplo previo, este experimento también se basa en el lanzamiento de una moneda, pero se diferencia en lo que se observa: en el ejemplo 3, se observa el lado de la moneda que aparece (cara o sello); en el ejemplo 4, se repite el lanzamiento de la moneda hasta que aparece la primera "cara" (el lanzamiento de la moneda puede repetirse un número indeterminado de veces, ya que no se sabe en qué momento aparecerá la primera "cara"). En el primer caso, por cada repetición del experimento, la moneda se observa solo una vez; en el segundo, en cada repetición se puede lanzar una o varias veces la moneda.

Nótese que el concepto de probabilidad no puede depender de una muestra de individuos, por muy aleatoria que esta sea. Por lo tanto, la frecuencia relativa es un **estimador** de la verdadera probabilidad.

Por otra parte, los **ejemplos 2.3 y 2.4** nos indican que el experimento podría extenderse indefinidamente si queremos determinar empíricamente el valor de una probabilidad (¿cuántas veces será necesario lanzar una moneda para determinar la probabilidad de "cara"?).

Finalmente, el **Ejemplo 2.4** nos indica que hay resultados que no tienen la misma probabilidad de ocurrir (¿es igual la probabilidad de obtener "cara" en el primer lanzamiento que obtener "cara" en el segundo?).

Antes de definir formalmente la probabilidad, es necesario plantear algunas definiciones básicas que nos permitirán unificar conceptualmente el proceso de obtención de muestras aleatorias (como en los **ejemplos 2.1 y 2.2**) y la realización de experimentos más abstractos (como en los **ejemplos 2.3 y 2.4**).

2.2 Definiciones

Experimento: Proceso planificado de recolección de datos.

Un experimento siempre consiste en una acción y una observación. Por ejemplo, "sacar una carta de una baraja" no es un experimento, ya que no se explicita lo que se quiere observar. En cambio "sacar una carta de una baraja y observar si sale un as" es un experimento bien definido.

Ejemplo 2.5. El estudio para determinar el número de visitas al hospital, es un proceso planificado de recolección de datos.

Ensayo: Corresponde a cada una de las repeticiones del experimento, realizadas bajo las mismas condiciones y en forma independiente uno de otro.

También se denomina prueba o réplica (o "repetición", como se ha denominado ocasionalmente en el texto). Nótese que cada ensayo finaliza con la observación definida en el experimento. En el ejemplo 3 de la "Introducción", cada ensayo consiste en lanzar una sola vez una moneda y observar qué lado aparece; en el ejemplo 4, cada ensayo consiste en lanzar una o más veces una moneda hasta observar la primera "cara".

Ejemplo 2.6. Si se revisan las fichas clínicas de los pacientes para determinar el número de visitas médicas, la revisión de cada una de las fichas y el registro del número de visitas es un ensayo.

Espacio muestral: Es el conjunto de todos los resultados posibles del experimento. Los elementos de este conjunto se llaman sucesos *elementales*. Generalmente se simboliza el espacio muestral como S u Ω (omega).

El espacio muestral Ω contiene todos los resultados posibles, no solo los observados en una muestra o en un número limitado de repeticiones del experimento.

Ejemplo 2.7. El espacio muestral de los ejemplos 2.1 a 2.4 es el siguiente:

Ejemplo 2.1: $\Omega = \{0, 1, 2, 3, 4, 5, 6, 7\}$
Ejemplo 2.2: $\Omega = \{0, A, B, AB\}$
Ejemplo 2.3: $\Omega = \{\text{sello}, \text{cara}\}$
Ejemplo 2.4: $\Omega = \{c, sc, ssc, \ldots\}$ (donde "c" significa cara y "s" sello)

Suceso o evento: Corresponde a cualquier subconjunto del espacio muestral, pudiendo estar compuesto por uno o más sucesos elementales. Se simboliza con letras mayúsculas A, B, C, etc.

Ejemplo 2.8. Algunos sucesos en espacios muestrales de ejemplos previos:

A = "Se realizan a lo más tres visitas al hospital"
B = "El grupo sanguíneo es AB"
C = "Al lanzar la moneda no sale cara"
D = "Sale cara después del tercer lanzamiento de la moneda"

2.3 Correspondencia entre el espacio muestral y una variable aleatoria

Un conjunto Ω de resultados de un experimento se puede escribir como una variable aleatoria. Al definir una variable que se corresponda con un espacio muestral, se generan variables aleatorias que pueden tomar un número finito o infinito de valores.

Ejemplo 2.9. Correspondencia entre W y una variable aleatoria:

- El espacio muestral Ω = {0, 1, 2,..., 9, 10} del ejemplo 2.1 de la "Introducción" se puede expresar a través de la variable intervalar discreta y finita X = número de visitas al hospital, con valores X = 0, 1,..., 10.
- El espacio muestral Ω = {0, A, B, AB} del ejemplo 2.2 se puede expresar como una variable nominal X = 1, 2, 3, 4.
- El espacio muestral Ω = {sello, cara} se puede expresar como una variable nominal (dicotómica o binaria) que tome valores X = 0 o 1.
- El espacio muestral Ω = {c, sc, ssc,...} del ejemplo 2.4 se puede expresar como una variable aleatoria X = número de lanzamientos de una moneda hasta obtener "cara" por primera vez. Esta variable toma infinitos valores intervalares discretos X = 1, 2, 3,..., ∞.

Otros experimentos generarán variables aleatorias intervalares continuas (cuando se mide la estatura o el peso de una persona) u ordinales (como cuando se consulta por el nivel socioeconómico).

La ventaja de usar X en vez de Ω es que nos permite desligarnos de la teoría de conjuntos para el cálculo de probabilidades. De esta forma, podremos trabajar en la recta real o en los números naturales en vez de trabajar con conjuntos, lo que facilita en muchos casos la escritura de sucesos.

Por ejemplo, el suceso D = "Sale cara después del tercer lanzamiento de la moneda", escrito usando notación de conjuntos es D = {sssc, ssssc, sssssc,...}. En cambio, usando la variable X = número de lanzamientos de una moneda hasta obtener "cara" por primera vez, el suceso se puede expresar como $X > 3$.

2.4 Definición de probabilidad y sus propiedades

Existen varias definiciones de probabilidad. Las definiciones más conocidas y relevantes son las siguientes.

Definición clásica: Si todos los resultados de un experimento son igualmente probables, entonces la probabilidad de un suceso A se define como el cuociente entre el número de casos favorables a A y el número de casos totales.

La aplicación de la definición clásica de probabilidad presentará dificultades cuando el espacio muestral es infinito o cuando los posibles resultados de un experimento no tienen igual probabilidad de ocurrir.

Ejemplo 2.10. En un proceso de fabricación de tubos rojos para muestras sanguíneas, se quiere determinar la probabilidad de que un tubo no esté al vacío. En este caso, no podemos utilizar la definición clásica, ya que necesitaríamos probar todos los tubos para calcular la probabilidad de falla.

Definición frecuentista: Si un experimento puede repetirse indefinidamente, se define la probabilidad de ocurrencia de un suceso como el límite, cuando el número de repeticiones del suceso tiende a infinito, de la frecuencia relativa de ocurrencia del suceso.

Por supuesto que en la práctica no es posible llegar a este límite, ya que no podemos repetir el experimento un número infinito de veces, pero sí repetirlo muchas veces y observar cómo las frecuencias relativas tienden a estabilizarse a medida que el número de repeticiones aumenta.

En muchas ocasiones un experimento no puede repetirse indefinidamente o no se tienen antecedentes que permitan calcular una probabilidad clásica o frecuentista. Por ejemplo, si se quiere determinar la probabilidad de que ocurra un terremoto en cierta localidad donde no se tienen antecedentes de movimientos telúricos previos.

Definición subjetiva o bayesiana: La visión subjetiva de la probabilidad es el grado de confianza que una persona tiene de que ocurrirá un evento, tomando en cuenta toda la información disponible y conocida por la persona.

Esta probabilidad no solo depende del evento en sí mismo, sino del nivel de información disponible acerca de él. Dado que diferentes personas pueden tener diversos grados de información, estimarán distintas probabilidades para el mismo evento. Igualmente, la estimación de una probabilidad puede cambiar cuando se dispone de nueva información.

Ejemplo 2.11. Para estimar la probabilidad de que ocurra un terremoto en cierta localidad donde no se tienen antecedentes de movimientos telúricos previos, se podría considerar la opinión de expertos sobre el estado de las placas tectónicas, además de la información sismográfica disponible.

En general, la probabilidad de que ocurra un suceso A se simboliza P(A). Usando el concepto de frecuencia relativa, podemos estimar la probabilidad del evento A mediante la fórmula:

$$P(A) = \frac{Número\ de casos\ favorables\ a\ A}{Número\ de\ casos\ totales}$$

Ejemplo 2.12. Algunas definiciones de probabilidad para casos previos:

Probabilidad de cara:	P(cara) = 0,5
Probabilidad de tipo sanguíneo 0:	P(Tipo 0) = 90/150 = 0,6
Probabilidad de cuatro visitas al hospital:	P(X=4) = 0,08

Propiedades básicas de la probabilidad (axiomas de Kolmogorov)

Una probabilidad debe cumplir las tres siguientes propiedades:

Axioma 1. $P(\Omega) = 1$ y $P(\phi) = 0$

La propiedad $P(\Omega) = 1$ nos dice que, dado que Ω contiene todos los resultados posibles, la probabilidad de que ocurra alguno de ellos es 1. Desde otro punto de vista, $P(\phi) = 0$ nos dice que la probabilidad de que ocurra un evento que no esté incluido en Ω es cero.

Ω es llamado el **suceso seguro** y ϕ es llamado el **suceso imposible.**

Axioma 2. Para todo suceso A ($A \subseteq \Omega$), se cumple que $0 \leq P(A) \leq 1$

La probabilidad de ocurrencia de cualquier evento en Ω está siempre entre 0 y 1.

Axioma 3. Si A y B son sucesos mutuamente excluyentes entonces:

$P(A \cup B)$ = P(suceda A o suceda B) = P(A) + P(B)

Esta propiedad puede extenderse a más de dos sucesos mutuamente excluyentes: Si $A_1, A_2, ..., A_n$ son n sucesos mutuamente excluyentes, entonces:

$$P\left(\bigcup_{i=1}^{n} A_i\right) = \sum_{i=1}^{n} P(A_i)$$

O bien, $P(A_1 \cup A_2 \cup ... \cup A_n) = P(A_1) + P(A_2) + ... + P(A_n)$

Ejemplo 2.13. Al lanzar un dado y observar qué cara sale, los posibles resultados son 1, 2, 3, 4, 5 o 6. Por lo tanto, el espacio muestral es $\Omega = \{1, 2, 3, 4, 5, 6\}$. Estos eventos son mutuamente excluyentes, porque si saco un 3, no puedo sacar además un 1 (estamos considerando los resultados de un solo lanzamiento). Si se quiere calcular la probabilidad de sacar un 2 o un 5, $P(2 \cup 5)$, puedo hacerlo sumando las probabilidades de obtener un 2 y de obtener un 5, P(2) y P(5), respectivamente. Luego, la probabilidad de obtener un 2 o un 5 es $P(2 \cup 5) = P(2) + P(5) = 1/6 + 1/6 = 2/6 = 1/3$.

2.5 Extensión de la probabilidad de la unión

Si A y B son sucesos en Ω que no son mutuamente excluyentes (es decir, $A \cap B \neq \phi$, entonces es necesario modificar la regla de la adición, de modo que $P(A \cup B)$ está dada por:

$$P(A \cup B) = P(A) + P(B) - P(A \cap B)$$

Es decir, la probabilidad de que ocurra A o B es la probabilidad de que ocurra A, más la probabilidad de que ocurra B, menos la probabilidad de la intersección (no vacía) entre A y B.

[**FIGURA 2.1**]

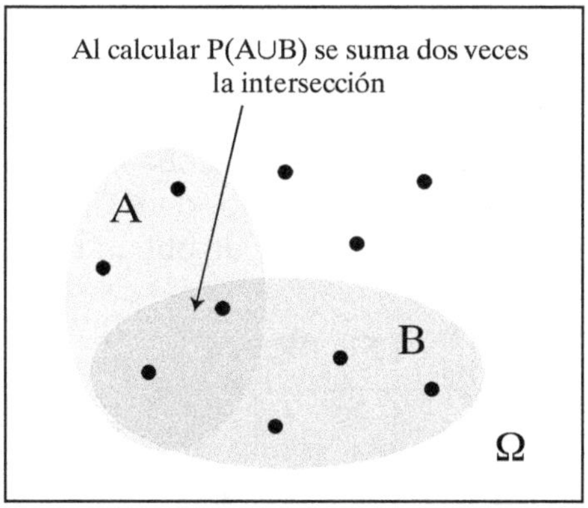

Diagrama de Venn que representa la intersección entre los grupos A y B.

Esta regla también puede extenderse a más de dos eventos que no sean mutuamente excluyentes. Por ejemplo, para tres eventos se tiene:

$$P(A \text{ o } B \text{ o } C) = P(A) + P(B) + P(C) - P(A \cap B) - P(A \cap C) - P(B \cap C) + P(A \cap B \cap C)$$

Las dos reglas anteriores son una generalización de la regla básica planteada antes, ya que si $A \cap B = \phi$, entonces $P(A \cap B) = 0$.

Ejemplo 2.14. En el **Ejemplo 2.2** de la "Introducción", consideremos los eventos A = "El sexo es femenino" y B = "El grupo sanguíneo es 0". Si no tomamos en cuenta que $A \cap B \neq \phi$, la probabilidad de que ocurra A o B sería:

$$P(A \cup B) = P(A) + P(B) = 100/150 + 90/150 = 190/150 = 1{,}27$$

Esto obviamente es un resultado incorrecto, ya que la probabilidad de un suceso varía entre 0 y 1. Al considerar que $P(A \cap B) = 60/150$, la verdadera probabilidad es:

$$P(A \cup B) = P(A) + P(B) - P(A \cap B) = 100/150 + 90/150 - 60/150 = 130/150 = 0{,}87.$$

2.6 Equiprobabilidad

Los resultados de un experimento son **equiprobables** si todos tienen la misma probabilidad de ser observados.

Ejemplo 2.15. La probabilidad de obtener cualquiera de los lados de una moneda "honesta" es la misma (1/2), la probabilidad de una cara de un dado (1/6) o una carta de un naipe inglés (1/52).

Sin embargo, eventos más complejos no suelen ser equiprobables.

Ejemplo 2.16. Se lanzan dos dados honestos e interesa observar la suma de los resultados que muestran los dos dados. En este caso, los resultados posibles son:

$\Omega = \{2, 3, 4, 5, 6, 7, 8, 9, 10, 11, 12\}$

Pero los resultados en Ω no son equiprobables. Por ejemplo, la siguiente figura muestra todas las posibles sumas de dos dados. Se observa que la probabilidad de obtener una suma igual a 7 es 6/36 y de obtener una suma igual a 2 es 1/36.

[FIGURA 2.2]

	1	2	3	4	5	6
1	2	3	4	5	6	7
2	3	4	5	6	7	8
3	4	5	6	7	8	9
4	5	6	7	8	9	10
5	6	7	8	9	10	11
6	7	8	9	10	11	12

Suma de los resultados obtenidos en dos dados.

Otra fuente de equiprobabilidad (o la falta de ella) está dada por el hecho de que el muestreo sea con o sin reposición.

Ejemplo 2.17. En una urna con 30 esferas numeradas, se quiere calcular la probabilidad de sacar la esfera con el número 20 recién en el tercer intento. Si el experimento es sin reposición, al llegar al tercer intento en que se observa la esfera 20, ya han sido extraídas dos esferas de la urna (y no han sido repuestas), por lo que la probabilidad de observar la esfera 20 es 1/28. En cambio, si el muestreo es con reposición, esta probabilidad es 1/30.

2.7 Probabilidad de sucesos complementarios

Dos sucesos A y B son complementarios si el evento B considera todos los posibles resultados en Ω no contemplados en A. Generalmente, el complemento de un suceso A se simboliza como A^c o $\bar{A}$.

[FIGURA 2.3]

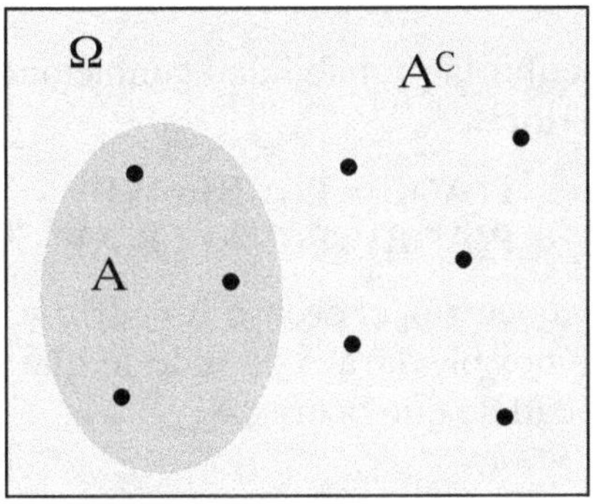

Sucesos complementarios. El complemento de A es A^c.

Como A y A^c son sucesos excluyentes, se cumple que: $A \cup A^c = \Omega$ y $A \cap Ac = \phi$. Luego, respecto a las probabilidades se cumple:

$$P(A \cup A^c) = P(\Omega) = 1 \text{ y } P(A \cap Ac) = P(\phi) = 0$$

Como ejercicio, muestre que $P(A^c) = 1 - P(A)$, usando las propiedades aprendidas hasta ahora.

El cálculo de probabilidad de sucesos complementarios puede ser particularmente útil cuando se quiere calcular probabilidades aparentemente complejas.

Ejemplo 2.18. Sea la variable aleatoria X = número de lanzamientos de una moneda hasta obtener "cara" por primera vez. ¿Cuál es la probabilidad de obtener la "cara" después del primer intento?

Si definimos el suceso A = "obtener cara después del primer intento", observamos que su complemento es A^c = "obtener cara en el primer intento".

Nótese que $P(A) = P(X>1) = P(X=2) + P(X=3) + \ldots$ hasta el infinito, por lo que resulta más fácil calcular P(A) como $1 - P(A^c) = 1 - ½ = ½$.

Ejemplo 2.19. Si se sabe que al lanzar tres dados honestos, la probabilidad de que los tres muestren la cara con un "1" es 1/216. ¿Cuál es la probabilidad de que la suma de los tres dados no sea igual a tres?

Como la probabilidad de observar una suma igual a 3 es 1/216 (equivalente a la probabilidad de que los tres dados muestren la cara con un "1"), entonces la probabilidad de que la suma no sea igual a tres es 215/216.

2.8 Probabilidad condicional

Si A y B son dos eventos en un espacio muestral Ω, tal que P(B) > 0, la probabilidad condicional de A dado que ya ocurrió el evento B, que se simboliza P(A|B), está dada por:

$$P(A/B) = \frac{P(A \cap B)}{P(B)}$$

Otras formas de escribir la probabilidad condicional se desprenden directamente de la fórmula anterior:

$$P(A \cap B) = P(A/B) \times P(B)$$
$$P(A \cap B) = P(B/A) \times P(A)$$

Como el evento B ya ocurrió, el evento A ocurre solo en su intersección con el evento B. Luego, podemos olvidarnos de todo lo que esté en Ω y no esté en B para calcular la probabilidad de que ocurra A.

[**FIGURA 2.4**]

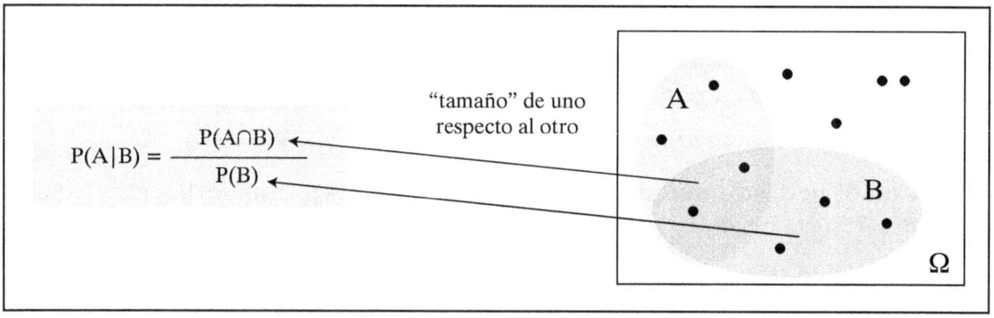

Probabilidad condicional y representación en diagrama de Venn.

Ejemplo 2.20. En la tabla de grupos sanguíneos del **Ejemplo 2.2** de la "Introducción", ¿cuál es la probabilidad de que una persona tenga grupo sanguíneo AB dado que el sexo fue masculino?

Sean los eventos A = "El grupo sanguíneo es AB" y B = "El sexo es masculino".

Para calcular P(A|B) se necesita conocer P(A∩B) y P(B). De la tabla se tiene P(A∩B) = 2/150 y P(B) = 50/150. Luego,

$$P(A/B) = \frac{\frac{2}{150}}{\frac{50}{150}} = \frac{2}{50} = 0{,}04$$

Entonces, la probabilidad de que una persona tenga grupo sanguíneo AB dado que es hombre es del 0,04.

Nota: La probabilidad condicional reduce el número de casos al indicado en la condición. En el ejemplo, el sexo fue masculino, por lo que se reduce la muestra a los 50 hombres de la tabla. Y como dos hombres tienen grupo sanguíneo AB, la probabilidad respectiva es 2/50 = 0,04.

Ejemplo 2.21. Suponga que en cierta población 10% tiene la enfermedad A, de los cuales 30% tiene la enfermedad B. Si al extraer al azar un sujeto de esta población se observa que tiene la enfermedad A, ¿cuál es la probabilidad de que tenga también B?

Nótese que en la población completa (contando sanos y enfermos), 3% tiene A y B simultáneamente. Luego, la probabilidad de que tenga B dado que tiene A es:

$$P(B|A) = P(A \cap B)/P(A) = 0{,}03/0{,}1 = 0{,}3\ (= 30\%).$$

Sin embargo, el cálculo es innecesario, ya que por enunciado sabemos que 30% de los que tienen A tienen también B.

Ejemplo 2.22. En el ejemplo anterior, supongamos que al seleccionar el individuo se observa que tiene la enfermedad B (en vez de A). En este caso, ¿cuál es la probabilidad de que tenga también la enfermedad A?

Para calcular $P(A|B) = P(A \cap B)/P(B)$, sabemos que $P(A \cap B) = 0{,}03$, pero no conocemos P(B), ya que el enunciado dice que 30% de los que tienen A tienen también B, pero no sabemos cuánta gente tiene B sin tener la enfermedad A. Por lo tanto, falta información para calcular la probabilidad pedida.

2.9 Teorema de probabilidad total

En muchas aplicaciones es necesario aplicar las definiciones de probabilidad condicional y de aditividad de la unión de eventos mutuamente excluyentes (es decir, el axioma 3: $P(A \cup B) = P(A) + P(B)$) simultáneamente. Un teorema importante que reúne ambos conceptos es el siguiente:

Teorema de probabilidad total. Sean $B_1, B_2, \ldots, B_n$ eventos mutuamente excluyentes en Ω, con P(Bi)>0 para todo i, y $\bigcup_{i=1}^{n} B_i = B$. Sea A un evento cualquiera en Ω. Entonces:

$$P(A \cap B) = P(A | B_1)P(B_1) + P(A | B_2)P(B_2) + \ldots + P(A | B_n)P(B_n)$$

Un corolario de este teorema dice que si $B_1, \ldots, B_n$ son eventos mutuamente excluyentes y $\bigcup_{i=1}^{n} B_i = \Omega$ (o sea, $B_1, \ldots, B_n$ es una partición del espacio muestral Ω), entonces para cualquier evento A en Ω se cumple:

$$P(A) = P(A | B_1)P(B_1) + P(A | B_2)P(B_2) + \ldots + P(A | B_n)P(B_n)$$

Usando probabilidad condicional se puede probar también el siguiente pequeño teorema:

Teorema: Para tres eventos cualquiera A, B y C en Ω, con probabilidades distintas de cero, se cumple:

$$P(A \cap B \cap C) = P(A \mid (B \cap C))P(B \mid C)P(C)$$

Para probar el teorema, basta recordar que:

$$P(A \mid B) = P(A \cap B)/P(B) \Rightarrow P(A \cap B) = P(A \mid B)P(B)$$

Ejemplo 2.23. Supongamos una región que está dividida en tres provincias A, B y C, de 10.000, 20.000 y 70.000 habitantes, respectivamente. Cierta patología tiene prevalencias de 10%, 5% y 8% en cada provincia, respectivamente. Se quiere saber la prevalencia de la patología para la región completa.

[FIGURA 2.5]

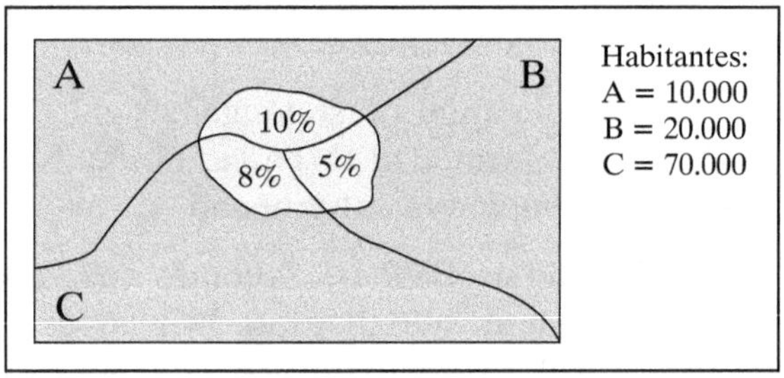

Región compuesta por tres provincias (A, B y C). En el centro se muestra la prevalencia de la patología en cada provincia.

Este problema trata del cálculo de una probabilidad total a partir de probabilidades parciales. Como las tres provincias conforman la región completa (Ω), y son mutuamente excluyentes, se tiene que A∪B∪C = W. Por lo tanto, usaremos el corolario del teorema de probabilidad total para calcular la probabilidad buscada.

Sea X el evento "padecer la patología". Luego:

$$P(X)=P(X \mid A)P(A)+P(X \mid B)P(B)+P(X \mid C)P(C)$$

Como la región tiene 100.000 habitantes, la probabilidad de pertenecer a la provincia A es P(A) = 10.000 / 100.000 = 0,1. Análogamente, se tiene P(B) = 0,2 y P(C) = 0,7.

Además, por enunciado se tiene que la probabilidad de que ocurra la patología, dado que estamos en la provincia A, es P(X | A) = 0,1, en la provincia B es P(X | B) = 0,05 y en C es P(X | C) = 0,08.

Luego, la prevalencia de la patología para la región completa es:

$$P(X) = 0{,}1*0{,}1 + 0{,}05*0{,}2 + 0{,}08*0{,}7 = 0{,}076.$$

Es decir, 7,6% de las personas de la región padece la patología.

Una forma alternativa de abordar este problema es pensar que no podemos promediar aritméticamente las tres prevalencias, ya que las poblaciones de las provincias son distintas. Luego, P(X) debe calcularse como el promedio de las prevalencias ponderadas por la proporción de habitantes de cada provincia respecto de la región. Esto es:

$$P(X) = 0{,}1 \times \frac{10.000}{100.000} + 0{,}05 \times \frac{20.000}{100.000} + 0{,}08 \times \frac{70.000}{100.000} = 0{,}076$$

Cabe notar que este cálculo es una aplicación directa del teorema de probabilidad total.

Ejemplo 2.24. Supongamos que tenemos dos urnas. La primera contiene dos esferas blancas y seis negras, y la segunda contiene dos esferas blancas y dos negras. Si se elige una urna al azar y después se elige una esfera al azar de la urna escogida, ¿cuál es la probabilidad de que la esfera seleccionada sea blanca?

Llamemos U_1 y U_2 a las urnas 1 y 2, y llamemos B a la elección de una esfera blanca y N a una negra. Las urnas U_1 y U_2 pueden ser vistas como una partición de Ω, que sería el total de esferas disponibles. Entonces el evento B puede calcularse por probabilidad total:

$$P(B)=P(B\cap U_1)+P(B\cap U_2)$$

Pero $P(B\cap U_1)=P(B|U_1)P(U_1)$ y $P(B\cap U_2)=P(B|U_2)P(U_2)$. Luego:

$$P(B) = P(B \mid U_1)P(U_1) + P(B \mid U_2)P(U_2) = \frac{2}{8} \times \frac{1}{2} + \frac{2}{4} \times \frac{1}{2} = \frac{3}{8}$$

Nótese que si las 12 esferas estuvieran en una sola urna, entonces P(B) = 4/12 = 1/3.

Ejemplo 2.25. De un mazo bien barajado de 52 cartas se sacan 2 al azar. ¿Cuál es la probabilidad de que la segunda carta sea un trébol?

El enunciado no lo dice, pero siempre es necesario saber si la selección fue con o sin reemplazo. Asumamos que es una selección sin reemplazo (es decir, sin devolver la primera carta al mazo).

Llamemos S_1 al evento de que la primera carta seleccionada sea un trébol y S_2 al evento de que la segunda carta sea un trébol. Luego, la probabilidad $P(S_2)$ se puede obtener como:

$$P(S_2) = P(S_2 \mid S_1)P(S_1) + P(S_2 \mid \overline{S}_1)P(\overline{S}_1)$$

Donde S^c_1 es la no ocurrencia de S_1 (o sea, es S_1 complemento). Luego:

$$P(S_1) = \frac{12}{51} \times \frac{13}{52} + \frac{13}{51} \times \frac{39}{52} = \frac{1}{4}$$

2.10 Concepto de independencia

Intuitivamente, dos sucesos son independientes cuando la ocurrencia de uno de ellos no influye en la ocurrencia del otro. Por ejemplo, si lanzamos una moneda y un dado al aire simultáneamente, el resultado que muestre el dado es independiente del resultado que del de la moneda.

Formalmente, dos sucesos A y B son independientes si $P(A|B)$ no depende del evento B. Es decir, cuando $P(A|B) = P(A)$. Por supuesto que también hay independencia cuando $P(B|A) = P(B)$.

Una expresión útil para la independencia de A y B se desprende de $P(A|B)=P(A)$, ya que:

$$P(A \mid B) = P(A) \Rightarrow \frac{P(A \cap B)}{P(B)} = P(A) \Rightarrow P(A \cap B) = P(A)P(B)$$

Luego,

(i) Si $P(A \cap B) = P(A)P(B)$ *entonces* A y B son sucesos independientes

Como la independencia es un concepto biunívoco, también se cumple que:

(ii) Si A y B son sucesos independientes *entonces* $P(A \cap B) = P(A)P(B)$

Las expresiones (i) y (ii) significan que para determinar si dos eventos A y B son independientes, basta con probar que $P(A \cap B) = P(A)P(B)$. A la inversa, si sabemos que A y B son independientes, entonces podemos escribir $P(A \cap B)$ como $P(A)P(B)$.

En la práctica, y debido a las variaciones en el muestreo, es difícil encontrar una muestra que reproduzca de forma exacta las condiciones de independencia anteriores. Determinar si las diferencias observadas entre $P(A \cap B)$ y $P(A)P(B)$ son o no compatibles con la hipótesis de independencia, constituye uno de los principales problemas que aborda la inferencia estadística, como veremos más adelante en el capítulo 5 "Test de hipótesis".

Ejemplo 2.26. Consideremos el experimento de lanzar una moneda hasta obtener "cara" por primera vez. ¿Cuál es la probabilidad de observar "cara" recién en el tercer intento? ¿Cuál es la probabilidad de observar cara antes del tercer intento?

El espacio muestral es $\Omega = \{c, sc, ssc, sssc, \ldots\}$. Luego, dado que el resultado obtenido en cada lanzamiento de la moneda es independiente de los otros, se tiene:

La probabilidad de observar "cara" recién en el tercer intento es:

P(ssc) = P(sello en el primer intento ∩ sello en el segundo intento ∩ cara en el tercer intento)= $\frac{1}{2}*\frac{1}{2}*\frac{1}{2}*$ = $^1/_8$

La probabilidad de observar "cara" antes del tercer intento es:

$P(c \cup sc) = P(c) + P(sc) = P(c) + P(s \cap c) = P(c) + P(s)P(c) = \frac{1}{2}+\frac{1}{2}*\frac{1}{2} = \frac{3}{4}$.

Ejemplo 2.27. Lanzamos una moneda y un dado al aire simultáneamente. Nos interesa encontrar la probabilidad de observar "cara" en la moneda y "3" en el dado.

Si el dado y la moneda son "honestos", entonces P(3) = 1/6 y P(C) = 1/2. Nos interesa encontrar P(3 y C). Es natural suponer que el resultado en la moneda no afectará el resultado en el dado. Si es así, observaríamos cara cerca de la mitad de las veces que se lance la moneda y en aproximadamente una sexta parte de esa mitad, se debiera observar el dado igual a 3. Esperaríamos que la probabilidad de observar cara y tres simultáneamente sea 1/12.

Es decir, como "3" y "C" son independientes, P(3 y C) = P(3)*P(C) = (1/2)*(1/6) = 1/12.

Utilizando los mismos datos, podemos verificar independencia usando probabilidad condicional. La probabilidad de observar "3" cuando lanzamos el dado es 1/6. Una vez observado este resultado, lanzamos la moneda y con probabilidad 1/2 obtendremos cara. Después, se puede verificar que el resultado obtenido en la moneda no depende del resultado obtenido previamente en el dado, lo cual puede escribirse como: P(C|"3") = P(C) = ½.

> **Nota:** Que dos sucesos A y B sean independientes no significa que sean mutuamente excluyentes, ya que en el primer caso $P(A \cap B) = P(A)P(B)$ y en el segundo caso $P(A \cap B) = 0$.

2.11 Permutación y combinación

Las permutaciones y combinaciones forman parte del análisis combinatorio, y se utilizan para contar de manera abreviada los posibles ordenamientos o selecciones de objetos o personas.

Por ejemplo, si se quiere saber el número de modos en que se pueden ordenar cinco libros en un estante o de cuántas maneras se pueden seleccionar dos libros de un total de cinco disponibles, habitualmente se recurre al análisis combinatorio, ya que permite obtener el número de ordenamientos o selecciones sin tener que listar cada uno de ellos.

Permutaciones de *n* objetos disponibles

Considere cuatro objetos *a*, *b*, *c* y *d*. Llamaremos permutación a cada posible ordenamiento de estos cuatro objetos. Si pensamos que hay cuatro posiciones para poner los objetos (primera, segunda, tercera o cuarta), entonces:

[FIGURA 2.6]

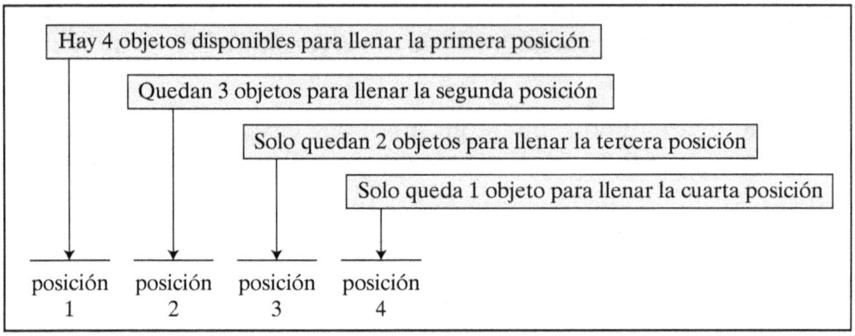

Permutación de cuatro objetos disponibles en la misma cantidad de posiciones.

Luego, los cuatro elementos se ordenan de 4 x 3 x 2 x 1= 24 formas. Algunos de los 24 arreglos posibles son: abcd, abdc, adbc, dabc, bacd, bcad, etc.

En general, si tenemos n objetos distintos, el número total de formas en que se pueden ordenar se calcula como:

$$P_n = n \times (n-1) \times (n-2) \times \ldots \times 2 \times 1 = n!$$

Donde P_n indica el número de formas de permutar n objetos de *n* disponibles.

En la práctica lo importante suele ser el número de permutaciones posibles de hacer, no cuáles son las permutaciones resultantes. Por ejemplo, la probabilidad de que los cuatro objetos queden ordenados alfabéticamente (es decir, abcd) es 1/24. En este cálculo no importa cuáles son los 24 ordenamientos.

Permutaciones de *r* objetos de un total de n disponibles ($r \leq n$)

En este caso, el número de objetos por ordenar es menor o igual que la cantidad de objetos disponibles. Consideremos nuevamente los objetos *a*, *b*, *c* y *d*. ¿Cuántas permutaciones podemos hacer si en cada una solo pueden participar dos objetos?

[FIGURA 2.7]

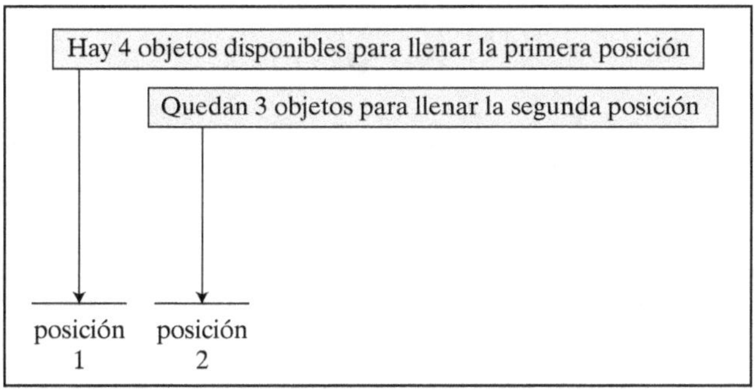

Permutación de r objetos de un total de n disponibles. En este caso r = 2 y n = 4.

Luego, las posibles permutaciones son 4 x 3 = 12 formas: ab, ac, ad, ba, bc, bd, ca, cb, cd, da, db y dc.

En general, si tenemos *n* objetos y queremos saber el número de ordenamientos de *r* de ellos ($r \leq n$), se puede usar la siguiente expresión:

$$P_{n,r} = n \times (n-1) \times (n-2) \times \ldots \times (n-r+1) = \frac{n!}{(n-r)!}$$

Donde $P_{n,r}$ indica el número de formas de permutar *r* objetos de *n* disponibles. Nótese que si r = n, entonces las permutaciones son $P_{n,r} = n!$

Permutaciones con reposición

Si cada posición de una permutación puede ser ocupada por cualquiera de los *n* objetos disponibles, incluyendo aquellos que fueron ordenados anteriormente, entonces:

- El número de permutaciones posibles usando *n* elementos se calcula como $\mathbf{n^n}$.
- El número de permutaciones de *r* elementos de *n* disponibles se calcula como $\mathbf{n^r}$.

Combinaciones de *r* objetos de un total de *n* disponibles

Determinar el número de combinaciones posibles usando r objetos de un total de n disponibles, es equivalente a determinar de cuántas formas distintas se pueden seleccionar r objetos de un total de n disponibles.

Generalmente se usa el símbolo $\binom{n}{r}$, llamado **coeficiente binomial**, para representar una combinación de *r* elementos de *n* disponibles, donde:

$$\binom{n}{r} = \frac{n!}{r!(n-r)!}$$

Hay algunos coeficientes binomiales cuyo resultado es ampliamente conocido, como los siguientes (para verificarlos, en algunos casos debe recordar que 0! = 1):

$$\binom{n}{1} = \binom{n}{n-1} = n \qquad \binom{n}{0} = \binom{n}{n} = 1 \qquad \binom{n}{r} = \binom{n}{n-r}$$

El símbolo $\binom{n}{r}$ tiene también otras interpretaciones:

- Dado que al seleccionar *r* objetos de *n* disponibles, se forma al mismo tiempo un grupo con los (*n-r*) no seleccionados, entonces el símbolo indica el número de modos en que se pueden separar n objetos en dos grupos: uno compuesto de *r* y otro de (*n-r*) elementos.
- Indica el número de permutaciones posibles de hacer cuando se tienen *r* elementos idénticos de un tipo y (*n-r*) elementos iguales de un tipo diferente. Por ejemplo, si tenemos los elementos *a, a, a, b, b,* entonces hay r = 3 y n-r = 2 elementos de tipos *a* y *b*, respectivamente. Luego, el número de permutaciones posibles de hacer con los n = 5 elementos son 10.

Ejemplo 2.28. Si tengo los objetos *a, b, c* y *d,* ¿de cuántas formas posibles puedo seleccionar dos objetos de los cuatro disponibles?

El número de formas posibles de seleccionar $r = 2$ de $n = 4$ objetos es:

$$\binom{4}{2} = \frac{4!}{2!(4-2)!} = \frac{24}{4} = 6 \textit{ formas}$$

Las combinaciones posibles son: ab, ac, ad, bc, bd y cd.

> **Nota:** Dos combinaciones son diferentes si no están formadas por los mismos objetos; en cambio, para que dos permutaciones difieran basta que cambie el orden de los objetos. Por ejemplo, para los objetos *a, b, c* y *d,* se tiene que *abc* y *bac* son distintas permutaciones de una misma combinación.

Regla de la suma

Si una tarea puede realizarse de *m* formas y una segunda tarea de *n* formas, y no es posible hacer ambas de manera simultánea, entonces para llevar a cabo una de ellas existen $m + n$ posibles opciones.

Ejemplo 2.29. Una biblioteca tiene 40 libros de historia y 50 de filosofía. Si un estudiante quiere aprender acerca de uno de estos dos temas, por la regla de la suma puede elegir entre 40 + 50 = 90 libros.

(**Nota:** El estudiante quiere estudiar historia o filosofía, no historia y filosofía)

Regla del producto

Supongamos un procedimiento que se descompone en dos etapas sucesivas. Si existen m resultados posibles para la primera etapa y n resultados posibles para la segunda, entonces el procedimiento total se puede realizar, en el orden dado, de m*n formas.

Esta regla también puede ampliarse a procedimientos de más de dos etapas.

Ejemplo 2.30. Para una obra de teatro hay seis hombres y ocho mujeres que aspiran a ser la pareja protagónica. El director puede elegir a la pareja principal de 6 x 8 = 48 formas.

Ejemplo 2.31. Si las patentes de automóviles constan de dos letras seguidas de cuatro dígitos, y ninguna letra o dígito se puede repetir, ¿cuántas placas diferentes se pueden generar?

Por la regla del producto, el número de patentes posibles son 27 x 26 x 10 x 9 x 8 x 7 = 3.538.080. Si se pudiesen repetir las letras y los dígitos, sería posible generar 27 x 27 x 10 x 10 x 10 x 10 = 7.290.000 patentes diferentes.

Ejemplos de análisis combinatorio

Ejemplo 2.32. Un hospital cuenta con 21 cirujanos con los cuales hay que formar ternas para realizar turnos. ¿Cuántas ternas se podrán formar?

Se trata de formar todas las ternas posibles, sin repetir elementos y sin importar el orden de los elementos. Luego, se requiere saber todas las combinaciones de 3 médicos de un total de 21 disponibles.

$$\binom{21}{3} = \frac{21!}{3!(21-3)!} = 1.330 \ \textit{formas}$$

Ejemplo 2.33. Siete personas suben a un bus que tiene 10 asientos vacíos. ¿De cuántas formas posibles pueden sentarse las siete personas?

En la elección importa el orden, por lo que se trata en principio de una permutación. Si las personas optaran por sentarse una al lado de la otra, se pueden ordenar de 7! = 5.040 maneras distintas.

Sin embargo, al estar los 7 sentados, siempre quedarán 3 asientos vacíos. Luego, ¿de cuántas formas posibles pueden distribuirse 3 asientos vacíos en 10 espacios?

Es una selección de 3 asientos de un total de 10, lo que equivale a la combinación:

$$\binom{10}{3} = 120$$

Luego, las siete personas pueden sentarse de 5.040 x 120 = 604.800 formas distintas.

Ejemplo 2.34. Un estudiante para aprobar un examen que consta de 10 preguntas, debe contestar 7 de ellas. ¿De cuántas maneras puede hacer la selección para aprobar el examen?

Es una combinación, ya que importa cuáles preguntas seleccione, no en qué orden lo hace. La combinación es:

$$\binom{10}{7} = 120 \; maneras$$

Ejemplo 2.35. En un examen, de un total de 10 preguntas un alumno tuvo 6 respuestas correctas y 4 incorrectas. Interesa determinar la probabilidad de que las preguntas respondidas correctamente hayan sido las 6 primeras del examen.

Hay que saber de cuántas formas se pueden ordenar 6 correctas y 4 incorrectas. Esto es una permutación en que se tienen 6 elementos de un tipo y 4 de un tipo distinto (ver interpretación alternativa del coeficiente binomial). Luego:

$$\binom{10}{6} = \binom{10}{4} = 210 \; permut. \quad \Rightarrow \quad p = \frac{1}{210}$$

Ejercicios

2.1 El síndrome metabólico (SM) se define como la presencia de tres o más de los siguientes factores de riesgo cardiovascular: perímetro de cintura elevado, colesterol HDL bajo, triglicéridos elevados, glicemia elevada y presión arterial elevada.

La tabla siguiente muestra la distribución del número de factores de riesgo según sexo, para una población de niños escolares de 10 a 12 años.

Grupo	0 factores	1 factor	2 factores	3+ factores	Total
Mujeres	495	345	176	96	1.112
Hombres	551	291	151	69	1.062
Total	1.046	636	327	165	2.174

Fuente: Proyecto Fondecyt Síndrome Metabólico. Niños de 5to y 6to básico de establecimientos educacionales municipales de Puente Alto.

Realice los siguientes cálculos:

i) Probabilidad de seleccionar un hombre con dos factores de riesgo.

ii) Probabilidad de seleccionar una mujer o un hombre con cero factores de riesgo.

iii) Probabilidad de que no tenga síndrome metabólico dado que es mujer.

iv) Determine si el síndrome metabólico es independiente del sexo.

2.2 Calcule P(A|B) en los siguientes diagramas, asumiendo que P(A) es 0,25 y P(B) es 0,1.

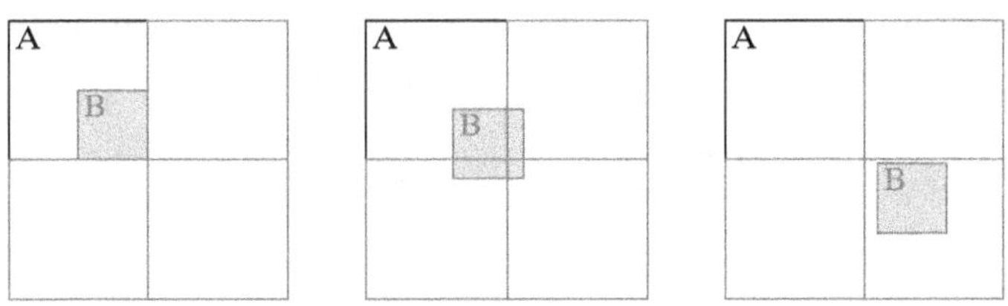

$P(A \cap B) = ?$	$P(A \cap B) = 0{,}08$	$P(A \cap B) = ?$
$P(A \mid B) = ?$	$P(A \mid B) = ?$	$P(A \mid B) = ?$

2.3 Usando la tabla del **Ejemplo 2.1** de la "Introducción", calcule:

i) Si se sabe que hubo más de cinco visitas al hospital, ¿cuál es la probabilidad de que sean menos de ocho?

ii) Si se sabe que hubo más de cinco visitas al hospital, ¿cuál es la probabilidad de que sean justo siete?

2.4 Se lanzan dos dados. Sean los eventos A = "se observa un 4 en el primer dado"; B = "la suma de los dos dados es 9"; y C = "la suma de los dos dados es 7". Demuestre que los eventos A y B no son independientes, mientras que los eventos A y C sí lo son. ¿Qué puede decir de los eventos B y C?

2.5 Demuestre que si A y B son dos eventos independientes, entonces los eventos A y BC también son independientes, al igual que los eventos A^C y B^C.

2.6 Dos máquinas operan independientemente. Sea A el evento de que la primera máquina se dañe en algún momento durante el día de trabajo y sea B el evento de que la otra máquina se dañe durante el mismo período. Del historial de las máquinas sabemos que la primera máquina se ha dañado en 10% de los días de trabajo y que la segunda máquina se ha dañado en 15% de los días. Encuentre la probabilidad de que por lo menos una de las máquinas no funcione durante el día de hoy.

2.7 Una empresa tiene vacantes para dos cargos, para los cuales se presentan ocho candidatos. ¿De cuántas formas se pueden llenar las vacantes si todos los candidatos pueden ocupar cualquiera de los dos cargos?

2.8 Suponga que tiene 10 tomos de una enciclopedia, numerados correlativamente como I, II, III, etc.

i) Si usted pone los libros al azar en un estante, ¿cuál es la probabilidad de que queden en el orden correcto?

ii) En el ejercicio anterior, si se sabe que los primeros siete tomos ya están ordenados en el estante, ¿cuál es la probabilidad de que los últimos tres queden en el orden correcto?

2.9 ¿Cuántas patentes de automóviles existen ahora que se forman por cuatro letras (solo consonantes, sin vocales) y dos dígitos?

2.10 De entre cinco matemáticos y siete físicos hay que construir una comisión de dos matemáticos y tres físicos. De cuántas formas podrá hacerse esta comisión si:

i) Todos son elegibles.

ii) Uno de los físicos en particular ha de estar en esa comisión.

iii) Dos de los matemáticos tienen prohibido pertenecer a la comisión.

[3]

Distribuciones de probabilidad

3.1 Introducción

Hasta el momento hemos calculado probabilidades que se generan a partir de tablas de frecuencias, de tablas de contingencia, de lanzamientos de monedas, dados o barajas, o de experimentos que permiten enumerar sus posibles resultados, en un espacio muestral Ω o una variable aleatoria X, y sus respectivas probabilidades. Además, hemos visto las propiedades más importantes que rigen estas probabilidades.

Cuando los experimentos son más complejos, es conveniente escribir las distribuciones de probabilidad como funciones, las que dependen, una vez más, del tipo de variable. Así, tendremos funciones de distribución de probabilidad para variables discretas, como la distribución binomial o la distribución de Poisson, y para variables continuas, como la distribución normal o la distribución t de Student.

Varias de estas distribuciones de probabilidad son de vital importancia para el desarrollo de los métodos estadísticos que se verán en capítulos posteriores.

3.2 Variable aleatoria discreta

Una variable aleatoria se denomina discreta si toma un número finito o numerable de valores. Se denomina numerable si toma infinitos valores en correspondencia con los números naturales o con los enteros (Z), pero no con los números reales.

Dada la correspondencia entre la variable aleatoria y el espacio muestral, lo anterior es equivalente a que Ω sea finito o numerable. Algunos ejemplos de espacios muestrales y las variables discretas que se generan son:

[TABLA 3.1]

Ejemplo	Espacio muestral	Variable aleatoria
Número de visitas al	$\Omega = \{0,1,2,3,\ldots,30\}$	$X = 1,2,3,\ldots,30$
Grupo sanguíneo	$\Omega = \{O, A, B, AB\}$	$X = 1,2,3,4$
Lanzar una moneda y observar el lado que muestra	$\Omega = \{\text{cara, sello}\}$	$X = 0,1$
Lanzar una moneda hasta que aparezca la primera "cara"	$\Omega = \{c, sc, ssc, sssc, \ldots\}$	$X = 1,2, \ldots, \infty$

Ejemplos de correspondencia entre espacio muestral (Ω) y variable aleatoria (X).

3.3 Función densidad discreta (o distribución de probabilidad discreta)

Es una función que permite obtener la probabilidad de ocurrencia para cualquier valor de una variable aleatoria discreta.

En ocasiones la función densidad se expresa mediante una tabla, como en el ejemplo de las visitas al hospital o el de los grupos sanguíneos **(capítulo 2, ejemplos 2.1 y 2.2)**. En otras, se puede derivar una fórmula matemática que represente las probabilidades de ocurrencia de cada valor de la variable aleatoria.

Ejemplo 3.1. La función densidad siguiente permite obtener la probabilidad de observar un "seis" recién en el *k-ésimo* lanzamiento de un dado.

$$P(X=k)= \underbrace{\left(\frac{5}{6}\right)^{k-1}}_{\substack{\text{Probabilidad de}\\ \text{obtener un}\\ \text{resultado}\\ \text{distinto a "6"}}} \quad \underbrace{\frac{1}{6}}_{\substack{\text{Probabilidad de}\\ \text{obtener un resultado}\\ \text{igual a "6"}}} \qquad k=1,2,\ldots$$

Esta fórmula hace innecesario escribir todas las probabilidades de los eventos por separado.

3.3.1 Propiedades de la función densidad discreta

Si $x_1, x_2,\ldots, x_n$ son los valores que puede tomar la variable aleatoria discreta X, con probabilidades $p(x_1), p(x_2),\ldots, p(x_n)$, respectivamente, entonces se cumplen las siguientes propiedades:

$$(i) \quad \sum_{i=1}^{n} P(x_i) = 1$$

$$(ii) \quad P(x_i) \geq 0 \ y \ P(x_i) \leq 1 \quad \forall i = 1,2,\ldots n$$

$$(iii) \quad Si\ A \subseteq \Omega, \quad P(A) = \sum_{x \in A} P(x_i)$$

Estas propiedades surgen directamente de las propiedades básicas de la probabilidad (axiomas de Kolmogorov, **capítulo 2, punto 2.4**), y aseguran que $p(x_1)$, $p(x_2)$,..., $p(x_n)$ sea efectivamente una distribución de probabilidad.

Ejemplo 3.2. Obtengamos la distribución de probabilidades de la variable aleatoria X = Número de "caras" observadas al lanzar cuatro monedas al aire ($\Omega = \{0, 1, 2, 3, 4\}$)

Usando la definición clásica, la probabilidad de obtener *k* caras al lanzar cuatro monedas es:

$$P(X=k)=\frac{\textit{Número de casos favorables}}{\textit{Número de casos totales}}$$

Los casos favorables son el número de formas de obtener *k* caras en cuatro monedas, lo que es la combinación $\binom{4}{k}$. Los casos totales corresponden al total de formas en que pueden caer las cuatro monedas. Como hay dos posibilidades (cara o sello) para cada una de las cuatro monedas, el número total de formas es 2 x 2 x 2 x 2 = 2^4. Por lo tanto, P(X=k) está dada por:

$$P(X=k)=\frac{\binom{4}{k}}{2^4} \qquad k=0,1,2,3,4$$

Ejemplo 3.3. Para demostrar que la función obtenida en el ejemplo anterior es efectivamente una función densidad (o distribución de probabilidad), basta probar que se cumplen las propiedades de la función densidad discreta (los axiomas de Kolmogorov).

$$\text{(i)} \quad \sum_{i=1}^{n} P(x_i)=\frac{\binom{4}{0}}{2^4}+\frac{\binom{4}{1}}{2^4}+\frac{\binom{4}{2}}{2^4}+\frac{\binom{4}{3}}{2^4}+\frac{\binom{4}{4}}{2^4}=\frac{1}{2^4}(1+4+6+4+1)=\frac{16}{16}=1$$

$$\text{(ii)} \quad P(X=k)=\frac{1}{2^k}\binom{4}{k}\geq 0 \quad \text{y} \quad \frac{1}{2^k}\binom{4}{k}\leq 1\ \forall\, k$$

$$\text{(iii)}\ \forall\, A\subseteq\Omega=\{0,1,2,3,4\}, \quad P(A)=\sum\nolimits_{k\in A} P(X=k)$$

Dado que la función cumple los tres axiomas, se concluye que es una distribución de probabilidad.

Ejemplo 3.4. Usando la función densidad del ejemplo previo, determinemos:

i) Probabilidad de obtener dos caras.

ii) Probabilidad de que el número de caras sea menor que tres.

iii) Probabilidad de que el número de caras sea menor que tres dado que fue menor que cuatro.

Probabilidad de obtener dos caras:

$$P(X=2)=\binom{4}{2}/2^4=\frac{6}{16}=\frac{3}{8}$$

Probabilidad de que el número de caras sea menor que tres:

$$P(X<3)=P(X=0)+P(X=1)+P(X=2)=\frac{11}{16}$$

Probabilidad de que el número de caras sea menor que tres, dado que fue menor que cuatro:

$$P(X<3\,|\,X<4)=\frac{P(X<3\ y\ X<4)}{P(X<4)}=\frac{P(X<3)}{P(X<4)}=\frac{11/16}{15/16}=\frac{11}{15}$$

3.3.2 Función de distribución acumulada

Para una función densidad discreta $P(x_i)$, i = 1, 2,..., se define su función de distribución acumulada (FDA) como:

$$F(x)=P(X\leq x)=\sum\nolimits_{x_i\leq x}P(x_i)$$

Es decir, es la probabilidad de que una variable aleatoria X tome valores iguales o inferiores a un valor particular x.

La función de distribución acumulada, al igual que la función densidad, define completamente la distribución de probabilidades de una variable aleatoria. Es decir, identifica en forma única la distribución de densidad que le corresponde a la variable aleatoria.

El uso de la función de distribución acumulada facilita el cálculo de probabilidades del tipo $P(X \leq 3)$ o $P(1 < X \leq 3)$. De acuerdo a la definición de función de distribución acumulada, calcular $P(X \leq 3)$ es equivalente a evaluar F(3), la distribución acumulada hasta el valor X = 3.

Se puede verificar además que **$P(a < X \leq b) = F(b)-F(a)$**. Por ejemplo, $P(1 < X \leq 3) = F(3)-F(1)$.

Ejemplo 3.5. Continuando con el ejemplo de obtener k caras en el lanzamiento de cuatro monedas, calculemos la probabilidad de obtener a lo más dos y a lo más cuatro caras, es decir, F(2) y F(4), para la función densidad dada por:

$$P(X = k) = \frac{\binom{4}{k}}{2^4} \qquad k = 0,1,2,3,4$$

Aplicando la definición: $F(x) = P(X \leq x)$, se tiene:

F(2) = P(X ≤ 2) = P(X=0)+P(X=1)+P(X=2) = 11/16 = 0,6875

F(4) = P(X ≤ 4) = P(X=0)+P(X=1)+P(X=2)+P(X=3)+P(X=4) = 16/16 = 1.

3.4 Algunas funciones de densidad discretas

Considere los experimentos "lanzar una moneda al aire hasta obtener la primera cara" y "lanzar un dado hasta obtener el primer seis".

La función densidad que permite obtener la probabilidad de "cara" recién en el *k-ésimo* lanzamiento de una moneda honesta es la siguiente:

$$P(X = k) = \left(\frac{1}{2}\right)^k = \left(\frac{1}{2}\right)^{k-1}\frac{1}{2} \qquad k = 1,2,3,\ldots$$

A su vez, la función densidad que permite obtener la probabilidad de "seis" recién en el k-ésimo lanzamiento de un dado es:

$$P(X = k) = \left(\frac{5}{6}\right)^{k-1}\frac{1}{6} \qquad k = 1,2,3,\ldots$$

Ambos experimentos son similares, con la única diferencia de que la probabilidad del evento buscado es 1/2 en el primer caso y 1/6 en el segundo.

Como en la situación descrita, hay muchas variables aleatorias que tienen un comportamiento similar, lo que se traduce en funciones densidad que también son similares. Algunas de estas situaciones ocurren con tanta frecuencia, que sus funciones densidad tienen nombre propio. En esta sección se muestran algunas de uso común.

3.4.1 Distribución de Bernoulli

Sea X una variable aleatoria que toma solo dos valores: 1 (**éxito**) o 0 (**fracaso**), con probabilidades P(éxito) = p y P(fracaso) = 1-p. Se dice que esta variable aleatoria tiene distribución de Bernoulli con parámetro *p*, si su función densidad es:

$$P(X = k) = p^k(1-p)^{1-k} \qquad k = 0,1 \qquad 0 \leq p \leq 1$$

Esta distribución es la más simple, y se refiere a la probabilidad de ocurrencia de un evento dicotómico, en un solo ensayo. Por ejemplo, si X es el resultado de lanzar una moneda honesta al aire (con posibilidades cara y sello), entonces X tiene distribución de Bernoulli con parámetro p = 1/2.

Un experimento con múltiples resultados igualmente puede generar una variable con distribución de Bernoulli. Por ejemplo, si al lanzar un dado se considera éxito obtener un "3", entonces P(éxito) = p = 1/6 y P(fracaso) = 1-p = 5/6.

Dado que un experimento en general está compuesto de varios ensayos, la utilidad de esta distribución está en ser el núcleo de distribuciones más complejas.

3.4.2 Distribución geométrica

Sea Y una variable aleatoria con distribución de Bernoulli con parámetro p. Es decir, que toma valores **éxito** o **fracaso** con probabilidades P(éxito) = p y P(fracaso) = 1-p.

Sea X la variable aleatoria definida como X = Número de ensayos necesarios hasta obtener el primer éxito. Llamemos *e* a los éxitos y *f* a los fracasos. Se asume que los éxitos y fracasos ocurren en forma independiente. Luego:

Éxito al 1er ensayo $P(X=1) = P(e) = p$

Éxito al 2do ensayo: un fracaso y luego éxito $P(X=2) = P(f \cap e) = (1-p)\,p$

Éxito al 3er ensayo: dos fracasos y luego éxito $P(X=3) = P(f \cap f \cap e) = (1-p)^2\,p$

Éxito al k-ésimo ensayo: k-1 fracasos y luego éxito $P(X = k) = (1-p)^{k-1}\,p$

Nótese que es indispensable que los éxitos y los fracasos ocurran de modo independiente, lo que permite escribir por ejemplo $P(f \cap f \cap e) = P(f)xP(f)xP(e) = (1-p)^2p$

En general, la probabilidad de obtener el primer éxito en el *k-ésimo* ensayo es:

$$P(X = k) = (1 - p)^{k-1} \times p \qquad k = 1,2,\ldots\infty$$

Esta función es conocida como distribución (o densidad) geométrica y se usa la notación **X ~ Geom(p)**, para identificar una variable aleatoria con esta distribución.

La probabilidad de éxito *p* es el parámetro de la distribución geométrica. Nótese que basta conocer *p* para calcular cualquier probabilidad usando esta distribución.

Ejemplo 3.6. Si se sabe que X ~ Geom(0,1), calculemos la probabilidad de que X sea igual a 4.

Como X tiene distribución geométrica, se deduce que X es el número de repeticiones de un experimento hasta obtener el primer éxito. Además, p = 0,1 indica que la probabilidad de éxito en cualquier repetición del experimento es 1/10. Luego, se debe calcular la probabilidad de obtener el primer éxito recién en la cuarta repetición del experimento.

$$P(X=4)=(1-0{,}1)^3\times 0{,}1=0{,}9^3\times 0{,}1=0{,}0729$$

Ejemplo 3.7. Una urna contiene seis esferas rojas y cuatro verdes. Se selecciona una esfera al azar y se observa su color, devolviéndola a la urna después de ser observada. Esta selección con reposición se repite hasta obtener la primera esfera roja. Calcule la probabilidad de observar la esfera roja recién en el segundo intento.

Al reponer cada esfera a la urna, la probabilidad de observar una esfera roja (que es el éxito) se mantiene constante en 6/10 = 0,6. Por lo tanto, la variable X = número de esferas hasta observar la primera roja ~ Geom(0,6). Luego, la probabilidad de observar la esfera roja recién en el segundo intento se calcula como:

$$P(X=2)=(1-0{,}6)\times 0{,}6=0{,}4\times 0{,}6=0{,}24$$

3.4.3 Distribución hipergeométrica

Para introducir la distribución hipergeométrica consideremos el siguiente ejemplo:

Ejemplo 3.8. Una habitación contiene 20 personas, ocho de las cuales tienen cierta enfermedad. Se toma una muestra aleatoria de cinco personas de la habitación, ¿cuál es la probabilidad de que en la muestra aparezcan tres enfermos?

Llamemos X al número de enfermos en la muestra. Para resolver el problema, podemos recurrir a la definición clásica de probabilidad:

$$P(X=3)=\frac{\begin{pmatrix}\text{Nro de formas de}\\ \text{elegir 3 enfermos de 8}\end{pmatrix}\times\begin{pmatrix}\text{Nro de formas de}\\ \text{elegir 2 sanos de 12}\end{pmatrix}}{\begin{pmatrix}\text{Total de formas de}\\ \text{elegir 5 personas de 20}\end{pmatrix}}=\frac{\binom{8}{3}\times\binom{12}{2}}{\binom{20}{5}}=0{,}23839$$

En general, si una población tiene m elementos con cierta característica de interés y n elementos con una característica distinta, la probabilidad de que en una muestra de r elementos se obtengan x con la característica de interés está dada por:

$$P(X=x)=\frac{\binom{m}{x}*\binom{n}{r-x}}{\binom{m+n}{r}}\qquad x=0,1,2,\ldots,r$$

Notemos que $m + n$ forman el total de la población, mientras que r es el total de elementos seleccionados, que se descompone en x con cierta característica y r-x sin ella.

Esta función densidad es llamada distribución hipergeométrica. En esta distribución se asume que no hay reposición de los objetos o personas una vez observados, tal como ocurre por ejemplo en el muestreo aleatorio simple.

Para ilustrar la característica de la no reposición, usemos una forma alternativa de calcular probabilidades hipergeométricas, como se muestra en el siguiente ejemplo:

Ejemplo 3.9. Continuando con el ejemplo anterior de la habitación con 8 enfermos y 12 sanos, consideremos el orden en que son extraídos los sujetos. Una posibilidad es que en la muestra de cinco casos, se observen primero los tres enfermos y luego los dos sanos:

$$P(eeess) = \frac{8}{20} \times \frac{7}{19} \times \frac{6}{18} \times \frac{12}{17} \times \frac{11}{16} = 0{,}02384$$

Pero el anterior no es el único ordenamiento posible, dado que existen $\binom{5}{3} = 10$ formas de ordenar los tres enfermos y los dos sanos. Además, note que la probabilidad de selección de cada sujeto cambia, ya que estos no son repuestos a la población una vez observados. Así, la probabilidad de observar tres enfermos en una muestra de cinco personas es 0,02384 x 10 = 0,2384.

3.4.4 Distribución binomial

Sea Y una variable aleatoria Bernoulli, que toma los valores éxito o fracaso con probabilidades P(éxito) = p y P(fracaso) = 1-p.

Sea X una variable aleatoria definida como X = Número de éxitos en los n ensayos. El espacio muestral de X es $\Omega = \{0, 1, 2, 3,..., n\}$. Es decir, el número de éxitos en n ensayos solo puede variar entre 0 y n.

Si llamamos e a los éxitos y f a los fracasos, y se asume que los éxitos y fracasos ocurren en forma independiente, la distribución de probabilidades de X se puede deducir de la siguiente manera:

- P(X = 0) equivale a tener solo fracasos en los n ensayos. Luego,

$$P(X = 0) = P(f \cap f \cap \ldots \cap f) = (1 - p)^n$$

Esta expresión la podemos escribir por conveniencia como

$$\binom{n}{0}(1 - p)^{n-0} p^0$$

- P(X = 1) equivale a tener 1 éxito y n-1 fracasos en los n ensayos. Además, el éxito puede ocurrir en cualquiera de los n ensayos. Luego,

$$P(X=1)=P(e\cap f\cap\ldots f \quad o \quad f\cap e\cap\ldots f \quad o\ldots f\cap f\cap\ldots e)=n(1-p)^{n-1}p$$

Esta expresión la podemos escribir como:

$$\binom{n}{1}(1-p)^{n-1}p^{1}$$

- Luego, si generalizamos los pasos anteriores, la probabilidad de obtener k éxitos en n ensayos está dada por

$$P(X=k)=\binom{n}{k}(1-p)^{n-k}p^{k}$$

Esta distribución es llamada distribución binomial y se escribe X ~ Bin(n, p). En este caso, n (número de ensayos) y p (probabilidad de éxito) son los parámetros de la distribución binomial.

- Se llama valor esperado de X al número de éxitos que se espera obtener en los n ensayos. Se denota como E(X) y se calcula como E(X)= μ = np.
- Se llama varianza de X a la variabilidad del número de éxitos en n ensayos. Se denota como V(X) y se calcula como V(X) = σ^2 = np(1-p).

Ejemplo 3.10. Consideremos nuevamente la distribución de probabilidades de la variable aleatoria X = Número de "caras" observadas al lanzar cuatro monedas al aire (**Ejemplo 3.5**). La función densidad era:

$$P(X=k)=\frac{\binom{4}{k}}{2^4} \qquad k=0,1,2,3,4$$

Nótese que X tiene distribución binomial, ya que se refiere al número de éxitos (caras) en n = 4 ensayos. Efectivamente, al rescribir la función se obtiene:

$$P(X=k)=\frac{\binom{4}{k}}{2^4}=\binom{4}{k}\frac{1}{2^4}=\binom{4}{k}\left(\frac{1}{2}\right)^{4-k}\left(\frac{1}{2}\right)^{k} \qquad k=0,1,2,3,4$$

Luego, se observa que X ~ Bin(4, ½).

Ejemplo 3.11. Supongamos que la probabilidad de éxito de una vacuna para proteger contra cierta enfermedad es 72%. Si se aplica la vacuna a 15 niños, ¿cuál es la probabilidad de que no enferme ninguno de ellos? ¿Cuál es la probabilidad de que al menos un niño se enferme?

Las dos preguntas se resuelven por distribución binomial. Sin embargo, es necesario ser cuidadoso con la definición de P(éxito) en cada caso.

La variable X = número de enfermos en 15 ensayos ~ Bin(15, 0,28), asumiendo P(éxito) = P(enfermar) = 0,28. Luego la probabilidad de que ningún niño enferme es:

$$P(X=0)=\binom{15}{0}0{,}28^{0}0{,}72^{15-0}=0{,}72^{15}=0{,}00724$$

y la probabilidad de que uno o más enfermen está dada por:

$$P(X\geq 1)=1-P(X=0)=1-0{,}00724=0{,}99276$$

Por supuesto que también es posible resolverlo asumiendo que Y = número de sanos en 15 ensayos ~ Bin(15, 0,72). En este caso P(éxito) = P(seguir sano) = 0,72. Luego,

$$P(Y=15)=\binom{15}{15}0{,}72^{15}0{,}28^{15-15}=0{,}72^{15}=0{,}00724$$

Luego:

$$P(Y<15)=1-P(Y=15)=1-0{,}00724=0{,}99276$$

Cabe notar que las variables X e Y muestran el mismo fenómeno desde dos puntos de vista complementarios.

3.4.5 Distribución de Poisson

Sea X una variable aleatoria que toma valores posibles 0, 1, 2,...., n. Diremos que X tiene distribución de Poisson con parámetro α si su función de densidad está dada por:

$$P(X=k)=\frac{e^{-\alpha}\alpha^{k}}{k!} \qquad k=0,1,2,\ldots,n$$

Donde *e* es la base de los logaritmos naturales (e » 2.71828) y α es el parámetro de la distribución.

Esta distribución es útil para describir muchas situaciones cotidianas, ya que se usa para modelar la cantidad de eventos ocurridos en un intervalo de tiempo (días, semanas, meses, etc.) o en un área (m^2, km^2, cuadras, etc.). Por ejemplo, es habitual asumir que el número de accidentes de tránsito mensuales que ocurren en un cruce de calles determinado tiene distribución Poisson, así como el número de personas que llega a un servicio de urgencia en una hora, el número de casos de cáncer al año por comuna, etc. Así, el parámetro α es la tasa de ocurrencia de estos eventos.

Además, la distribución Poisson se usa para calcular probabilidades de eventos de rara ocurrencia, cuando se tiene un gran número de ensayos de un experimento, lo que estadísticamente se traduce en aproximar probabilidades de una variable con distribución binomial, cuando n es muy grande y *p* es muy pequeño, usando como tasa de ocurrencia $\alpha = n^*p$.

Cuando una variable aleatoria tiene distribución Poisson con parámetro α, generalmente se escribe $X \sim$ Poisson (α).

Siempre es necesario conocer la tasa de ocurrencia para calcular probabilidades usando distribución Poisson. Por ejemplo, se sabe que ocurren $\alpha = 3$ accidentes en la intersección al mes, o bien se sabe que llegan $\alpha = 12$ personas por hora al servicio de urgencia, etc. Nótese que α es una tasa, por lo que representa el número promedio de eventos por unidad de tiempo, de superficie, etc.

Ejemplo 3.12. Se sabe que en cierto cruce de calles ocurren cinco accidentes al mes en promedio. ¿Cuál es la probabilidad de que ocurran ocho accidentes en un mes?

Asumiendo que X = número de accidentes mensuales ~ Poisson(5), se tiene:

$$P(X = 8) = \frac{e^{-5}5^8}{8!} = 0{,}06528$$

Ejemplo 3.13. Un banco recibe dos cheques sin fondos al día. ¿Cuál es la probabilidad de que reciba al menos un cheque sin fondos en los siguientes dos días?

Para calcular la probabilidad pedida, es necesario modificar la tasa de ocurrencia: si se reciben dos cheques sin fondo al día, entonces se reciben cuatro cheques sin fondo en dos días. Luego:

$$P(X \geq 1) = 1 - P(X = 0) = 1 - \frac{e^{-4}4^0}{0!} = 1 - 0{,}01832 = 0{,}99168$$

Ejemplo 3.14. Un depósito contiene 10.000 partículas radiactivas. Si la probabilidad de que una partícula salga del depósito es 0,0004, ¿cuál es la probabilidad de que ocurran cinco salidas?

Nótese que X = número de partículas que escapan en 10.000 ensayos tiene distribución binomial con parámetros n = 10.000 y p = 0,0004. Luego,

$$P(X=5)=\binom{10.000}{5}(1-0{,}0004)^{10.000-5}0{,}0004^{5}=0{,}156324$$

En este caso, también se puede usar distribución Poisson, ya que se tiene una baja probabilidad de ocurrencia (p = 0,0004) en un gran número de eventos (n = 10.000). La tasa de salidas del depósito por cada 10.000 partículas es α = 10.000*0,0004 = 4.

Luego, la probabilidad de cinco salidas es:

$$P(X=5)=\frac{e^{-4}4^{5}}{5!}=0{,}156293$$

De los tres ejemplos previos, solo en el tercero se usó la densidad Poisson como aproximación de la densidad binomial. En los dos primeros únicamente se conoce la tasa de ocurrencia y no se indica (y no se necesita) el número de repeticiones del experimento.

3.5 Variable aleatoria continua

Una variable aleatoria es continua si toma cualquier valor en un intervalo, es decir, si está en correspondencia con los números reales.

A diferencia de una variable discreta, el espacio muestral de una variable continua no puede enumerarse.

Por ejemplo, para la variable discreta X = número de visitas al hospital, el espacio muestral está dado por:

$$\Omega = \{0, 1, 2,\ldots, 10\}$$

En cambio, para la variable Y = estatura de personas adultas, asumiendo que la estatura varía entre 1 y 2 metros, el espacio muestral no puede escribirse como un conjunto de la forma $\Omega = \{1,\ldots, 2\}$, ya que entre 1 y 2 hay infinitos valores (¿cuál es el segundo valor de este conjunto?).

En este caso, es necesario escribir el espacio muestral como un intervalo. Por ejemplo:

$$\Omega = [1, 2]$$

Luego, el espacio muestral de una variable aleatoria continua debe ser un intervalo o una colección finita de intervalos no traslapados, a diferencia de una variable discreta, donde el espacio muestral está constituido por puntos.

Como consecuencia de lo anterior, también hay cambios en la forma de cálculo de probabilidades. Por ejemplo, en el caso discreto la probabilidad P(1 < X < 5) se calcula como:

$$P(1 < X < 5) = P(X = 2) + P(X = 3) + P(X = 4)$$

Pero si X es una variable continua, no es posible calcular P(1 < X < 5) como una suma, ya que entre 1 y 5 existen infinitos valores posibles para X. Esto hace necesario cambiar el método de cálculo de probabilidades para estas variables, a través de la definición de la función densidad continua.

3.6 Función densidad continua (o distribución de probabilidad continua)

Esta es una función que permite obtener la probabilidad de ocurrencia para intervalos de valores de una variable aleatoria continua. La función densidad de una variable aleatoria X se denota habitualmente como f(x).

Esta función se expresa siempre como una fórmula matemática, como la distribución normal, distribución t de Student, etc., que serán analizadas más adelante en este mismo capítulo.

Supongamos una variable aleatoria X que toma cualquier valor en los números reales, es decir, X ε (-∞, ∞). Sea A un evento definido como A = {x: a ≤ x ≤b}, o bien A = [a, b], con *a* y *b* constantes conocidas. Luego, el suceso A es el intervalo de valores de X entre *a* y *b*. Entonces si f(x) es la función densidad de X, la probabilidad de que ocurra el evento A está dada por:

$$P(A) = P(a \leq X \leq b) = \int_{x \in A} f(x)dx = \int_a^b f(x)dx$$

Es decir, la probabilidad de que A ocurra se calcula como el área bajo la curva f(x) en el intervalo de puntos de X que pertenecen al intervalo A. Gráficamente, la probabilidad de que A ocurra es:

[FIGURA 3.1]

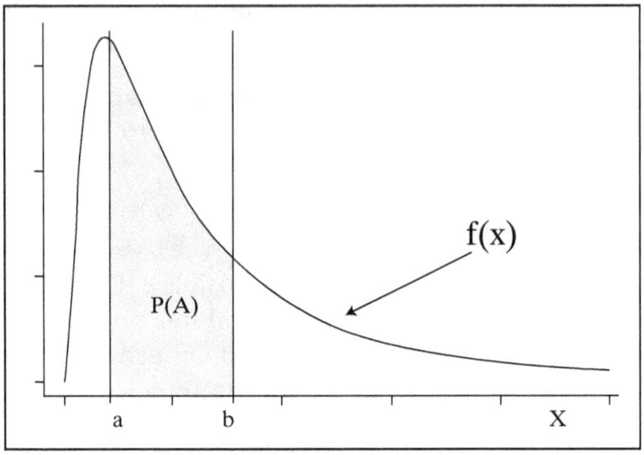

Distribución de una variable continua. El área achurada corresponde a la probabilidad de ocurrencia del suceso A.

El área bajo la curva (la probabilidad calculada) no cambia si se toma o no en cuenta el punto *a*, *b* o ambos, ya que la probabilidad en un punto es cero. Es decir:

$$P(X = a) = \int_a^a f(x)dx = 0$$

Luego, se cumple que:

$$P(a < X < b) = P(a \leq X \leq b) = P(a \leq X < b) = P(a < X \leq b)$$

Propiedades de la función densidad continua

Una función densidad f(x) debe cumplir las siguientes propiedades:

1. $f(x) \geq 0 \ \forall \ x$

2. $\int_{-\infty}^{+\infty} f(x)dx = 1$

3. $P(a < X < b) = \int_a^b f(x)dx$

Nota: Como $-\infty < a \leq x \leq b < \infty$, se cumple que $P(a \leq x \leq b) = P(x < b)-P(x < a)$

Estas propiedades son análogas a las de una distribución de probabilidad discreta **(punto 3.3.1)**, cambiando los puntos por intervalos y las sumas por integrales. Las propiedades de ambas distribuciones surgen, a su vez, de las propiedades básicas de la probabilidad descritas en el capítulo 2.

Ejemplo 3.15. Verifique que la siguiente es una función densidad de probabilidad continua. Usando esta función densidad, calcule P(X ≤ 0,75) y P(0,75 ≤ X ≤ 1,25).

$$f(x) = \begin{cases} 0 & si \quad x < 0 \\ 0{,}5x & si \quad 0 \le x \le 2 \\ 0 & si \quad x > 2 \end{cases}$$

Se observa que f(x) ≥ 0 para todo valor de X, y que el área bajo la curva (que en este caso es un triángulo) es igual a 1. Por lo tanto, f(x) es una función densidad.

[FIGURA 3.2]

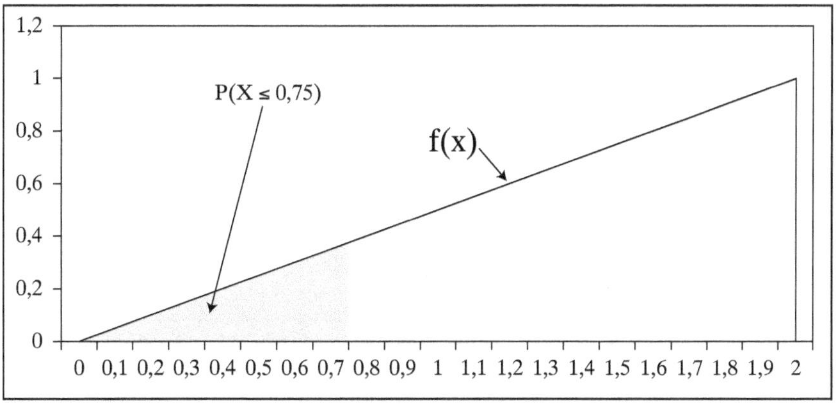

Gráfico de la función f(x). El área achurada equivale a P(X ≤ 0,75).

Como P(X ≤ 0,75) equivale al área del triángulo con base x = 0,75 y altura 0,5x = 0,375, la probabilidad es:

$$P(x \le 0{,}75) = \frac{0{,}75 \times 0{,}375}{2} = 0{,}14063$$

Por otra parte,

$$P(0{,}75 \le x \le 1{,}25) = P(x \le 1{,}25) - P(x \le 0{,}75) = 0{,}39063 - 0{,}14063 = 0{,}25$$

Ejemplo 3.16. Se dice que una variable X tiene distribución uniforme en el intervalo (a, b), donde a y b son constantes conocidas, si su función densidad está dada por:

$$f(x) = \frac{1}{b-a} \quad \forall x \in (a,b)$$

Esta distribución tiene media $\mu = \dfrac{a+b}{2}$ y varianza $\sigma^2 = \dfrac{(b-a)^2}{12}$ y se denota $X \sim U(a,b)$.

Si se sabe que $X \sim U(2,6)$,

(i) Determine la media y la varianza de X.

(ii) Determine la distribución de Y = 3X + 2 y calcule su media y su varianza.

(iii) Calcule P(X<4,2) y P(3 < X < 4).

Si X~U(2,6), entonces la función densidad tiene la forma dada en la **Figura 3.3.**

[FIGURA 3.3]

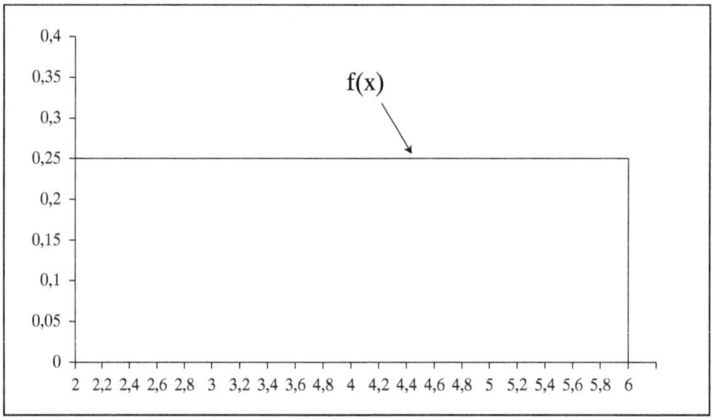

Gráfico de distribución uniforme U(2,6).

Luego,

(i) La media de X es μ = (2 + 6)/2 = 4 y la varianza es $\sigma^2 = (6\text{-}2)^2/12 = 1.333$.

(ii) Es fácil ver que la nueva variable Y = 3x + 2 ~ U(8, 20), aplicando la fórmula 3X + 2 a los límites a = 2 y b = 6. Luego, la media de Y es μ^* = (8+20)/2 = 14 y su varianza es $\sigma^{2*} = (20\text{–}8)^2/12 = 12$, al calcularlas directamente usando a^*=8 y b^*=20.

También puede aplicarse la propiedad 3 de la media y varianza, descrita en el **capítulo 1, punto 1.12,** para determinar la media y varianza de Y: $\mu^*=3\mu+2=3x4+2=14$ y $\sigma^{2*} = 3^2\sigma^2 = 9*1.333 = 12$.

(iii) Como la distribución es un rectángulo, P(X < 4,2) corresponde al área del rectángulo de altura igual a 0,25 y de ancho igual a 4,2 – 2 = 2,2. Luego:

P(X < 4,2) = 0,25*2,2 = 0,55.

Análogamente: P(3 < X < 4) = 0,25*(4-3) = 0,25

En los ejemplos anteriores hemos calculado probabilidades con facilidad, ya que el área que corresponde a estas probabilidades se calcula directamente de la función matemática (como el área de un triángulo o de un rectángulo). Sin embargo, existen distribuciones que tienen formas menos triviales que no permiten este cálculo directo, como la distribución normal, que presentamos a continuación.

3.7 Distribución de probabilidad normal

La distribución normal fue reconocida por primera vez por el francés Abraham de Moivre (1667-1754), en un artículo de 1733 donde relaciona la distribución normal y la binomial. Posteriormente, el matemático alemán Carl Friedrich Gauss (1777-1855) elaboró desarrollos más profundos y formuló la ecuación de la curva; de ahí que asimismo se la conozca, más comúnmente, como campana de Gauss.

[FIGURA 3.4]

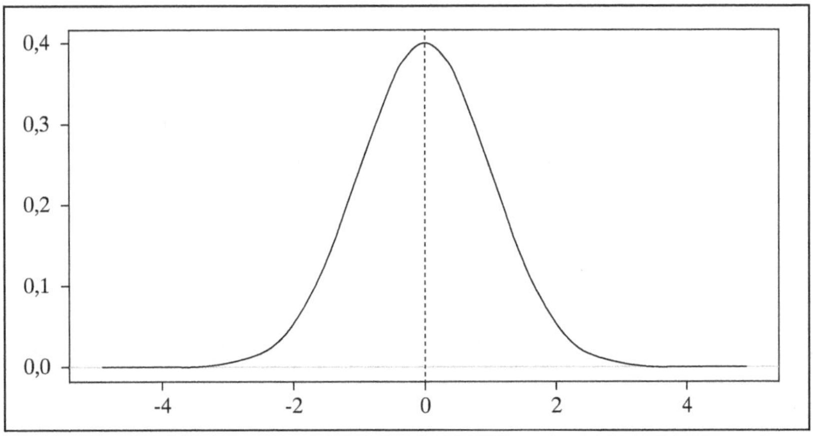

Distribución normal con media 0 y varianza 1.

[FIGURA 3.5]

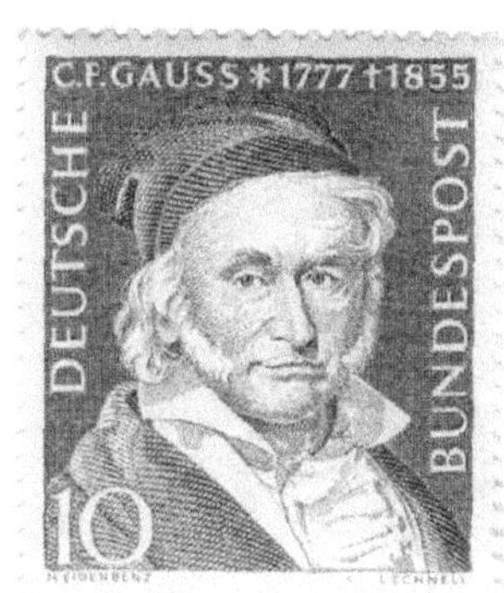

Carl F. Gauss.

Muchos fenómenos que encontramos en la naturaleza se miden mediante variables cuya distribución, naturalmente, tienden a formar una campana de Gauss. Luego, muchas variables aleatorias continuas presentan una función de densidad cuya gráfica tiene dicha forma.

Por otra parte, varios procedimientos estadísticos usados habitualmente asumen la normalidad de los datos observados.

Algunos ejemplos en los que se observa (o asume) una distribución en forma de campana de Gauss son:

- Caracteres morfológicos de individuos, como estatura, peso, diámetro de cintura, etc.
- Caracteres sociológicos, como las puntuaciones de un examen.
- Caracteres psicológicos, como la medición del cuociente intelectual o del grado de adaptación a un medio.
- Errores cometidos al medir ciertas magnitudes.

3.7.1 Función densidad normal

Una variable aleatoria X, $-\infty < x < \infty$, tiene distribución normal con parámetros μ y σ^2 si la función densidad de X está dada por:

$$f(x) = \frac{1}{\sqrt{2\pi\sigma^2}} e^{-\frac{1}{2\sigma^2}(x-\mu)^2}$$

Donde μ y σ^2 son la media y la varianza de la distribución, respectivamente. Se usa la notación $X \sim N(\mu, \sigma^2)$ para indicar que una variable aleatoria X tiene distribución normal con parámetros μ y σ^2.

Para cada valor de μ y σ^2 se tiene una función de densidad distinta, por lo tanto la expresión $N(\mu, \sigma^2)$ representa una familia de distribuciones normales.

- Si hacemos variar μ, desplazamos la distribución sobre el eje X.
- Si hacemos variar σ^2, cambiamos la dispersión de la distribución:

[FIGURA 3.6]

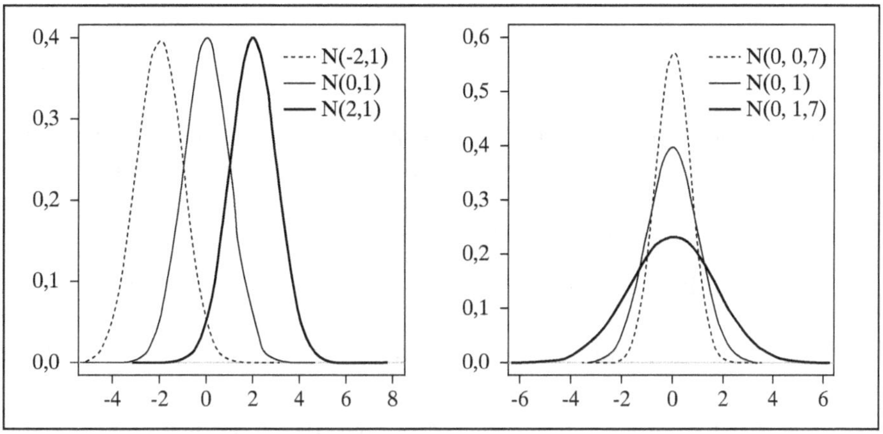

Distribución normal. Con distinta media e igual varianza (izquierda) y con igual media y distinta varianza (derecha).

3.7.2 Distribución normal estándar

Una de las propiedades más importantes de la distribución normal es que si $X \sim N(\mu, \sigma^2)$, entonces la transformación:

$$Z = \frac{X - \mu}{\sigma}$$

tiene distribución normal con media 0 y varianza 1. Esta transformación se denomina **distribución normal estándar** y generalmente se identifica con la letra Z. Los parámetros de Z se derivan de la propiedad de la media y la varianza que plantea que si X tiene media μ y varianza σ^2, entonces la variable $aX + b$ tiene media $a\mu$ + b y varianza $a^2\sigma^2$, con a y b constantes (ver **capítulo 1, punto 1.12**).

Notemos que:

$$Z = \frac{X - \mu}{\sigma} = \frac{X}{\sigma} - \frac{\mu}{\sigma}$$

Si se considera $a = 1/\sigma$ y $b = -\mu/\sigma$, entonces Z es de la forma aX + b, y aplicando la propiedad enunciada con $X \sim N(\mu, \sigma^2)$, se tiene que:

- La media de Z es $a\mu + b = \frac{1}{\sigma}\mu - \frac{\mu}{\sigma} = 0$
- La varianza de Z es $a^2\sigma^2 = \left(\frac{1}{\sigma}\right)^2 \sigma^2 = 1$

Luego,

$$Z \sim N\left(\frac{1}{\sigma}\mu - \frac{\mu}{\sigma}, \left(\frac{1}{\sigma}\right)^2 \sigma^2\right) \equiv N(0,1)$$

La operación de transformar una variable X en Z se llama **estandarización** y es aplicable a una distribución normal con cualquier media μ y varianza σ^2. Esto facilita el cálculo de probabilidades, ya que solo se requiere la distribución normal estándar para calcular probabilidades de cualquier variable que distribuya normal.

Las probabilidades de la distribución normal estándar están en tablas disponibles en muchos libros de estadística. Sin embargo, mediante programas computacionales se obtienen probabilidades para variables normales con cualquier media y varianza.

Ejemplo 3.17. Asumamos que la presión arterial diastólica (PAD) distribuye N(80, 144) e interesa calcular la probabilidad de que un individuo seleccionado al azar tenga una PAD mayor que 90 mm Hg.

Se quiere P(X > 90). Estandarizando se tiene: $Z = \frac{X-\mu}{\sigma} = \frac{X-80}{12}$

Luego: $P(X > 90) = P(Z > \frac{90-80}{12}) = P(Z > 0{,}83)$

En general, si $X \sim N(\mu,\sigma^2)$ y queremos calcular la probabilidad de que X tome un valor en el intervalo $[a, b]$, el cálculo de la probabilidad es:

$$P(a < x < b) = P\left(\frac{a-\mu}{\sigma} < \frac{x-\mu}{\sigma} < \frac{b-\mu}{\sigma}\right) = P\left(\frac{a-\mu}{\sigma} < z < \frac{b-\mu}{\sigma}\right) = P\left(z < \frac{b-\mu}{\sigma}\right) - P\left(z < \frac{a-\mu}{\sigma}\right)$$

Además de la estandarización, en los pasos anteriores se usa la propiedad de la función distribución acumulada: $P(a<X<b) = P(X<b)-P(X<a)$

Ejemplo 3.18. Si $X \sim N(3,4)$, el cálculo de $P(1{,}5 < X < 3{,}5)$, es decir, la probabilidad de que X esté entre 1,5 y 3,5, es equivalente al cálculo de $P(-0{,}75 < Z < 0{,}25)$. Usando la función de distribución acumulada, se tiene

$$P(-0{,}75 < Z < 0{,}25) = P(Z < 0{,}25) - P(Z < -0{,}75)$$

3.7.3 Propiedades de la distribución normal estándar

1. $\mu = 0$, $\sigma^2 = 1$, $\sigma = 1$. Es decir, la distribución está centrada en 0 y tiene varianza (y desviación estándar) igual a 1,0
2. $P(z < 0) = P(z \leq 0) = 0{,}5$
   $P(z > 0) = P(z \geq 0) = 0{,}5$
3. $P(z \geq a) = 1 - P(z \leq a)$
   $P(z \leq a) = 1 - P(z \geq a)$

4. Por simetría de la distribución z en torno al cero:
$P(z > a) = P(z < -a)$
$P(z \leq a) = P(z \geq -a)$

3.7.4 Tabla de probabilidades de la distribución normal estándar

A continuación se muestra una vista parcial de una tabla Z, que se utiliza para calcular probabilidades de variables con distribución normal estándar.

[TABLA 3.2]

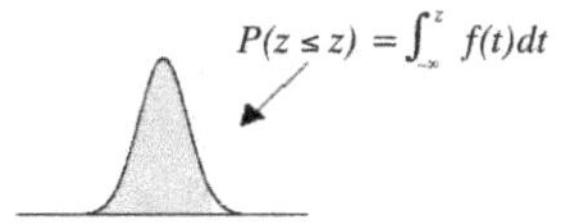

z	0,00	0,01	0,02	0,03	0,04	0,05	0,06	0,07	0,08	0,09
0,0	0,5000	0,5040	0,5080	0,5120	0,5160	0,5199	0,5239	0,5279	0,5319	0,5359
0,1	0,5398	0,5438	0,5478	0,5517	0,5557	0,5596	0,5636	0,5675	0,5714	0,5753
0,2	0,5793	0,5832	0,5871	0,5910	0,5948	0,5987	0,6026	0,6064	0,6103	0,6141
0,3	0,6179	0,6217	0,6255	0,6293	0,6331	0,6368	0,6406	0,6443	0,6480	0,6517
0,4	0,6554	0,6591	0,6628	0,6664	0,6700	0,6736	0,6772	0,6808	0,6844	0,6879
0,5	0,6915	0,6950	0,6985	0,7019	0,7054	0,7088	0,7123	0,7157	0,7190	0,7224
0,6	0,7257	0,7291	0,7324	0,7357	0,7389	0,7422	0,7454	0,7486	0,7517	0,7549
0,7	0,7580	0,7611	0,7642	0,7673	0,7704	0,7734	0,7764	0,7794	0,7823	0,7852
0,8	0,7881	0,7910	0,7939	0,7967	0,7995	0,8023	0,8051	0,8078	0,8106	0,8133
0,9	0,8159	0,8186	0,8212	0,8238	0,8264	0,8289	0,8315	0,8340	0,8365	0,8389
1,0	0,8413	0,8438	0,8461	0,8485	0,8508	0,8531	0,8554	0,8577	0,8599	0,8621
1,1	0,8643	0,8665	0,8686	0,8708	0,8729	0,8749	0,8770	0,8790	0,8810	0,8830
1,2	0,8849	0,8869	0,8888	0,8907	0,8925	0,8944	0,8962	0,8980	0,8997	0,9015
1,3	0,9032	0,9049	0,9066	0,9082	0,9099	0,9115	0,9131	0,9147	0,9162	0,9177
1,4	0,9192	0,9207	0,9222	0,9236	0,9251	0,9265	0,9279	0,9292	0,9306	0,9319
1,5	0,9332	0,9345	0,9357	0,9370	0,9382	0,9394	0,9406	0,9418	0,9429	0,9441
1,6	0,9452	0,9463	0,9474	0,9484	0,9495	0,9505	0,9515	0,9525	0,9535	0,9545
1,7	0,9554	0,9564	0,9573	0,9582	0,9591	0,9599	0,9608	0,9616	0,9625	0,9633
1,8	0,9641	0,9649	0,9656	0,9664	0,9671	0,9678	0,9686	0,9693	0,9699	0,9706
1,9	0,9713	0,9719	0,9726	0,9732	0,9738	0,9744	0,9750	0,9756	0,9761	0,9767
2,0	0,9772	0,9778	0,9783	0,9788	0,9793	0,9798	0,9803	0,9808	0,9812	0,9817
2,1	0,9821	0,9826	0,9830	0,9834	0,9838	0,9842	0,9846	0,9850	0,9854	0,9857
2,2	0,9861	0,9864	0,9868	0,9871	0,9875	0,9878	0,9881	0,9884	0,9887	0,9890
2,3	0,9893	0,9896	0,9898	0,9901	0,9904	0,9906	0,9909	0,9911	0,9913	0,9916
2,4	0,9918	0,9920	0,9922	0,9925	0,9927	0,9929	0,9931	0,9932	0,9934	0,9936
2,5	0,9938	0,9940	0,9941	0,9943	0,9945	0,9946	0,9948	0,9949	0,9951	0,9952
2,6	0,9953	0,9955	0,9956	0,9957	0,9959	0,9960	0,9961	0,9962	0,9963	0,9964
2,7	0,9965	0,9966	0,9967	0,9968	0,9969	0,9970	0,9971	0,9972	0,9973	0,9974
2,8	0,9974	0,9975	0,9976	0,9977	0,9977	0,9978	0,9979	0,9979	0,9980	0,9981
2,9	0,9981	0,9982	0,9982	0,9983	0,9984	0,9984	0,9985	0,9985	0,9986	0,9986
3,0	0,9987	0,9987	0,9987	0,9988	0,9988	0,9989	0,9989	0,9989	0,9990	0,9990
3,1	0,9990	0,9991	0,9991	0,9991	0,9992	0,9992	0,9992	0,9992	0,9993	0,9993
3,2	0,9993	0,9993	0,9994	0,9994	0,9994	0,9994	0,9994	0,9995	0,9995	0,9995
3,3	0,9995	0,9995	0,9995	0,9996	0,9996	0,9996	0,9996	0,9996	0,9996	0,9997
3,4	0,9997	0,9997	0,9997	0,9997	0,9997	0,9997	0,9997	0,9997	0,9997	0,9998

Tabla de probabilidades normal estándar. Obtenida con programa estadístico R. Se muestra la probabilidad acumulada $P(Z<z)$.

En la primera columna se muestra la parte entera y el primer decimal de z, y en el encabezado de las siguientes columnas el segundo decimal.

Por ejemplo, si queremos calcular P(Z < 2,32), se busca en la primera columna el 2,3 y en el encabezado el 0,02. En la intersección de la fila "2,3" y la columna "0,02" se encuentra P(Z < 2,32), que es igual a 0,9994.

La tabla anterior entrega probabilidades de la normal estándar acumulada y solo para valores positivos. Para calcular probabilidades de la forma P(Z > z) o probabilidades para valores de Z negativos, se deben usar las propiedades de Z descritas en el **punto 3.7.3.**

Ejemplo 3.19. Para X = PAD ~ N(80, 144), se determinó en el ejemplo 1 que P(X > 90) = P(Z > 0,83). Como la tabla entrega probabilidades acumuladas de Z, debemos usar probabilidad complementaria: P(Z > 0,83) = 1 – P(Z ≤ 0,83).

Para buscar P(Z ≤ 0,83) en la tabla, debemos tener en cuenta que 0,83 = 0,8 + 0,03. Luego, en la intersección de la fila "0,8" y la columna "0,03" se encuentras P(Z ≤ 0,83) = 0,7967.

Entonces, P(Z > 0,83) = 1 – P(Z ≤ 0,83) = 1 – 0,7967 = 0,2033.

Ejemplo 3.20. Evaluemos ahora P(-0,75 < Z < 0,25) = P(Z < 0,25) – P(Z < -0,75) propuesto en el ejemplo 2. La primera probabilidad se obtiene directamente de la tabla:

P(Z < 0,25) = 0,5987 (obtenido en la intersección de fila "0,2" y columna "0,05").

Para evaluar P(Z < -0,75) consideremos la propiedad 4 de la distribución normal estándar. Debido a la simetría en torno al cero: P(Z < -a) = P(Z > a). Luego:

P(Z < -0,75) = P(Z > 0,75) = 1 – P(Z ≤ 0,75) = 1 – 0,7734 = 0,2266

Finalmente,

P(-0,75 < Z < 0,25) = P(Z < 0,25) – P(Z < -0,75) = 0,5987 – 0,2266 = 0,3721.

Ejemplo 3.21. En cierta población, el peso de nacimiento tiene distribución normal con $\bar{x} = 2.900g$ y $s = 400g$. Se piensa que cambiando la leche que se entrega a las madres en los consultorios, el peso de cada niño podría aumentar en 100 gramos. Determine la probabilidad de que nazca un niño con peso superior a 3.200 gramos en la población, antes y después de la intervención.

Sea X el peso de nacimiento sin cambio de leche e Y el peso si se cambiara la leche. Entonces X ~ N(2.900, 400^2) e Y = X + 100 ~ N(3.000, 400^2).

Luego, la probabilidad de que el peso sea superior a 3.200 sin cambio de leche es:

$$P(X > 3.200) = P(Z > \frac{3.200 - 2.900}{400}) = P(Z > 0,75) = 1 - P(Z \leq 0,75) = 1 - 0,7734 = 0,2266$$

Y la probabilidad de que el peso sea superior a 3.200 con cambio de leche es:

$$P(Y > 3.200) = P(Z > \frac{3.200 - 3.000}{400}) = P(Z > 0,5) = 1 - P(Z \leq 0,5) = 1 - 0,6915 = 0,3085$$

Luego, como se podía intuir, la probabilidad de pesar más de 3.200 gramos sería mayor si se cambiara la leche.

3.8 Distribución del promedio muestral bajo normalidad

Si X es una variable aleatoria que toma valores muestrales $x_1, x_2, ..., x_n$, donde cada x_i tiene distribución $N(\mu,\sigma^2)$, entonces para el promedio de los n valores de X se cumple:

$$\overline{X} \sim N(\mu, \sigma^2/n) \quad \text{o bien} \quad \frac{\overline{X} - \mu}{\sigma/\sqrt{n}} \sim N(0,1)$$

Luego, si los datos tienen distribución normal en la población, el promedio de n observaciones muestrales también tiene distribución normal.

[FIGURA 3.7]

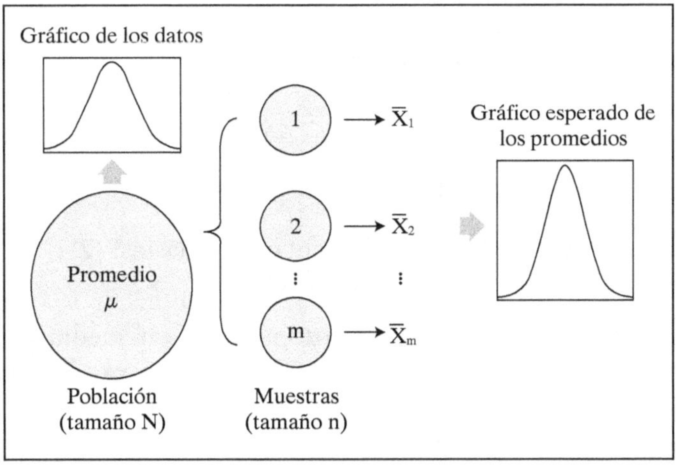

Distribución normal de los datos y de los promedios esperados. Al tomar m muestras de tamaño n, de una población cuyos datos distribuyen normal, a las cuales calculamos sus promedios, observamos que estos también distribuyen normal.

Como la varianza del promedio es σ^2/n, la desviación estándar del promedio es $\sigma/\sqrt{n}$. Este valor se denomina **error estándar poblacional**, y se estima por el error estándar muestral.

No se debe confundir la desviación estándar de los datos (σ) con la desviación estándar del promedio ($\sigma/\sqrt{n}$). El primero estima la variabilidad de los datos; el segundo, la variabilidad de los promedios muestrales de tamaño n.

Ejemplo 3.22. Si la edad de una población de niños en estudio tiene distribución normal, con media $\mu = 6$ y varianza $\sigma^2=2.25$, responda las siguientes preguntas:

1. ¿Cuál es la probabilidad de que un niño de esa población tenga más de 9 años?
2. ¿Cuál es la probabilidad de que el promedio de las edades de 10 niños de dicha población sea mayor de 9 años?

Llamemos X a la variable aleatoria edad del niño. Luego, X ~ N(6, 2,25). Primero se pregunta por P(X > 9). Estandarizando se tiene:

$$P(X > 9) = P\left(\frac{X-6}{\sqrt{2{,}25}} > \frac{9-6}{\sqrt{2{,}25}}\right) = P(Z > 2{,}0) = 1 - P(Z \leq 2) = 1 - 0{,}9772 = 0{,}0228$$

Luego, la probabilidad de que un niño de la población en estudio tenga más de 9 años es **0,0228.**

La segunda pregunta se refiere al promedio de las edades de 10 niños de la población en estudio. En este caso, como X~N(6,2.25), el promedio muestral tiene distribución N(6, 2,25/10). Estandarizando se tiene:

$$P(\bar{X} > 9) = P\left(\frac{\bar{X}-6}{\sqrt{2{,}25/10}} > \frac{9-6}{\sqrt{2{,}25/10}}\right) = P(Z > 6{,}32) < 0{,}0002$$

La tabla de la figura 13 permite calcular solo hasta P(Z > 3,49), la que es 0,0002. Luego, P(Z > 6,32) es menor que 0,0002.

Dado que $\bar{X} = \sum x_i / n$ y usando la propiedad de la media y la varianza, la cual plantea que si X tiene media μ y varianza σ^2, entonces aX tiene media $a\mu$ y varianza $a^2\sigma^2$, podemos deducir la distribución de la suma de n valores muestrales $x_1, x_2,..., x_n$, donde cada xi tiene distribución $N(\mu,\sigma^2)$, de la siguiente manera:

$$\bar{X} \sim N(\mu, \sigma^2/n) \quad \Rightarrow \quad n\bar{X} \sim N(n\mu, n^2\sigma^2/n) \quad \Rightarrow \quad \sum_{i=1}^{n} x_i \sim N(n\mu, n\sigma^2)$$

Ejemplo 3.23. Si en una población el ingreso de cada persona tiene distribución normal con media μ = \$ 300.000 y varianza σ^2 = 100.000, entonces el ingreso total de una muestra de 10 personas de dicha población tiene distribución normal con media μ = 10 x 300.000 = \$ 3.000.000 y varianza σ^2 = 10 x 100.000 = 1.000.000.

3.9 Ley de los grandes números

Sea X una variable aleatoria con función densidad f(x), con media poblacional μ y varianza σ^2. Si se toma una muestra tamaño *n* de la variable aleatoria, la ley de los grandes números (LGN) establece que el promedio muestral $\bar{X}_n$ es cada vez más cercano a μ, a medida que *n* tiende a infinito. Es decir:

$$\overline{X}_n \xrightarrow[n\to\infty]{} \mu$$

Visto de otra forma, si se define una constante ε arbitraria, se cumple que:

$$P(|\overline{X}_n - \mu| > \varepsilon) \xrightarrow[n\to\infty]{} 0 \quad \forall \varepsilon > 0$$

Esto significa que la probabilidad de que el promedio muestral de los X_i se aleje de μ en más de una cantidad e tan pequeña como se quiera, tiende a cero cuando el tamaño muestral tiende a infinito.

La Ley de los grandes números igualmente es aplicable a una proporción poblacional. Consideremos la proporción P de individuos que tiene determinada característica en la población. Si se define la variable aleatoria:

$$X_i = \begin{cases} 1 & \textit{si el individuo i tiene la característica} \\ 0 & \textit{si el individuo i no tiene la característica} \end{cases}$$

Y si la población en estudio tiene un total de N individuos, entonces la proporción P puede escribirse como:

$$P = \frac{\sum_{1=1}^{N} X_i}{N}$$

Es decir, P puede expresarse como un promedio. De igual modo, la proporción muestral de individuos con la característica es también un promedio. Luego, por la Ley de los grandes números,

$$\hat{p} \xrightarrow[n\to\infty]{} P$$

3.10 Teorema Central del Límite (TCL)

Sea X una variable aleatoria con función densidad f(x), con media poblacional μ y varianza finita σ^2. Si $\bar{X}_n$ es el promedio de X en una muestra aleatoria de tamaño *n*, entonces:

$$\overline{X}_n \sim N(\mu, \sigma^2/n) \quad \textit{cuando } n \to \infty$$

Es decir, si los datos no tienen distribución normal en la población, pero el tamaño muestral es lo suficientemente grande (habitualmente n ≥ 30), entonces el promedio de n observaciones muestrales tiene distribución normal.

Una variante del teorema central del límite se obtiene cuando se estandariza la expresión anterior.

$$\frac{\overline{X}_n - \mu}{\sigma / \sqrt{n}} \sim N(0,1) \quad \textit{cuando } n \to \infty$$

[FIGURA 3.8]

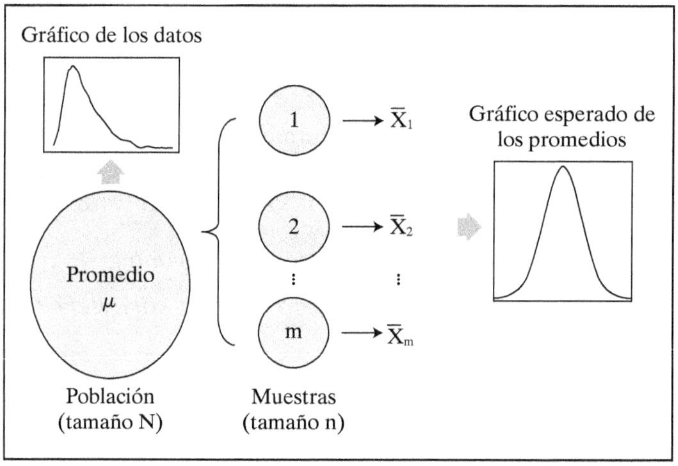

Si se toman m muestras de tamaño n de una variable X que no distribuye normal y calculamos el promedio de X en cada muestra, observamos que estos promedios distribuyen normal cuando el tamaño de las muestras es grande (usualmente n ≥ 30).

Una tercera versión del teorema central del límite dice que si $x_1, x_2, ..., x_n$ se distribuyen f(x) con media μ y varianza σ^2, para n grande (n ≥ 30), se cumple que:

$$\sum_{i=1}^{n} x_i = x_1 + x_2 + ... + x_n \sim N(n\mu, n\sigma^2) \qquad \textit{cuando } n \to \infty$$

Es decir, si los datos no tienen distribución normal, pero el tamaño muestral es lo suficientemente grande, entonces la suma de estos datos tiene distribución normal.

Otra aplicación del teorema central del límite se refiere a la distribución de una proporción poblacional P de personas que poseen cierta característica de interés. Como se vio en la ley de los grandes números **(punto 3.9)**, esta proporción puede expresarse como un promedio.

Luego, si el tamaño muestral es grande, el teorema central del límite nos asegura que la proporción muestral de casos con la característica tiene distribución normal:

$$\hat{p} \sim N(P, \frac{P(1-P)}{n}) \qquad \textit{cuando } n \to \infty$$

Ejemplo 3.24. Para ilustrar el cumplimiento del teorema central del límite, consideremos la distribución de la edad al momento de morir en Chile en 1998. La población bajo estudio consiste en N = 80.257 individuos que fallecieron durante 1998. La media poblacional de la edad al momento de morir es μ = 65,8 años y la varianza es σ^2 = 512,8. Nótese en la figura que la distribución de esta variable no es simétrica.

[FIGURA 3.9]

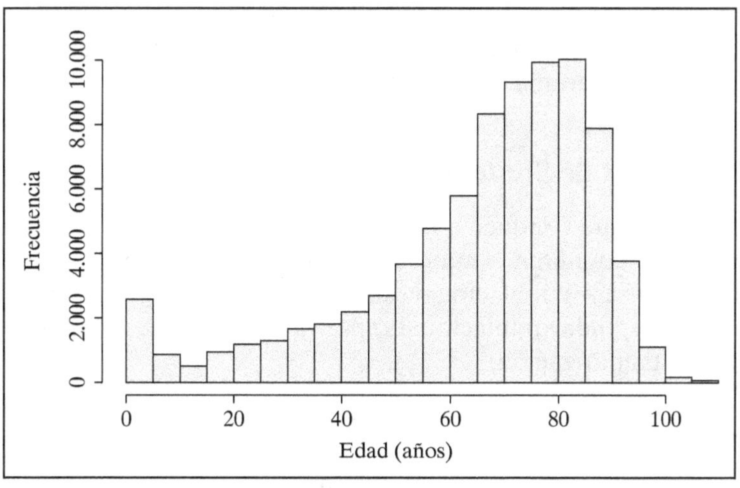

Distribución de la edad al momento de morir en Chile, en 1998.

Si se hace el ejercicio de tomar 1.000 muestras de tamaño n = 5 y calcular el promedio de cada muestra, el histograma de estos 1.000 promedios se observa en la figura siguiente a la izquierda. En la figura, asimismo se muestra el histograma de los promedios de 1.000 muestras de tamaño n = 15 y 1.000 muestras de tamaño n = 100.

[FIGURA 3.10]

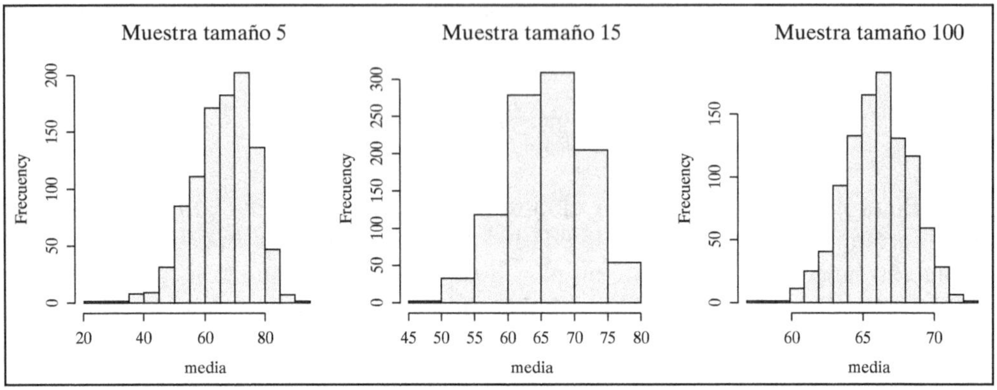

Gráfico de 1.000 promedios de muestras tamaño n = 5, 15 y 100.

Se observa que la distribución de los promedios de edad para muestras tamaño n toma forma normal, a medida que el tamaño muestral aumenta. Esto verifica el cumplimiento del teorema central del límite.

3.11 Distribución t de Student

La estandarización que conduce a la distribución del promedio bajo normalidad, en una muestra de tamaño *n*, requiere conocer la varianza poblacional σ^2. Como generalmente la varianza poblacional es desconocida, suele ser necesario reemplazar la desviación estándar poblacional σ por la desviación estándar muestral *s*, lo que implica la estandarización:

$$t = \frac{\overline{X} - \mu}{s/\sqrt{n}}$$

Sin embargo, esta estandarización no tiene distribución normal, sino distribución t de Student con n -1 grados de libertad.

Una variable aleatoria X tiene distribución t de Student con ν grados de libertad, que se denota $X \sim t(\nu)$, si su función densidad está dada por:

$$f_\nu(x) = \frac{\Gamma(\frac{\nu+1}{2})}{\Gamma(\frac{\nu}{2})\sqrt{\pi\nu}}(1+\frac{x^2}{\nu})^{-\frac{\nu+1}{2}} \qquad -\infty < x < \infty$$

Donde $\Gamma(n) = (n-1)!$

Existen tablas que permiten calcular probabilidades bajo la distribución t de Student para distintos grados de libertad **(ver punto 3.11.2)**, de igual manera que existen para la distribución N(0,1).

3.11.1 Propiedades de la distribución t de Student

- Es continua y tiene media 0 (como la distribución normal estándar).
- Es simétrica en torno al cero y tiene forma de campana.
- Su forma depende del parámetro ν, que está relacionado con el tamaño de la muestra (n), ya que se calcula como ν = n-1 y se denomina **grados de libertad** de la t de Student.
- Comparada con la distribución normal estándar, la t de Student es más baja en el centro y más alta en las colas.
- A medida que el tamaño muestral aumenta, la distribución t de Student se asemeja cada vez más a la distribución normal estándar.

[FIGURA 3.11]

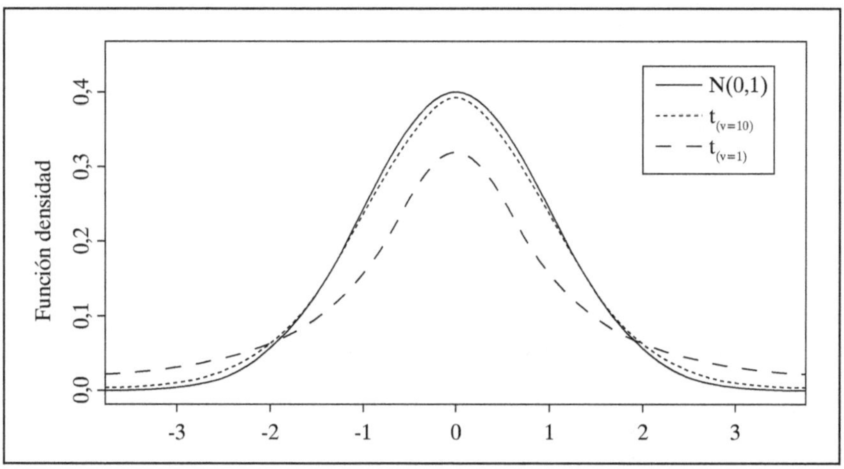

Comparación entre la distribución normal estándar y t de Student con distintos grados de libertad (ν). A mayor valor de ν, la distribución t de Student se asemeja más a la distribución normal estándar.

3.11.2 Tabla de probabilidades t de Student

La tabla de probabilidades t de Student presenta las probabilidades acumuladas para diferentes grados de libertad (ν).

A diferencia de la tabla *z*, en la tabla *t* no se obtiene una probabilidad exacta en la mayoría de los casos, sino un valor acumulado aproximado. Para tener probabilidades exactas sería necesario tener una tabla para cada valor de ν. Cuando los grados de libertad no estén en la tabla, puede aproximar al valor de ν más cercano.

[TABLA 3.3]

g. lib.	0,75	0,8	0,85	0,9	0,95	0,975	0,99	0,995	0,9995
1	1.000	1.376	1.963	3.078	6.314	12.706	31.821	63.66	636.62
2	0,816	1.061	1.386	1.886	2.920	4.303	6.965	9.925	31.599
3	0,765	0,978	1.250	1.638	2.353	3.182	4.541	5.841	12.924
4	0,741	0,941	1.190	1.533	2.132	2.776	3.747	4.604	8.610
5	0,727	0,920	1.156	1.476	2.015	2.571	3.365	4.032	6.869
6	0,718	0,906	1.134	1.440	1.943	2.447	3.143	3.707	5.959
7	0,711	0,896	1.119	1.415	1.895	2.365	2.998	3.499	5.408
8	0,706	0,889	1.108	1.397	1.860	2.306	2.896	3.355	5.041
9	0,703	0,883	1.100	1.383	1.833	2.262	2.821	3.250	4.781
10	0,700	0,879	1.093	1.372	1.812	2.228	2.764	3.169	4.587
11	0,697	0,876	1.088	1.363	1.796	2.201	2.718	3.106	4.437
12	0,695	0,873	1.083	1.356	1.782	2.179	2.681	3.055	4.318
13	0,694	0,870	1.079	1.350	1.771	2.160	2.650	3.012	4.221
14	0,692	0,868	1.076	1.345	1.761	2.145	2.624	2.977	4.140
15	0,691	0,866	1.074	1.341	1.753	2.131	2.602	2.947	4.073
16	0,690	0,865	1.071	1.337	1.746	2.120	2.583	2.921	4.015
17	0,689	0,863	1.069	1.333	1.740	2.110	2.567	2.898	3.965
18	0,688	0,862	1.067	1.330	1.734	2.101	2.552	2.878	3.922
19	0,688	0,861	1.066	1.328	1.729	2.093	2.539	2.861	3.883
20	0,687	0,860	1.064	1.325	1.725	2.086	2.528	2.845	3.850
21	0,686	0,859	1.063	1.323	1.721	2.080	2.518	2.831	3.819
22	0,686	0,858	1.061	1.321	1.717	2.074	2.508	2.819	3.792
23	0,685	0,858	1.060	1.319	1.714	2.069	2.500	2.807	3.768
24	0,685	0,857	1.059	1.318	1.711	2.064	2.492	2.797	3.745
25	0,684	0,856	1.058	1.316	1.708	2.060	2.485	2.787	3.725
26	0,684	0,856	1.058	1.315	1.706	2.056	2.479	2.779	3.707
27	0,684	0,855	1.057	1.314	1.703	2.052	2.473	2.771	3.690
28	0,683	0,855	1.056	1.313	1.701	2.048	2.467	2.763	3.674
29	0,683	0,854	1.055	1.311	1.699	2.045	2.462	2.756	3.659
30	0,683	0,854	1.055	1.310	1.697	2.042	2.457	2.750	3.646
40	0,681	0,851	1.050	1.303	1.684	2.021	2.423	2.704	3.551
50	0,679	0,849	1.047	1.299	1.676	2.009	2.403	2.678	3.496
60	0,679	0,848	1.045	1.296	1.671	2.000	2.390	2.660	3.460
70	0,678	0,847	1.044	1.294	1.667	1.994	2.381	2.648	3.435
80	0,678	0,846	1.043	1.292	1.664	1.990	2.374	2.639	3.416
90	0,677	0,846	1.042	1.291	1.662	1.987	2.368	2.632	3.402
100	0,677	0,845	1.042	1.290	1.660	1.984	2.364	2.626	3.390
110	0,677	0,845	1.041	1.289	1.659	1.982	2.361	2.621	3.381
120	0,677	0,845	1.041	1.289	1.658	1.980	2.358	2.617	3.373
150	0,676	0,844	1.040	1.287	1.655	1.976	2.351	2.609	3.357
Infinito	0,674	0,842	1.036	1.282	1.645	1.960	2.326	2.576	3.291

Tabla de probabilidades t de Student. Obtenida con programa estadístico R. Se muestra la probabilidad acumulada $P(t(\nu) < t)$.

En la primera columna se muestran los grados de libertad y en el encabezado de las siguientes columnas las probabilidades acumuladas. Por ejemplo, si queremos calcular $P(t_{(5)} \leq 2.571)$, debemos buscar el valor 2.571 en la fila "5" grados de libertad. Se observa que el valor 2.571 está en la columna cuyo encabezado es "0,975". Luego, $P(t_{(5)} \leq 2.571) = 0,975$.

Al igual que en la tabla Z, la tabla t entrega probabilidades acumuladas y solo para valores positivos. Para calcular probabilidades de la forma $P(t_{(n)} > t)$ o probabilidades para valores de *t* negativos, se aplican las mismas propiedades 2 a 4 enunciadas para la normal estándar **(ver punto 3.7.3)**.

Ejemplo 3.25. Para una muestra de n = 30 individuos, se quiere calcular $P(t > 3,12)$. Como n = 30, se tienen $\nu = 29$. Notemos que en la fila "29" grados de libertad, el valor 3,12 está entre 2.756 y 3.659 (ver figura 3.5), y se observa que $P(t_{(29)} \leq 2.756) = 0,995$ y $P(t_{(29)} \leq 3.659) = 0,9995$. Entonces, $P(t > 3,12)$ está entre $P(t_{(29)} > 2.756) = 0,005$ y $P(t_{(29)} > 3.659) = 0,0005$.

Ejemplo 3.26. Para calcular $P(t < -0,98)$ en la muestra de la situación 2, recordemos que la distribución *t* es simétrica en torno al cero. Luego, $P(t_{(29)} < -0,98) = P(t_{(29)} > 0,98)$. Observando la tabla, se tiene: $0,15 < P(t_{(29)} > 0,98) < 0,20$.

3.12 Distribución chi-cuadrado

En capítulos posteriores se analizará la relación entre dos variables categóricas, lo que hará necesario utilizar una distribución de probabilidad llamada chi-cuadrado.

Para introducir esta distribución, supongamos que tenemos una tabla de contingencia de I filas y J columnas de la forma:

[TABLA 3.4]

	1	2	...	J	Total
1	O_{11}	O_{12}	...	O_{1J}	$n_{1\bullet}$
2	O_{21}	O_{22}	...	O_{2J}	$n_{2\bullet}$
:	:	:	:	:	:
I	O_{I1}	O_{I2}	...	O_{IJ}	$n_{I\bullet}$
Total	$n_{\bullet 1}$	$n_{\bullet 2}$	...	$n_{\bullet J}$	n

Tabla de contingencia de I filas y J columnas.

Donde O_{ij} es el número de observaciones en la fila I, columna J. Además, $n_{i\bullet}$ es el total de casos en la fila i-ésima y $n_{\bullet j}$ es el total de casos en la columna j-ésima.

Llamemos E_{ij} al valor esperado en cada celda de la tabla, que se calcula como el producto de los márgenes I y J dividido por el total de casos tabulados. Es decir:

$$E_{ij} = \frac{n_{i\bullet} \times n_{\bullet j}}{n}$$

Para entender lo que significa el valor esperado, considere el siguiente ejemplo:

Ejemplo 3.27. La tabla siguiente muestra la distribución de 3.129 niños de 10 a 14 años según estado nutricional. El porcentaje de mujeres y hombres en esta muestra es 52% y 48%, respectivamente.

[TABLA 3.5]

	Sexo		Total
	F	M	
Enflaquecido	48	42	90
Eutrófico	972	879	1851
Sobrepeso	401	302	703
Obeso	210	275	485
Total	1.631	1.498	3.129

Distribución de estado nutricional según sexo.

Cabe preguntarse si la distribución por sexo en cada estado nutricional es similar a la distribución por sexo en la muestra completa (52% y 48%), lo que significaría que no hay una concentración distinta de hombres o mujeres en algún estado nutricional en particular. Para responder a esta pregunta, es necesario calcular el valor esperado para cada celda y compararlo con su respectivo valor observado.

Por ejemplo, si los enflaquecidos siguieran la distribución por sexo, de los 90 enflaquecidos se esperaría que 52% fueran mujeres y 48% hombres. Al calcular los valores esperados, se obtiene 90*0,52 = 46,8 mujeres y 90*0,48 = 43,2 hombres, lo cual es similar a los valores observados en ambas celdas (48 y 42, respectivamente).

Sin embargo, si se calculan los valores esperados para los obesos, se obtiene 485*0,52 = 252,2 mujeres y 485*0,48 =232,8 hombres, lo cual parece diferente a los valores observados: 210 y 275, respectivamente.

Cabe notar que los porcentajes muestrales por sexo se obtienen en la tabla como:

$$0{,}52 = \frac{1.631}{3.129} = \frac{n_{\bullet 1}}{n} \quad y \quad 0{,}48 = \frac{1.498}{3.129} = \frac{n_{\bullet 2}}{n}$$

Además, notemos que, en el caso particular de los enflaquecidos, el número esperado para mujeres y hombres se obtiene como:

$$252{,}2 = 485 \times \frac{1.631}{3.129} = n_{1\bullet} \frac{n_{\bullet 1}}{n} \quad y \quad 232{,}8 = 485 \times \frac{1.498}{3.129} = n_{2\bullet} \frac{n_{\bullet 2}}{n}$$

que no son otra cosa que los valores de E_{ij}, para i = 1 y j = 1, 2.

Para comparar los valores observados y esperados, se utiliza el estadístico chi-cuadrado dado por la siguiente expresión:

$$\chi_0^2 = \sum_{i,j} \frac{(O_{ij} - E_{ij})^2}{E_{ij}} \sim \chi^2_{(I-1)\times(J-1)}$$

donde $\chi^2_{(I-1)(J-1)}$ es la distribución chi-cuadrado con (I-1)x(J-1) grados de libertad. En particular, si la tabla es de 2 x 2 como la siguiente:

[TABLA 3.6]

	Columna 1	Columna 2	Total
Fila 1	a	b	a+b
Fila 2	c	d	c+d
Total	a+c	b+d	n

Tabla de contingencia de 2 filas y 2 columnas (tabla de 2 x 2)

La fórmula para el estadístico χ^2_0 se reduce a la siguiente expresión:

$$\chi_0^2 = \frac{n(ad - bc)^2}{(a + c)(b + d)(a + b)(c + d)} \sim \chi^2_{(1)}$$

En este caso, como la tabla tiene dos filas y dos columnas, el estadístico χ^2_0 tiene distribución chi-cuadrado con (I-1)x(J-1) = 1 grado de libertad.

3.12.1 Propiedades de la distribución chi-cuadrado

- Siempre toma valores positivos (al calcular χ^2_0 no hay sumandos negativos).
- La distribución chi-cuadrado es asimétrica y sesgada hacia la derecha.
- La forma de la distribución depende de sus grados de libertad (como la t de Student).

[FIGURA 3.12]

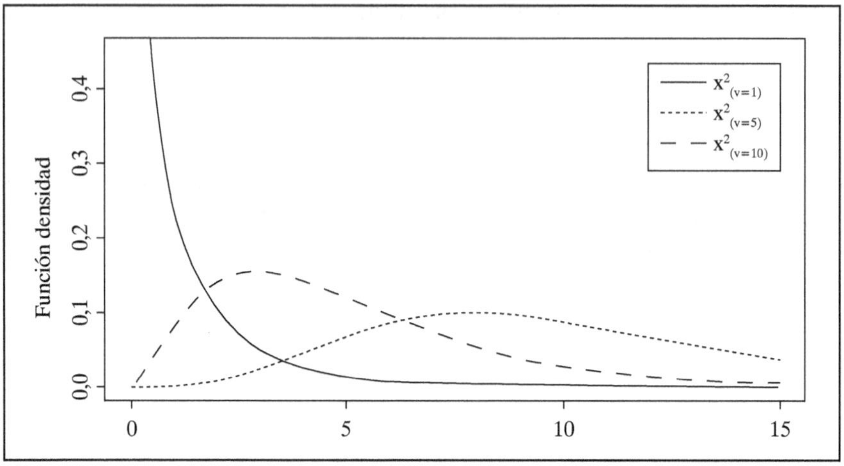

Distribución chi-cuadrado con distintos grados de libertad (n)

- Si una variable aleatoria *z* tiene distribución normal (0,1), la variable aleatoria z2 tiene distribución chi-cuadrado con 1 grado de libertad.

3.12.2 Tabla de probabilidades chi-cuadrado

[TABLA 3.7]

g. lib	0,005	0,010	0,025	0,050	0,100	0,250	0,500	0,750	0,900	0,950	0,975	0,990	0,995
1	0,000039	0,00016	0,00098	0,0039	0,016	0,102	0,455	1,32	2,71	3,84	5,02	6,63	7,88
2	0,0100	0,0201	0,0506	0,103	0,211	0,575	1,39	2,77	4,61	5,99	7,38	9,21	10,6
3	0,0717	0,115	0,216	0,352	0,584	1,21	2,37	4,11	6,25	7,81	9,35	11,3	12,8
4	0,207	0,297	0,484	0,711	1,06	1,92	3,36	5,39	7,78	9,49	11,1	13,3	14,9
5	0,412	0,554	0,831	1,15	1,61	2,67	4,35	6,63	9,24	11,1	12,8	15,1	16,7
6	0,676	0,872	1,24	1,64	2,20	3,45	5,35	7,84	10,6	12,6	14,4	16,8	18,5
7	0,989	1,239	1,69	2,17	2,83	4,25	6,35	9,04	12,0	14,1	16,0	18,5	20,3
8	1,34	1,65	2,18	2,73	3,49	5,07	7,34	10,2	13,4	15,5	17,5	20,1	22,0
9	1,73	2,09	2,70	3,33	4,17	5,90	8,34	11,4	14,7	16,9	19,0	21,7	23,6
10	2,16	2,56	3,25	3,94	4,87	6,74	9,34	12,5	16,0	18,3	20,5	23,2	25,2
11	2,60	3,05	3,82	4,57	5,58	7,58	10,3	13,7	17,3	19,7	21,9	24,7	26,8
12	3,07	3,57	4,40	5,23	6,30	8,44	11,3	14,8	18,5	21,0	23,3	26,2	28,3
13	3,57	4,11	5,01	5,89	7,04	9,30	12,3	16,0	19,8	22,4	24,7	27,7	29,8
14	4,07	4,66	5,63	6,57	7,79	10,2	13,3	17,1	21,1	23,7	26,1	29,1	31,3
15	4,60	5,23	6,26	7,26	8,55	11,0	14,3	18,2	22,3	25,0	27,5	30,6	32,8
16	5,14	5,81	6,91	7,96	9,31	11,9	15,3	19,4	23,5	26,3	28,8	32,0	34,3
17	5,70	6,41	7,56	8,67	10,1	12,8	16,3	20,5	24,8	27,6	30,2	33,4	35,7
18	6,26	7,01	8,23	9,39	10,9	13,7	17,3	21,6	26,0	28,9	31,5	34,8	37,2
19	6,84	7,63	8,91	10,1	11,7	14,6	18,3	22,7	27,2	30,1	32,9	36,2	38,6
20	7,43	8,26	9,59	10,9	12,4	15,5	19,3	23,8	28,4	31,4	34,2	37,6	40,0
21	8,03	8,90	10,3	11,6	13,2	16,3	20,3	24,9	29,6	32,7	35,5	38,9	41,4
22	8,64	9,54	11,0	12,3	14,0	17,2	21,3	26,0	30,8	33,9	36,8	40,3	42,8
23	9,26	10,2	11,7	13,1	14,8	18,1	22,3	27,1	32,0	35,2	38,1	41,6	44,2
24	9,89	10,9	12,4	13,8	15,7	19,0	23,3	28,2	33,2	36,4	39,4	43,0	45,6
25	10,5	11,5	13,1	14,6	16,5	19,9	24,3	29,3	34,4	37,7	40,6	44,3	46,9
26	11,2	12,2	13,8	15,4	17,3	20,8	25,3	30,4	35,6	38,9	41,9	45,6	48,3
27	11,8	12,9	14,6	16,2	18,1	21,7	26,3	31,5	36,7	40,1	43,2	47,0	49,6
28	12,5	13,6	15,3	16,9	18,9	22,7	27,3	32,6	37,9	41,3	44,5	48,3	51,0
29	13,1	14,3	16,0	17,7	19,8	23,6	28,3	33,7	39,1	42,6	45,7	49,6	52,3
30	13,8	15,0	16,8	18,5	20,6	24,5	29,3	34,8	40,3	43,8	47,0	50,9	53,7
31	14,5	15,7	17,5	19,3	21,4	25,4	30,3	35,9	41,4	45,0	48,2	52,2	55,0
32	15,1	16,4	18,3	20,1	22,3	26,3	31,3	37,0	42,6	46,2	49,5	53,5	56,3
33	15,8	17,1	19,0	20,9	23,1	27,2	32,3	38,1	43,7	47,4	50,7	54,8	57,6
34	16,5	17,8	19,8	21,7	24,0	28,1	33,3	39,1	44,9	48,6	52,0	56,1	59,0
35	17,2	18,5	20,6	22,5	24,8	29,1	34,3	40,2	46,1	49,8	53,2	57,3	60,3
36	17,9	19,2	21,3	23,3	25,6	30,0	35,3	41,3	47,2	51,0	54,4	58,6	61,6
37	18,6	20,0	22,1	24,1	26,5	30,9	36,3	42,4	48,4	52,2	55,7	59,9	62,9
38	19,3	20,7	22,9	24,9	27,3	31,8	37,3	43,5	49,5	53,4	56,9	61,2	64,2
39	20,0	21,4	23,7	25,7	28,2	32,7	38,3	44,5	50,7	54,6	58,1	62,4	65,5
40	20,7	22,2	24,4	26,5	29,1	33,7	39,3	45,6	51,8	55,8	59,3	63,7	66,8
50	28,0	29,7	32,4	34,8	37,7	42,9	49,3	56,3	63,2	67,5	71,4	76,2	79,5
55	31,7	33,6	36,4	39,0	42,1	47,6	54,3	61,7	68,8	73,3	77,4	82,3	85,7
60	35,5	37,5	40,5	43,2	46,5	52,3	59,3	67,0	74,4	79,1	83,3	88,4	92,0
70	43,3	45,4	48,8	51,7	55,3	61,7	69,3	77,6	85,5	90,5	95,0	100,4	104,2
80	51,2	53,5	57,2	60,4	64,3	71,1	79,3	88,1	96,6	101,9	106,6	112,3	116,3
90	59,2	61,8	65,6	69,1	73,3	80,6	89,3	98,6	107,6	113,1	118,1	124,1	128,3
100	67,3	70,1	74,2	77,9	82,4	90,1	99,3	109,1	118,5	124,3	129,6	135,8	140,2

Tabla de probabilidades chi-cuadrado. Obtenida con programa estadístico R. Se muestra a probabilidad acumulada $P(\chi^2_{(n)}<x)$.

En la primera columna de la tabla se muestran los grados de libertad y en el encabezado de las siguientes columnas las probabilidades acumuladas. Por ejemplo, si queremos calcular $P(\chi^2_{(1)} = 2{,}8)$, debemos buscar el valor 2,8 en la fila "1" grado de libertad. Se observa que el valor 2,8 está entre las columnas con encabezado "0,9" y "0,95". Luego, $P(\chi^2_{(1)} = 2{,}8)$ está entre 0,9 y 0,95.

Ejemplo 3.28. Supongamos que en cierto estudio, al cruzar la edad (<24, 25-44, 45-64 y > 64 años) con nivel socioeconómico (bajo, medio y alto), se obtiene $\chi^2_0 = 15{,}3$. Como la tabla tiene I = 3 filas y J = 4 columnas, se debe trabajar con (I-1)x(J-1) =2 x 3 = 6 grados de libertad.

Si se quiere calcular la probabilidad de obtener un $\chi^2_{(6)}$ mayor a 15,3, se debe observar que en la fila de 6 grados de libertad la probabilidad acumulada hasta 14,4 es $P(\chi^2_{(6)} < 14{,}4) = 0{,}975$. Luego, $P(\chi^2_{(6)} > 14{,}4) = 0{,}025$. Como el valor 15,3 está más a la derecha que 14,4, se deduce que $P(\chi^2_{(6)} > 15{,}3) < 0{,}025$.

Ejercicios

3.1 Si una población tiene 5% de enfermos y se selecciona una persona a la vez, ¿cuál es la probabilidad de seleccionar un enfermo en el tercer intento?

3.2 Considere una baraja de cartas españolas (40 naipes, divididos en 10 oros, 10 sotas, 10 espadas y 10 diamantes). Si de la baraja se extraen ocho cartas sin reemplazo, calcule la probabilidad de tener dos oros en la muestra.

3.3 En una ciudad de dos millones de habitantes, 3% tiene cierta enfermedad. Si se toma una muestra de 100 casos de esta población, calcule la probabilidad de:

(i) Encontrar dos personas con la enfermedad.
(ii) Encontrar al menos dos personas con la enfermedad.

3.4 Una oficina pública recibe llamados telefónicos a una tasa α = 0,5 llamadas/minuto. Calcule:

(i) La probabilidad de que la oficina no reciba ninguna llamada en un intervalo de cinco minutos.
(ii) La probabilidad de que la oficina reciba exactamente una llamada en un intervalo de cinco minutos.

3.5 La administración de la universidad le asegura a un médico que hay una chance de 1 en 1.000 de quedar atrapado en el ascensor del Hospital Clínico UC un día cualquiera. Si el médico va al trabajo 5 días a la semana, 52 semanas al año, por 10 años y siempre toma el ascensor hasta su oficina:

(i) ¿Cuál es la probabilidad de que nunca quede atrapado en el ascensor?
(ii) ¿Cuál es la probabilidad de que quede atrapado al menos una vez durante su vida laboral?

3.6 Los siguientes datos corresponden a la presión arterial sistólica (PAS) de 16 personas sanas, entre 20 y 39 años:

119	123	120	118	114	125	114	123
122	131	115	128	112	117	116	121

Asumiendo que los datos tienen distribución normal, con la media μ y la varianza σ^2 dadas por sus estimadores muestrales, calcule:

(i) Probabilidad de que una persona tenga una PAS superior a 122,9 mm Hg.

(ii) Probabilidad de que el promedio de presiones arteriales de las 16 personas sea superior a 122,9 mm Hg.

(iii) En la pregunta (b), si se toma una muestra de 30 personas en vez de 16, ¿la probabilidad de que el promedio de las presiones arteriales sea superior a 122,9 es mayor o menor que la obtenida en b? Responda sin hacer cálculos.

(iv) Suponga que la PAS distribuye $N(\mu,\sigma^2)$ y que en una muestra aleatoria de 16 datos, para el promedio muestral se obtuvo que $P(\bar{X} > 122{,}9) = 0{,}123$. Si la varianza poblacional es $\sigma^2 = 25$, ¿cuánto vale μ?

3.7 Suponga que en cierta población, la variable aleatoria X = Peso de un niño al nacer, tiene una media $\mu = 3.200$ g y desviación estándar $\sigma = 400$ g.

(i) Asumiendo que los datos de peso de nacimiento tienen distribución normal, calcule la probabilidad de que en una muestra de 10 niños se encuentre al menos uno con bajo peso de nacimiento (peso inferior a 3.000 gramos).

(ii) Si en la población en estudio hay 150.000 nacimientos en un año, calcule el número de niños que tendrá bajo peso de nacimiento.

3.8 Suponga que la estatura en cierta población tiene distribución normal con media 164 centímetros y varianza σ^2. Si 12% de la población tiene una estatura menor a 150 centímetros, ¿cuál es la varianza de la estatura en esta población?

3.9 Sea $X \sim N(\mu,\sigma^2)$. Determine el valor de k tal que $P(X < k) = 0{,}975$.

3.10 Sea $X \sim N(\mu,\sigma^2)$. Determine el valor de k tal que $P(\mu - k\sigma < X < \mu + k\sigma) = 0{,}95$

[4]
Intervalos de confianza

4.1 Introducción

La inferencia es una rama de la estadística cuyos métodos y herramientas nos permiten generalizar los resultados obtenidos a partir de una muestra, a la población de la cual procede y representa. Los problemas fundamentales que estudia la inferencia estadística son la estimación puntual, estimación intervalar y el contraste de hipótesis.

En capítulos anteriores nos hemos enfocado al problema de estimación puntual, donde las medidas resumen poblacionales fueron denominadas **parámetros**, mientras que las medidas resumen calculadas en una muestra las llamamos **estimadores, estadísticos** o **parámetros estimados.**

Los **estimadores puntuales** reciben este nombre, ya que su cálculo entrega un único valor numérico que estima al parámetro poblacional. Se espera que estos estimadores tengan algunas características deseables, como insesgamiento y eficiencia, los cuales son revisados en el **punto 4.2**.

Un **intervalo de confianza** es una alternativa a la estimación puntual, al proveer un rango de valores en el cual se sitúa el parámetro poblacional, con una probabilidad determinada. La teoría detrás de los intervalos de confianza es vista en el **punto 4.3**.

El **contraste de hipótesis** será desarrollado en detalle en el **capítulo 5**.

4.2 Propiedades de los estimadores puntuales

Toda función de la muestra puede ser un potencial estimador de un parámetro poblacional. Ejemplos de estimadores puntuales son los promedios, proporciones, medianas, cuartiles, varianzas, etc., todos calculados en la muestra.

[FIGURA 4.1]

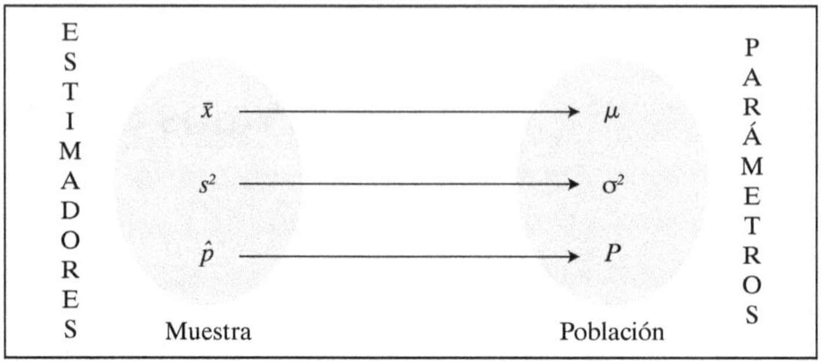

Correspondencia entre estimadores y parámetros. Los estimadores son conocidos y aleatorios; los parámetros son desconocidos y fijos.

Los parámetros poblacionales (como μ, σ^2, P) se consideran habitualmente como cantidades fijas y desconocidas, mientras que sus estimadores ($\bar{x}$, s^2, $\hat{p}$) son siempre aleatorios pero conocidos, ya que se calculan a partir de una muestra.

Si tomamos una muestra aleatoria de tamaño n de una población de tamaño N, entonces esta será una de las muestras posibles de obtener. Por lo tanto, nuestros estimadores son aleatorios, ya que dependen de lo observado.

La elección del mejor estimador de un parámetro depende de sus propiedades, entre las cuales se encuentran el **insesgamiento** y la **eficiencia**.

Insesgamiento. Se dice que un estimador es insesgado cuando lo que se espera de un estimador muestral, al repetir el experimento un elevado número de veces, es el verdadero parámetro poblacional. Luego, el sesgo se mide como la diferencia entre lo que se espera de un estimador y el parámetro que estima.

El sesgo puede ocurrir al seleccionar una muestra no representativa, por respuestas poco confiables en una encuesta, etc. Mientras mayor sea el sesgo, peor será la estimación del parámetro de interés.

Eficiencia. Se dice que un estimador es eficiente cuando tiene poca varianza. La definición y cálculo de la varianza de un estimador se muestra en el capítulo 1 (ver cálculo del error estándar, **punto 1.13**).

La única forma de incrementar la eficiencia de un estimador es mediante el aumento del tamaño de la muestra.

Ejemplo 4.1. Consideremos una variable aleatoria X con distribución $N(\mu,\sigma^2)$. Si tomamos una muestra $x_1, x_2,..., x_n$, se tiene que cada dato tiene distribución normal con media μ y varianza σ^2. En particular, las distribuciones de $\bar{x}$ y x_1 son:

$$\bar{x} \sim N(\mu, \sigma^2/n) \quad \text{está centrada en } \mu$$

$$x_1 \sim N(\mu, \sigma^2) \quad \text{está centrada en } \mu$$

Tanto x_1 como $\bar{x}$ son insesgados (y desde este punto de vista ambos son buenos estimadores de μ). Sin embargo, la varianza de $\bar{x}$ es menor que la varianza de x_1 (a menos que el tamaño de la muestra sea n = 1). Por lo tanto, preferimos $\bar{x}$ como estimador de μ si n > 1, ya que es insesgado y más eficiente que un solo dato muestral.

Ejemplo 4.2. Un estimador natural para la varianza poblacional σ^2 es:

$$S^{*2} = \frac{1}{n}\sum_{i=1}^{n}(x_i - \bar{x})^2$$

Sin embargo, se puede demostrar que S^{*2} es sesgado. Por este motivo se usa habitualmente la llamada **cuasi varianza muestral** S^2 como estimador de σ^2:

$$S^2 = \frac{1}{n-1}\sum_{i=1}^{n}(x_i - \bar{x})^2$$

Aunque S^2 es un estimador insesgado de σ^2, es menos eficiente que S^{*2}, ya que tiene mayor varianza.

Tener un estimador con buena precisión no es suficiente para hacer una buena inferencia. Como se ilustra en la figura siguiente, podríamos tener un estimador con muy poca varianza (eficiente), pero lejos del valor real (sesgado).

[FIGURA 4.2]

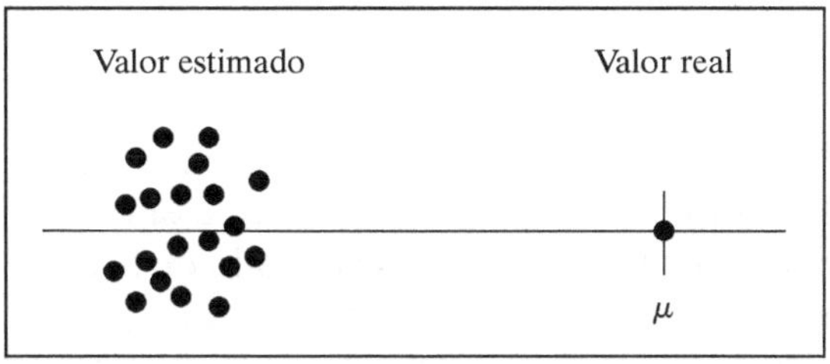

Eficiencia y sesgo. Podríamos tener estimadores con poca variabilidad entre ellos (a la izquierda), pero estar lejos del valor real del parámetro (a la derecha).

4.3 Intervalos de confianza

Un **intervalo de confianza** es un rango de valores, calculado en una muestra, en el cual se encuentra el verdadero valor de un parámetro, con una probabilidad determinada.

La probabilidad de que el verdadero valor del parámetro se encuentre en el intervalo construido se denomina **nivel de confianza**, y de que esté fuera del intervalo, **nivel de significancia**. El nivel de confianza (que se denota 1-α) y la significancia (que se denota α) son probabilidades de sucesos complementarios, por lo que la suma de ambas es 1.

Generalmente se construyen intervalos con nivel de confianza 1-α = 0,95 (o α = 0,05), lo que significa que el parámetro se encontrará en al menos 95 de cada 100 intervalos construidos, es decir, al menos 95% de las veces. Menos frecuentes son los intervalos con α = 0,1 o α = 0,01. Se usa α = 0,1 (o 10%) cuando se tiene una muestra pequeña, como en un estudio exploratorio o en una muestra piloto, y no es de interés ser concluyente con el intervalo de confianza que se construya. Se usa α = 0,01 (o 1%) cuando contamos con una muestra grande y podemos ser más precisos con nuestra estimación intervalar.

Un intervalo de confianza se puede construir para cualquier parámetro, y la forma de calcularlo dependerá de la distribución de los datos y del conocimiento que tengamos sobre otros parámetros poblacionales. A partir de esto, presentamos el modo de determinar intervalos de confianza para μ en distintas circunstancias, y para P bajo el teorema central del límite.

4.3.1 Intervalo de confianza para la media poblacional μ con σ^2 conocido

Consideremos una variable aleatoria X con distribución N(μ, σ^2). Si se toma una muestra aleatoria $x_1, x_2, \ldots, x_n$ de la variable X N(μ,σ^2/n), como los datos son normales, entonces. Alternativamente, podemos asumir normalidad para $\overline{X}$ por el teorema central del límite, si el tamaño muestral es grande (n $\geq$ 30). Luego,

$$z = \frac{\overline{X} - \mu}{\sigma / \sqrt{n}} \sim N(0,1)$$

Si queremos construir un intervalo de confianza (1-α), entonces el máximo error que se está dispuesto a cometer es α. Para que el intervalo sea simétrico, se aceptará un error con probabilidad $\alpha/2$ en cada lado de la distribución z. Se observa entonces que los valores $z_{\alpha/2}$ y $z_{1-\alpha/2}$ (por simetría $z_{\alpha/2} = -z_{1-\alpha/2}$) son los percentiles de z que dejan una probabilidad 1-α al centro de la distribución. Es decir, $P(-z_{1-\alpha/2} < z < -z_{1-\alpha/2}) = 1-\alpha$, como se ilustra en la **Figura 4.3**.

[FIGURA 4.3]

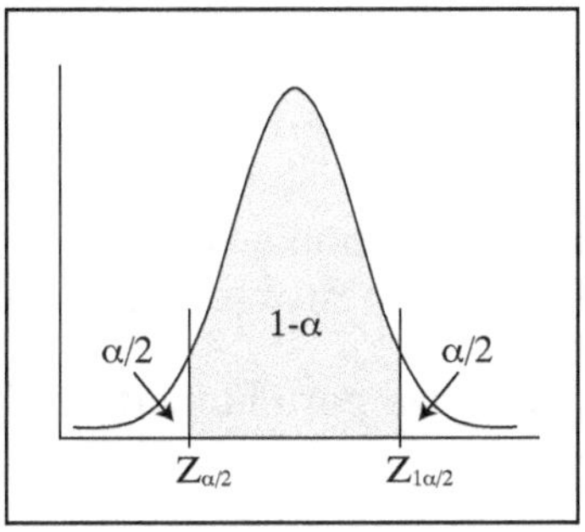

Distribución normal estándar, con percentiles α/2 y 1-α/2

Luego, reemplazando *z* por su forma estandarizada, se tiene:

$$P(-z_{1-\frac{\alpha}{2}} \leq \frac{\overline{X}-\mu}{\sigma}\sqrt{n} \leq z_{1-\frac{\alpha}{2}}) = 1-\alpha$$

Al despejar μ en la desigualdad al interior de la probabilidad, se obtiene un rango de valores dentro del cual se encuentra el parámetro μ con probabilidad 1-α, de la forma:

$$P(\overline{X} - z_{1-\frac{\alpha}{2}} \times \frac{\sigma}{\sqrt{n}} \leq \mu \leq \overline{X} + z_{1-\frac{\alpha}{2}} \times \frac{\sigma}{\sqrt{n}}) = 1-\alpha$$

Es decir, el resultado es un intervalo de confianza al 1-α para la media μ cuando $\overline{X}$es normal y σ^2 es conocido.

Ejemplo 4.3. Lo más común es construir intervalos de 95% de confianza para la media μ. En este caso, 1-α = 0,95, por lo que $z_{1-\alpha/2} = z_{0,975} = 1{,}96$. Luego, el intervalo es de la forma:

$$\overline{X} - 1{,}96 \times \frac{\sigma}{\sqrt{n}} \leq \mu \leq \overline{X} + 1{,}96 \times \frac{\sigma}{\sqrt{n}}$$

Ejemplo 4.4. En una muestra aleatoria de 25 escolares chilenos con edades entre 10 y 12 años, se midieron varias medidas antropométricas, entre ellas el perímetro de cintura, obteniéndose los siguientes valores (en centímetros):

78,6; 65,9; 74,1; 72,3; 61,9; 79,5; 71,5; 79,1; 93,0; 79,5; 63,0; 60.3; 90,6;

73,2; 69,3; 77,7; 66,0; 67,9; 62,6; 82,6; 63,4; 72,9; 65,3; 61,6; 72,7

El perímetro de cintura promedio es 72,2. Si se sabe que la desviación estándar poblacional del perímetro de cintura es σ = 9 centímetros, un intervalo de 95% de confianza para el perímetro de cintura promedio poblacional es:

$$72{,}2 - 1{,}96 \times \frac{9}{\sqrt{25}} \leq \mu \leq 72{,}2 + 1{,}96 \times \frac{9}{\sqrt{25}}$$

$$68{,}7 \leq \mu \leq 75{,}7$$

Luego, el perímetro de cintura poblacional en escolares con edad entre 10 y 12 años varía entre 68,7 y 75,7 centímetros, con confianza 95%.

4.3.2 Intervalo de confianza para la media poblacional μ con σ^2 desconocido

La situación más realista es que no conozcamos la varianza poblacional σ^2, por lo que tendríamos que estimarla mediante la varianza muestral s^2. Como vimos en el **punto 3.11 del capítulo 3**, la estandarización usando la desviación estándar muestral s, en vez de σ, no distribuye normal, sino que tiene distribución t de Student con n-1 grados de libertad, es decir,

$$t = \frac{\overline{X} - \mu}{s/\sqrt{n}} \sim t(n-1)$$

Entonces, para construir un intervalo de confianza (1-α), se debe usar los percentiles $t_{\alpha/2}$ y $t_{1-\alpha/2}$ de la distribución t de Student con n-1 grados de libertad. Por simetría $t_{\alpha/2} = -t_{1-\alpha/2}$, y por lo tanto $P(-t_{1-\alpha/2} < t < t_{1-\alpha/2}) = 1-\alpha$, como se ilustra en la **Figura 4.4.**

[FIGURA 4.4]

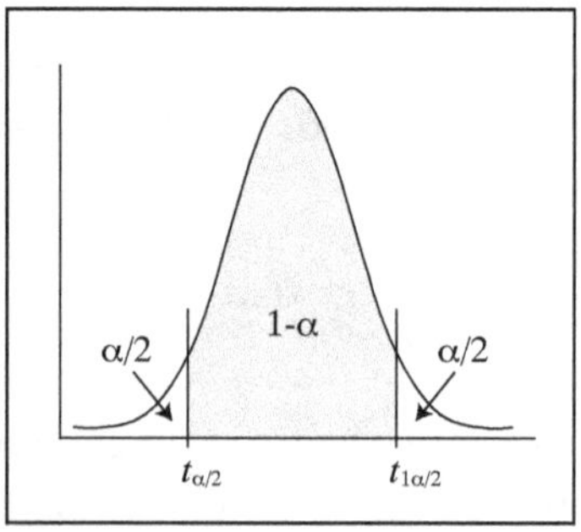

Distribución t de Student con n-1 grados de libertad, con percentiles $\alpha/2$ y $1-\alpha/2$

Luego, procediendo de manera análoga al caso con σ^2 conocido, se obtiene un rango de valores dentro del cual se encuentra el parámetro μ con probabilidad 1-α, de la forma:

$$\overline{X} - t_{\left(n-1;1-\frac{\alpha}{2}\right)} \times \frac{s}{\sqrt{n}} \leq \mu \leq \overline{X} + t_{\left(n-1;1-\frac{\alpha}{2}\right)} \times \frac{s}{\sqrt{n}}$$

Es decir, el resultado es un intervalo de confianza 1-α para la media μ cuando $\bar{X}$ es normal y σ^2 es desconocido.

Ejemplo 4.5. Para construir un intervalo de 95% de confianza para la media μ, con σ^2 desconocido, consideremos una muestra aleatoria de tamaño n = 20. Entonces $t_{(n-1;\, 1-?/2)} = t_{(19;\, 0.975)} = 2.093$ (según tabla t de Student). Luego, el intervalo es de la forma:

$$\bar{X} - 2.093 \times \frac{s}{\sqrt{n}} \leq \mu \leq \bar{X} + 2.093 \times \frac{s}{\sqrt{n}}$$

Ejemplo 4.6. En el ejemplo 4.4 se asumió que la varianza del perímetro de cintura era conocida. Si ahora se considera que la varianza es desconocida, tendríamos que construir un intervalo de confianza usando la varianza muestral y la distribución t de Student. De los datos se tiene s = 8,8 cm. Para un intervalo de 95% de confianza, de tabla t se tiene $t_{(24;\, 0{,}975)} = 2.064$, luego, el intervalo es:

$$72{,}2 - 2.064 \times \frac{8{,}8}{\sqrt{25}} \leq \mu \leq 72{,}2 + 2.064 \times \frac{8{,}8}{\sqrt{25}}$$

$$68{,}6 \leq \mu \leq 75{,}8$$

Por lo tanto, el perímetro de cintura poblacional varía entre 68,6 y 75,8 cm, con confianza 95%.

Al construir un intervalo de confianza para μ cuando σ es desconocido, siempre se debiera utilizar la distribución t de Student. Sin embargo, este intervalo se puede aproximar usando percentiles de la distribución normal, de la forma:

$$\bar{X} - z_{1-\frac{\alpha}{2}} \times \frac{s}{\sqrt{n}} \leq \mu \leq \bar{X} + z_{1-\frac{\alpha}{2}} \times \frac{s}{\sqrt{n}}$$

Esta aproximación solo sirve si *n* es muy grande (por ejemplo, n > 100). Para ilustrarlo, observe el percentil 97,5 en la tabla t de Student y notará que a medida que los grados de libertad aumentan, el percentil $t_{(n-1);\, 0{,}975}$ es cada vez más parecido al percentil $z_{0{,}975}$ (para detalles, ver **punto 3.11**) Por ejemplo, para ν = 1 grado de libertad, el percentil es 12.706 y para ν = 120 el percentil es 1,98, el cual ya es muy similar a $z_{0.975}$ = 1,96.

Los intervalos anteriores, para σ^2 conocido o desconocido, requieren que $\bar{X}$ tenga distribución normal, lo cual se tiene gracias a datos normales o por el teorema central del límite.

Si *n* es pequeño y la variable aleatoria X es normal, entonces $\bar{X}$ tiene distribución normal y la construcción del intervalo de confianza sigue siendo como se describió antes.

La situación más compleja se presenta cuando *n* es pequeño y la variable aleatoria X no es normal. En este caso, es posible construir intervalos de confianza no paramétricos, lo que está fuera del alcance de este texto. Alternativamente, en ocasiones se pueden transformar los datos de modo que adquieran distribución normal, lo que permitiría construir intervalos de confianza para estos nuevos datos y luego aplicar la transformación inversa para obtener un intervalo de confianza para los datos originales.

Ejemplo 4.7. Consideremos nuevamente los datos de edad de 350 casos de cáncer al pulmón descrito en el capítulo 1, de los cuales tenemos acceso a una muestra de n = 10 casos (los datos mostrados en el recuadro de la figura siguiente).

[TABLA 4.1]

	A	B	C	D	E	F	G	H	I	J	K	L	M	N
1	64	66	46	71	65	73	61	70	27	80	52	61	39	76
2	75	58	90	73	85	75	44	74	52	80	50	65	45	78
3	64	76	73	50	59	54	74	60	42	74	83	60	83	73
4	84	65	41	73	57	73	69	91	70	47	54	29	51	55
5	73	59	63	66	48	60	55	62	55	63	75	80	67	92
6	79	75	93	45	72	60	78	72	47	65	77	57	50	64
7	63	73	75	49	61	41	70	72	43	64	69	43	63	57
8	71	42	45	71	62	38	79	50	50	49	54	67	65	49
9	76	44	72	65	64	49	60	71	61	71	59	59	62	58
10	51	50	**73**	78	58	76	53	71	44	53	70	74	72	66
11	49	63	**68**	62	71	67	60	80	63	30	81	81	39	81
12	51	63	**59**	67	33	62	61	63	51	45	56	43	49	79
13	65	38	**40**	80	63	57	67	42	57	71	46	58	92	53
14	68	76	**81**	65	50	79	42	81	47	79	46	77	69	62
15	49	63	**72**	62	62	53	86	69	60	66	70	53	86	65
16	84	59	**40**	57	67	48	54	74	54	44	65	52	58	49
17	60	67	**70**	44	52	68	76	69	63	86	62	82	61	56
18	68	47	**59**	73	63	61	59	43	58	65	48	50	51	50
19	63	63	**72**	95	61	61	86	60	63	58	46	82	57	72
20	33	52	63	69	51	53	54	45	71	45	39	53	46	73
21	53	62	61	71	59	45	79	70	63	51	51	67	53	56
22	67	85	84	52	42	68	49	56	69	66	63	66	68	39
23	73	57	67	77	66	56	48	61	49	51	75	64	68	63
24	25	56	65	67	88	63	60	68	69	52	70	56	67	48
25	57	49	62	61	49	52	70	68	59	51	55	88	58	61

Edad de pacientes con cáncer de pulmón y muestra disponible (recuadro).

Para construir un intervalo de confianza de 95% para μ, de la muestra se obtiene: $n=10$ $\bar{X}=63{,}4$ $s=13{,}9$. Asumiendo que los datos tienen distribución Normal, el intervalo está dado por:

$$63{,}4 \pm 2{,}26 \times 13{,}9/\sqrt{10} \rightarrow (53{,}5,\ 73{,}3)$$

Donde 2,26 es el percentil 97,5 de la t de Student con n-1 = 9 grados de libertad.

La interpretación del intervalo es: "En la población bajo estudio, la edad promedio en que la gente enferma de cáncer al pulmón se encuentra entre 53,5 y 73,3 años, con una confianza de 95%".

El cuadro siguiente resume las posibles situaciones que pueden ocurrir cuando se construyen intervalos de confianza para μ.

[TABLA 4.2]

	La variable X es normal		**La variable X no es normal**	
	σ^2 conocido	**σ^2 desconocido**	**σ^2 conocido**	**σ^2 desconocido**
n pequeño	IC usando *z* y el valor de σ	IC usando *t* y el valor de *s*	Transformar los datos o IC no paramétrico	Transformar los datos o IC no paramétrico
n grande	IC usando *z* y el valor de σ	IC usando *t* y el valor de *s* (*)	TCL: usar *z* y el valor de σ	TCL: usar *t* y el valor de *s* (*)

Intervalos de confianza (IC) según distintas características de los datos. La construcción del IC depende del tamaño muestral (n), la distribución de la variable X, y el conocimiento que se tenga de σ^2.
(*) Se puede usar *z* en vez de *t* si el tamaño muestral es muy grande (por ejemplo: n > 100).

4.3.3 Intervalo de confianza para una proporción

Cuando la variable en estudio es categórica, e indica la presencia de una cualidad o característica de interés, la proporción muestral $\hat{p}$ es el estimador puntual de la proporción poblacional P de individuos con esa cualidad.

En este caso, interesa construir un intervalo de confianza para la proporción (o porcentaje) poblacional P. Si *n* es grande, por el teorema central del límite sabemos que:

$$\hat{p} \sim N\left(P, \frac{P(1-P)}{n}\right)$$

o equivalentemente, al estandarizar se tiene:

$$z = \frac{\hat{p} - P}{\sqrt{P(1-P)}}\sqrt{n} \sim N(0,1)$$

Procediendo en forma análoga a la construcción del intervalo de confianza para una media poblacional, podemos derivar un intervalo de confianza (1-α) para una proporción poblacional P, dado por:

$$\hat{p} - z_{1-\alpha/2} \times \sqrt{\frac{\hat{p} \times (1-\hat{p})}{n}} \leq P \leq \hat{p} + z_{1-\alpha/2} \times \sqrt{\frac{\hat{p} \times (1-\hat{p})}{n}}$$

Este intervalo de confianza es válido solo bajo el teorema central del límite, el cual asegura que $\hat{p}$ distribuye normal si n es suficientemente grande.

Si n es pequeño (menor a 30), no se puede asumir normalidad por el teorema central del límite y dado que los datos originales no pueden tener distribución normal (ya que es una variable categórica que indica la presencia o ausencia de la característica de interés), se debe construir un intervalo de confianza para P y usar otras metodologías que están fuera del alcance de este texto.

Ejemplo 4.8. La Encuesta Nacional de Salud (ENS) 2009-2010 arrojó que 237 personas de 65 o más años padecía de cataratas de un total de 998 personas muestreadas en ese grupo etario. Calculemos un intervalo de confianza al 95% para la prevalencia de cataratas poblacional.

La prevalencia de cataratas es 237/998 = 23,7%. Luego, un intervalo de 95% de confianza para la proporción poblacional P está dado por:

$$\hat{p} - 1{,}96 \times \sqrt{\frac{\hat{p} \times (1-\hat{p})}{n}} \leq P \leq \hat{p} + 1{,}96 \times \sqrt{\frac{\hat{p} \times (1-\hat{p})}{n}}$$

Al reemplazar $\hat{p}$ por 0,237 y n por 998 se obtiene:

$$0{,}237 - 1{,}96 \times \sqrt{\frac{0{,}237 \times (0{,}763)}{998}} \leq P \leq 0{,}237 + 1{,}96 \times \sqrt{\frac{0{,}237 \times (0{,}763)}{998}}$$

$$0{,}211 \leq P \leq 0{,}263$$

Esto significa que la prevalencia poblacional de cataratas varía entre 21,1% y 26,3% para los chilenos de 65 años o más, con confianza de 95%.

Ejemplo 4.9. Se tomó una muestra de 264 personas de cierta población, consignándose la estatura de cada individuo. En las tablas siguientes se muestra una descripción de la estatura muestral (en centímetros) y de la estatura en rangos.

[TABLA 4.3]

Estadísticos descriptivos					
	N	Mínimo	Máximo	Media	Desv. típ.
TALLA	264	118,00	200,00	167,3144	17,52470
N válido (según lista)	264				

Descripción de estatura como variable numérica.

[TABLA 4.4]

Estatura en rangos				
		Frecuencia	Porcentaje	Porcentaje acumulado
Válidos	<160	90	34,1	34,1
	160-170	57	21,6	55,7
	171-180	41	15,5	71,2
	>180	76	28,8	100,0
Total		264	100,0	

Descripción de estatura como variable categórica.

Los investigadores están interesados en construir intervalos de confianza de 99% para la estatura promedio poblacional y para el porcentaje de personas que mide menos de 160 centímetros.

De la **Tabla 4.3** tenemos que $\bar{X}=167{,}3$ y $s=17{,}5$. Dado que el tamaño muestral es grande, podemos construir un intervalo de confianza para μ usando distribución z o t, ya que ambos arrojarán intervalos muy similares (dado que $t_{(263)} \approx z$).

Luego, un intervalo de 99% de confianza para la estatura media poblacional está dado por:

$$\bar{X} \pm z_{1-0{,}01/2} \times \frac{s}{\sqrt{n}}$$
$$= 167{,}3 \pm 2{,}576 \times \frac{17{,}5}{\sqrt{264}}$$
$$= (164{,}5; 170{,}1)$$

Entonces, la estatura promedio poblacional varía entre 164,5 y 170,1 centímetros, con confianza 99%.

Para construir un intervalo de 99% de confianza para P, la proporción poblacional de personas con estatura inferior a 160 centímetros, de la **Tabla 4.4** observamos que $\hat{p}$ =0,341. Luego, el intervalo está dado por:

$$\hat{p} \pm z_{1-0{,}01/2} \times \sqrt{\hat{p} \times (1-\hat{p})/n}$$
$$= 0{,}341 \pm 2.576 \times \sqrt{0{,}341 \times 0{,}659/264}$$
$$= (0{,}266; 0{,}416)$$

Se concluye que con probabilidad 0,99, el porcentaje de personas en la población con estatura inferior a 160 centímetros varía entre 26,6% y 41,6%.

4.4 Cálculo de tamaños muestrales

Los intervalos de confianza planteados hasta ahora nos proveen de un mecanismo para calcular el tamaño muestral mínimo necesario para estimar una media o una proporción poblacional.

Las fórmulas usadas para construir intervalos de confianza se basan en un estimador de μ o P($\overline{X}$ o $\hat{p}$), y en una cantidad que se debe sumar y restar al estimador para construir el intervalo. Esta cantidad se llama **error de estimación**. La tabla siguiente muestra los intervalos, que son todos de la forma estimador ± error de estimación.

[TABLA 4.5]

IC (1-α) para μ con σ^2 conocido	IC (1-α) para μ con σ^2 desconocido	IC (1-α) para P
$\overline{X} \pm z_{1-\alpha/2} \times \frac{\sigma}{\sqrt{n}}$	$\overline{X} \pm t_{1-\alpha/2, n-1} \times \frac{s}{\sqrt{n}}$	$\hat{p} \pm z_{1-\alpha/2} \times \sqrt{\frac{\hat{p} \times (1-\hat{p})}{n}}$

Error de estimación según tipo de intervalo de confianza.

Ahora, si fijamos el máximo error de estimación que se quiere cometer, con un nivel de confianza (1-α) y si contamos con una estimación para la varianza, basta con despejar *n* (la única incógnita en la ecuación) para obtener el tamaño muestral mínimo.

4.4.1 Tamaño muestral mínimo para estimar una media poblacional

Si σ^2 es conocido, para cometer un error de estimación que no exceda una cantidad fija *d*, con confianza (1-α), la ecuación por resolver es de la forma:

$$z_{1-\alpha/2} \times \frac{\sigma}{\sqrt{n}} \leq d$$

Como el error de estimación fue establecido por el investigador, σ^2 es conocido y $z_{1-\alpha/2}$ se obtiene de tabla normal, la única incógnita es *n*, el tamaño muestral. Luego, despejando n de la ecuación, se tiene:

$$n \geq \frac{z^2_{1-\alpha/2} \times \sigma^2}{d^2}$$

Dado que en situaciones prácticas la varianza σ^2 es desconocida, debemos obtenerla de estudios publicados o de otras poblaciones similares. Si la literatura no provee esta información, es necesario realizar un estudio piloto para estimarla.

El error de estimación que considera s^2 en vez de σ^2 no se utiliza para estimar tamaños muestrales, ya que la fórmula tiene dos incógnitas: el tamaño muestral y el valor de la t de Student, cuyos grados de libertad dependen de *n*. Por este motivo se usa la fórmula con σ^2 conocido descrita antes.

Ejemplo 4.10. Se quiere calcular el tamaño muestral mínimo necesario para estimar el promedio de peso de nacimiento en cierta población, de modo que el error de estimación no exceda 100 gramos, con confianza 95%. Mediante un estudio piloto se estimó la desviación estándar en 400 gramos.

Solución. Del enunciado se tiene: $d = 100$, $\sigma = 400$, $(1-\alpha) = 0{,}95$. Luego, el tamaño muestral está dado por:

$$n \geq \frac{z^2_{1-\alpha/2} \times \sigma^2}{d^2} = \frac{1{,}96^2 \times 400^2}{100^2} = 61{,}4 \approx 62 \; casos$$

Por lo tanto, se necesitan 62 casos para estimar la media poblacional del peso de nacimiento bajo las condiciones descritas.

4.4.2 Tamaño muestral mínimo para estimar una proporción poblacional

Para cometer un error de estimación que no exceda una cantidad fija *d*, con confianza $(1-\alpha)$, la ecuación por resolver es de la forma:

$$z_{1-\alpha/2} \times \sqrt{\frac{\hat{p} \times (1-\hat{p})}{n}} \leq d$$

En la ecuación podemos fijar $z_{1-\alpha/2}$ y el error de estimación *d*. Dado que *n* es la incógnita, es necesario dar un valor a $\hat{p}$, que no conocemos, reemplazándolo por una estimación de P, que se puede obtener de la literatura o de estudios previos. Luego, al despejar n de la ecuación, el tamaño muestral mínimo está dado por:

$$n \geq \frac{z^2_{1-\alpha/2} \times P \times (1-P)}{d^2}$$

Nótese que para cualquier P entre 0 y 1, el producto es máximo en 0,5. Después, si la literatura no provee una estimación para la proporción poblacional, se debe asumir $P = 0{,}5$, ya que para $z_{1-\alpha/2}$ y d fijos, el tamaño muestral alcanza su máximo en dicho valor. El tamaño de muestra obtenido proveerá el escenario más conservador respecto a la cantidad de sujetos seleccionados para el estudio.

Ejemplo 4.11. Se quiere estimar la proporción poblacional de personas con obesidad, de modo que el error de estimación no exceda cinco puntos porcentuales con confianza 95%.

Solución. Del enunciado se tiene d = 0,05 (5 puntos porcentuales de error) y (1-α) = 0,95. Como no se dan antecedentes sobre la magnitud de P, asumamos P = 0,5. Luego:

$$n \geq \frac{z^2_{1-\alpha/2} \times 0,25}{d^2} = \frac{1,96^2 \times 0,25}{0,05^2} = 384\ casos$$

Ejemplo 4.12. Tener información acerca del valor de P puede disminuir bastante el tamaño de la muestra. Verbigracia, si se cree que el porcentaje de obesos en la población no supera 20%, entonces conviene tomar P = 0,2. Con esto, el tamaño muestral, con error de estimación no superior a cinco puntos porcentuales y confianza 95%, está dado por:

$$n \geq \frac{z^2_{1-\alpha/2} \times 0,2 \times (1-0,2)}{d^2} = \frac{1,96^2 \times 0,16}{0,05^2} = 246\ casos$$

Ejemplo 4.13. Supongamos que se quiere estimar una prevalencia que por estudios previos se ha reportado en 80%, con confianza del 95% y error de estimación de cinco puntos porcentuales.

Solución. Notemos que el valor del producto es el mismo para P = 8,0 que para P = 0,2. Luego, si se mantiene constante el error de estimación y la confianza, el tamaño muestral es igual al del ejemplo 2 (n = 246 casos).

En consecuencia, observamos que debido a la simetría de en torno a P = 0,5, el tamaño muestral mínimo necesario para estimar una proporción P es el mismo que se requiere para estimar la proporción 1-P.

Ejercicios

4.1 Se cree que el peso de nacimiento promedio de cierta población es μ = 3.500 gramos. Para verificarlo, se tomó una muestra aleatoria de 18 niños recién nacidos, cuyos pesos fueron los siguientes:

3.211	2.405	3.073
2.872	3.050	3.466
3.318	2.205	3.884
3.738	3.034	3.263
2.691	2.304	3669
3.733	3.423	3.425

(i) Construya un intervalo de confianza de 95% para la media poblacional μ e interprete su resultado.

(ii) Indique, sin hacer cálculos, si un intervalo de confianza de 99% en vez de 95% estaría más cerca de apoyar o rechazar la hipótesis planteada en el enunciado.

4.2 Los siguientes datos son los puntajes obtenidos para 45 personas de una escala de depresión (mayor puntaje significa mayor depresión).

2	5	6	8	8	9	9	10	11
11	11	13	13	14	14	14	14	14
14	15	15	16	16	16	16	16	16
16	16	17	17	17	18	18	18	19
19	19	19	19	19	19	19	20	20

(i) Construya un intervalo de confianza de 95% y 99% para la media poblacional μ asumiendo que la distribución de la variable es normal y $\sigma^2 = 16$.

(ii) Construya un intervalo de confianza de 95% para μ, asumiendo normalidad y σ^2 desconocido.

(iii) Construya el intervalo de confianza si no se sabe nada acerca de la distribución de probabilidad de los puntajes ni sobre σ^2.

4.3 El estudio "Prevalencia de factores de riesgo cardiovasculares en mujeres adultas en la Región Metropolitana" (Ximena Berríos y otros, 1992), consideró una muestra aleatoria de 412 mujeres mayores de 15 años en la Región Metropolitana. La tabla siguiente muestra intervalos de confianza de 95% para algunos factores estudiados. Verifique que los intervalos construidos son los indicados en la tabla.

Factor de riesgo	1992 (%)	IC 95%
Tabaquismo	44,6	39,8 – 49,4
Consumo de alcohol	29,8	25,4 – 34,2
Sedentarismo	80,1	76,2 – 84,0
Hipertensión arterial	17,6	13,9 – 21,3
Obesidad	39,9	35,2 – 44,6
Colesterol total > 200	46,1	41,2 – 50,9

4.4 La Encuesta Nacional de Salud 2009-2010 (ENS 2009-2010) arrojó que la prevalencia de cataratas fue 6,6% en zona urbana y 6,5% en zona rural, en base a una muestra de 4.842 y 781 personas en cada zona, respectivamente.

	Cataratas		
Zona	NO	SÍ	Total
Urbana	4.186 (93,4%)	296 (6,6%)	4.482
Rural	730 (93,5%)	51 (6,5%)	781
Total	4.916 (93,4%)	347 (6,6%)	5.263

Construya un intervalo de confianza de 99% para la prevalencia de cataratas para zonas urbana y rural a nivel poblacional. Indique por qué el ancho de los intervalos construidos es diferente, aunque la estimación puntual es similar en ambas zonas.

4.5 En un estudio que analizó a 565 pacientes que ingresaron al hospital por un infarto al miocardio, se determinó que la edad promedio de los pacientes era de 63,6 años, con una desviación estándar de 12 años. Construya un intervalo al 99% de confianza para la edad promedio de la población de infartados. Indique los supuestos necesarios para construir el intervalo.

4.6 Un equipo de pediatras está interesado en estimar el número de niños chilenos que nace con bajo peso (peso < 3.000 g), siendo sus madres sanas. Para esto, tomaron una muestra de 1.000 recién nacidos, representativos de la población general de recién nacidos chilenos, encontrando 140 con bajo peso.

Si anualmente nacen en Chile aproximadamente 250.000 niños, construya un intervalo al 95% de confianza para el número anual de recién nacidos con bajo peso en la población chilena.

4.7 Se quiere determinar el tamaño muestral mínimo necesario para estimar el peso promedio de nacimiento para cierta población, con un error de estimación inferior a 100 gramos, con una confianza de 95%. Se estima que la desviación estándar de los pesos es aproximadamente igual a 400 gramos.

4.8 Se quiere estimar la prevalencia de obesidad entre menores de 10 años de una localidad. ¿Cuántos niños se necesitan para estimar la prevalencia con una precisión de 5 puntos porcentuales y 95% de confianza, si se sabe que la verdadera tasa no excede de 20%?

[5]

Test de hipótesis y asociación de variables

5.1 Introducción a los test de hipótesis

Al igual que en estimación puntual e intervalos de confianza, los test de hipótesis son una manera de hacer inferencias, a partir de una muestra aleatoria, a una población. Sin embargo, en dócima de hipótesis se responden preguntas específicas respecto a uno o más parámetros; por ejemplo, si una media poblacional es distinta a un valor determinado o si existen diferencias en la proporción en que se presenta un evento entre dos o más poblaciones.

Un **test de hipótesis**, también llamado dócima de hipótesis, es un procedimiento estadístico que permite determinar la veracidad de una hipótesis planteada respecto a los parámetros poblacionales. Para esto, se utilizan los resultados de una muestra obtenida de la o las poblaciones en estudio, lo cual permite contrastar la realidad observada en la muestra con la hipótesis planteada.

Los pasos que se deben seguir para llevar a cabo una dócima de hipótesis los provee el método científico:

- Primero, se elabora una hipótesis estadística que refleje la creencia del investigador acerca del parámetro poblacional de interés.
- Se toma una muestra aleatoria de la población en estudio y se obtienen las medidas resumen apropiadas para el parámetro.
- Se contrastan los resultados muestrales con lo planteado en la hipótesis.
- De acuerdo a la distancia entre los resultados muestrales y lo planteado en la hipótesis, se calcula la probabilidad de que la hipótesis sea correcta o incorrecta.
- Finalmente, se acepta o rechaza la hipótesis planteada, de acuerdo a la probabilidad obtenida.

5.1.1 Hipótesis estadísticas

Todo problema de investigación se puede formular a través de dos hipótesis estadísticas: una **hipótesis nula** (H_0) y una **hipótesis alternativa** (H_1).

- La hipótesis nula H_0 es la hipótesis que por lo general se quiere rechazar y refleja el conocimiento actual del problema. Es decir, comúnmente plantea que no hay cambios en el estado de los parámetros en estudio.
- La hipótesis alternativa H_1 muestra un enunciado en desacuerdo con H_0, ya que plantea un cambio en el actual conocimiento sobre el problema. Esta hipótesis suele reflejar lo que el investigador sospecha que es verdadero.

Las hipótesis H_0 y H_1 deben ser **exhaustivas** (deben cubrir todos los posibles resultados) y **excluyentes** (no deben compartir ningún resultado).

Ejemplo 5.1. Un investigador sostiene que las mujeres que fuman durante el embarazo tienen hijos que nacen con menor peso que la media nacional $\mu = 3.400$ gramos y desviación estándar $\sigma = 550$ gramos. Los pasos por seguir para determinar si son correctas las sospechas del investigador se muestran en el esquema siguiente **(Figura 5.1)**.

[FIGURA 5.1]

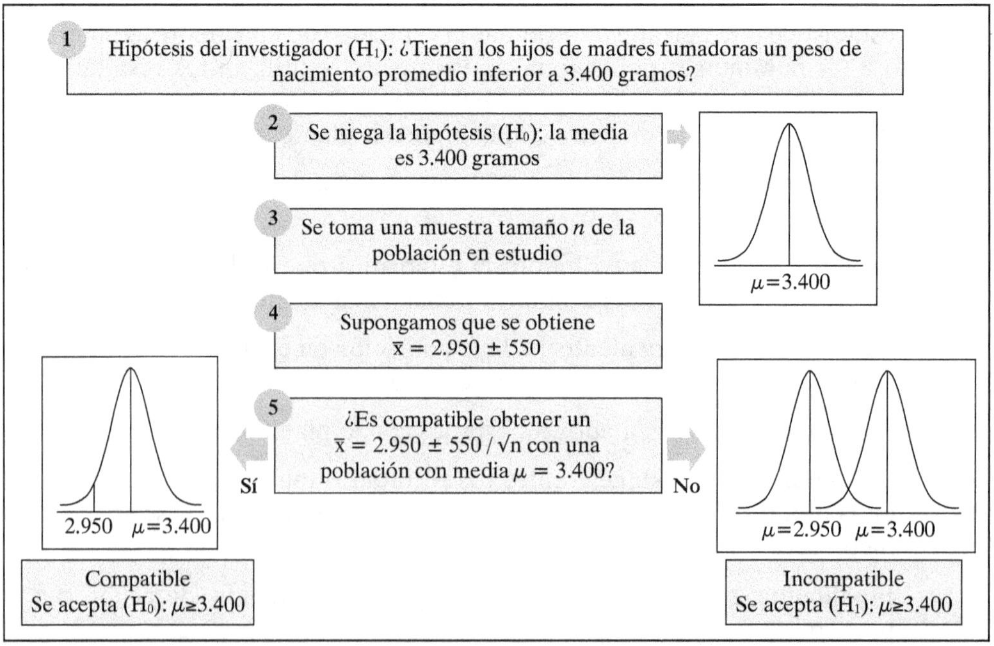

Esquema para determinar la veracidad de un test de hipótesis.

Para resolver el paso 5 se necesita el cálculo de la probabilidad de que el investigador se equivoque en su razonamiento.

5.1.2 Tipos de hipótesis: bilaterales y unilaterales

Las hipótesis estadísticas pueden ser bilaterales o unilaterales. Las hipótesis bilaterales deben su nombre a que se rechaza la hipótesis nula para valores muy grandes o muy pequeños del parámetro estimado. En las hipótesis unilaterales, en cambio, solo se rechaza H_0 para valores muy grandes o para valores muy pequeños del parámetro estimado.

Algunos ejemplos de hipótesis bilaterales:

[TABLA 5.1]

Pregunta por responder	**Hipótesis**
¿Es la prevalencia de alcoholismo en la población bajo estudio similar al 5% reportado a nivel nacional?	H_0: $P = 0{,}05$ H_1: $P \neq 0{,}05$
¿Tiene la población de niños estudiada un coeficiente intelectual promedio de 100 puntos?	H_0: $\mu = 100$ H_1: $\mu \neq 100$
¿Es distinto el porcentaje de pacientes que disminuye su presión arterial con tratamiento A respecto al tratamiento B?	H_0: $P_A = P_B$ H_1: $P_A \neq P_B$
¿Cambia la media de presión arterial en hipertensos usando tratamiento estándar A en comparación con el tratamiento B?	H_0: $\mu_A = \mu_B$ H_1: $\mu_A \neq \mu_B$

Planteamiento de hipótesis estadísticas bilaterales para distintas preguntas de investigación

Algunos ejemplos de hipótesis unilaterales:

[TABLA 5.2]

Pregunta por responder	**Hipótesis**
¿Es la prevalencia de alcoholismo en la población bajo estudio mayor al 5% reportado a nivel nacional?	H_0: $P \leq 0{,}05$ H_1: $P > 0{,}05$
¿Tiene la población de niños estudiada un coeficiente intelectual promedio inferior a 100 puntos?	H_0: $\mu \geq 100$ H_1: $\mu < 100$
¿Es menor el porcentaje de pacientes que disminuye su presión arterial con tratamiento A respecto al tratamiento B?	H_0: $P_A \geq P_B$ H_1: $P_A < P_B$
¿Es mayor la media de presión arterial en hipertensos usando tratamiento estándar A en comparación con el tratamiento B?	H_0: $\mu_A \leq \mu_B$ H_1: $\mu_A > \mu_B$

Planteamiento de hipótesis estadísticas unilaterales para distintas preguntas de investigación

En la hipótesis H_0: $P = 0{,}05$ versus H_1: $P \neq 0{,}05$, se rechaza H_0 si se observa un estimador $\hat{p}$ mucho menor o mucho mayor que 0,05. En cambio, en la hipótesis H_0: $P \leq 0{,}05$ versus H_1: $P > 0{,}05$, se rechaza H_0 solo si $\hat{p}$ es mucho mayor que 0,05.

Note que se pueden plantear hipótesis en las cuales se contrasta un parámetro con un valor constante (obtenido generalmente de la literatura) o se compara el mismo parámetro entre dos o más poblaciones.

Por su estructura, los test de hipótesis se usan para buscar diferencias entre dos parámetros (determinar si hay evidencia en los datos para rechazar H_0). Cuando se quiere probar si dos parámetros son iguales, se utilizan los llamados test de hipótesis de equivalencia, los cuales no son vistos en este texto.

Ejemplo 5.2. Se quiere comparar el porcentaje de tabaquismo según nivel socioeconómico. Si denominamos P_A, P_M y P_B al porcentaje de fumadores en nivel socioeconómico alto, medio y bajo, respectivamente, las hipótesis estadísticas son:

H_0: $P_A = P_M = P_B$

H_1: Al menos un porcentaje es distinto de otro.

Cabe consignar que no es necesario que los tres porcentajes sean distintos para rechazar H_0, sino que basta que dos difieran. Además, estas hipótesis cumplen con el requisito de ser exhaustivas (cubren todos los posibles resultados) y excluyentes (no existe ningún resultado que haga verdaderas ambas hipótesis simultáneamente).

5.1.3 Posibles situaciones al contrastar los datos con la realidad

Supongamos que las únicas decisiones posibles de tomar, en base a los datos muestrales, son aceptar que H_0 es verdadera o que H_1 es verdadera. Sin embargo, podría ocurrir que los datos indiquen, por ejemplo, que H_0 es verdadera, cuando en realidad es falsa, o viceversa.

Por supuesto que nosotros desconocemos esa realidad (si la supiéramos, no tendríamos que hacer test de hipótesis), pero debemos tener en cuenta que podemos equivocarnos al tomar una decisión. Luego, al contrastar la hipótesis con los datos, se tendrá una de las siguientes situaciones:

[TABLA 5.3]

		Verdad (estado del parámetro en la población)	
		H_0 es verdadero	H_1 es verdadero
Decisión (tomada a partir de los datos muestrales)	Aceptar H_0	Correcto (Confianza)	Error tipo II
	Rechazar H_0	Error tipo I	Correcto (Potencia)

Posibles situaciones en un test de hipótesis al contrastar datos con la realidad.

Las cuatro situaciones descritas en la **Tabla 5.3** se miden como una probabilidad:

- La probabilidad de cometer un error tipo I (de rechazar H_0 cuando es verdadera) se denomina **nivel de significación** y se denota α.
- La probabilidad de cometer un error de tipo II (de aceptar H_0 cuando la hipótesis alternativa es verdadera) se denota β.
- La **potencia** es la probabilidad de rechazar H_0 cuando la hipótesis alternativa es verdadera. Es decir, es la probabilidad de encontrar diferencias cuando efectivamente existen. Se denota 1-β.
- La **confianza** es la probabilidad de aceptar H_0 cuando esta es verdadera. Es decir, es la probabilidad de no encontrar diferencias cuando no las hay. Se denota 1-α.

La confianza y el error tipo I son probabilidades de sucesos complementarios, por lo que suman 1. Lo mismo ocurre con la potencia y el error tipo II.

Ejemplo 5.3. Si se quiere comparar P_A versus P_B, el porcentaje de pacientes que mejora con tratamientos A y B, respectivamente, se plantean las hipótesis $H_0{:}P_A = P_B$ versus $H_1{:}P_A \neq P_B$. Luego:

- El error α equivale a la probabilidad de concluir que $P_A \neq P_B$ (los tratamientos difieren) cuando en realidad los dos tratamientos tienen el mismo efecto.
- El error β equivale a la probabilidad de concluir que $P_A = P_B$ (los tratamientos no difieren) cuando en realidad uno de ellos es mejor que el otro.
- La confianza 1-α equivale a la probabilidad de no encontrar diferencias entre tratamientos A y B cuando no las hay.
- La potencia 1-β equivale a la probabilidad de encontrar diferencias reales entre los tratamientos A y B. ?

Todas las probabilidades anteriores son condicionales, por lo que estas pueden escribirse como:

$$P(aceptar\ H_0 \mid H_0\ es\ verdadera) = 1 - \alpha \qquad P(rechazar\ H_0 \mid H_0\ es\ verdadera) = \alpha$$
$$P(rechazar\ H_0 \mid H_0\ es\ falsa) = 1 - \beta \qquad P(aceptar\ H_0 \mid H_0\ es\ falsa) = \beta$$

El objetivo del test de hipótesis es maximizar las probabilidades 1-α y 1-β, lo que a su vez minimiza las probabilidades de error.

Tradicionalmente se considera más grave cometer un error α que un error β, por lo que se fija el máximo error α que se está dispuesto a cometer. Luego, se quiere:

$$P(rechazar\ H_0 \mid H_0\ es\ verdadera) \leq \alpha$$

La significancia α generalmente se fija en 5%. Cuando se cuenta con tamaños muestrales reducidos se suele usar α = 10% y cuando se tienen tamaños muestrales grandes se puede usar α = 1%. La potencia β se considera aceptable cuando es superior o igual al 80%.

Ejemplo 5.4. En el **Ejemplo 5.1**, donde se quiere averiguar si $\mu \neq 3.400$, el argumento comienza asumiendo que H_0 es verdadera (o sea, se asume $\mu = 3.400$).

Luego, usando $\bar{x}$ el estimador muestral de μ, se calcula la probabilidad de rechazar H_0 (erróneamente, ya que se asumió que H_0 es verdadera). Si esta probabilidad calculada es menor que α, significa que la probabilidad de que estemos rechazando erróneamente H_0 es muy baja, por lo que podemos rechazarla. Pero si la probabilidad calculada es mayor que α, significa que la probabilidad de error es muy alta, por lo que no rechazamos H_0. Esta probabilidad calculada se llama **valor-p**.

5.1.4 Concepto y cálculo de valor-p

El valor-p es la probabilidad de observar un valor igual o más extremo que el obtenido en nuestro experimento, asumiendo que la hipótesis nula es verdadera. Es decir, el valor-p es equivalente a la significancia α, ya que es la probabilidad de rechazar H_0, asumiendo que esta es verdadera, con la diferencia de que el valor-p se calcula a partir de una muestra de la población en estudio (a posteriori), mientras que α se fija antes de hacer la dócima de hipótesis (a priori).

Ejemplo 5.5 (test unilateral). Consideremos nuevamente el ejemplo de las madres fumadoras. Para averiguar si el peso promedio de nacimiento de niños de madres fumadoras es menor que 3.400 gramos, se plantean las siguientes hipótesis unilaterales:

$$H_0: \mu \geq 3.400$$

$$H_1: \mu < 3.400$$

Asumamos un nivel de significancia α = 0,05 (5%), es decir, queremos que la probabilidad de rechazar erróneamente H_0 sea a lo más 0,05.

Supongamos que en una muestra aleatoria de n = 100 recién nacidos de madres fumadoras se obtiene $\bar{x}=2.950\pm550$ gramos. Interesa determinar si este resultado es compatible con lo planteado en H_0.

Para hacer la dócima, es necesario asumir que H_0 es verdadera. Para esto, basta con asumir que $\mu = 3.400$, ya que este o cualquier valor superior pertenece a H_0. Luego, como el tamaño muestral es grande, bajo H_0 se cumple que:

$$\bar{x} \sim N(3.400, \sigma^2/100)$$

El valor-p se define como "la probabilidad de encontrar un valor igual o más extremo que el obtenido en nuestro experimento, asumiendo que H_0 es verdadera". En este caso sería la probabilidad de hallar un promedio de peso de nacimiento menor o igual a 2.950, dado que el promedio poblacional es de 3.400. Con esto:

$$valor\ p = P(\bar{x} < 2.950 | H_0\ es\ verdadera)$$

Nótese que la condición "H_0 es verdadera" está implícita en la distribución asumida para $\bar{x}$, ya que su media es $\mu = 3.400$. Por lo tanto, al calcular el valor-p, se tiene:

$$P(\bar{x} < 2.950 | H_0\ es\ V) = P(\frac{\bar{x} - \mu}{s/\sqrt{n}} < \frac{2.950 - \mu}{s/\sqrt{n}})$$

Dado que σ^2 es desconocida, la estandarización es t y no z. Entonces:

$$P(t_{(99)} < \frac{2.950 - 3.400}{550/\sqrt{100}}) = P(t_{(99)} < -8{,}18) < 0{,}0005$$

Como $p < 0{,}0005$ es bastante menor que $\alpha = 0{,}05$, se rechaza H_0 a favor de la hipótesis alternativa. Se concluye que el investigador tiene razón: las madres fumadoras tienen niños con peso promedio inferior a la media nacional 3.400 gramos.

Ejemplo 5.6 (test bilateral). Si en el ejemplo anterior fuera de interés determinar si el peso promedio de nacimiento es distinto de 3.400 gramos, las hipótesis serían bilaterales:

$$H_0: \mu = 3.400$$
$$H_1: \mu \neq 3.400$$

Para asumir que H_0 es verdadera, nuevamente basta con asumir que $\mu = 3.400$. Considerando la muestra de 100 recién nacidos de madres fumadoras, con $\bar{x}$=2.950±550, la distribución de $\bar{x}$ bajo H_0 es normal con media de 3.400 gramos (por el teorema central del límite).

En este caso, como las hipótesis son bilaterales, se rechaza H_0 para valores muy pequeños o muy grandes de $\bar{x}$. Estos corresponden a valores inferiores al promedio observado en la muestra (2.950 gramos) o superiores a 3.850 gramos, ya que ambos se encuentran equidistantes de la media $\mu = 3.400$ gramos. Por lo tanto, el valor-p está dado por:

$$valor\ p = P(\bar{x} < 2.950\ o\ \bar{x} > 3.850 | H_0\ es\ verdadera)$$

Al estandarizar, el valor-p se calcula como:

$$P(t_{(99)} < -8{,}18\ o\ t_{(99)} > 8.18) = P(t_{(99)} < -8{,}18) + P(t_{(99)} > 8{,}18) = 2 \times P(t_{(99)} > 8{,}18)$$

En este caso, se obtiene p < 0,001, el que sigue siendo muy significativo. Se concluye que las madres fumadoras tienen niños con peso promedio distinto a la media nacional de 3.400 gramos.

Ejemplo 5.7 (región de confianza unilateral). Para el estudio de las madres fumadoras, determine el máximo valor de $\bar{x}$ que permite rechazar la hipótesis H_0: $\mu \geq 3.400$ con una significancia $\alpha = 5\%$.

Solución. Llamemos k al promedio que queremos calcular. Asumiendo que H_0 es verdadera y que $\bar{x}$ tiene distribución normal, se tiene:

$$\bar{x} \sim N(3400, \sigma^2/_{100})$$

Asumamos una desviación estándar $s = 550$ gramos, que es el valor usado en los ejemplos previos. Luego, se quiere determinar el valor de k de modo que se cumpla la definición de valor-p, esto es, que la probabilidad de encontrar un valor igual o más extremo que k, asumiendo que H_0 es verdadera, sea igual a 0,05. Entonces:

$$P(\bar{x} < k \mid H_0 \text{ } es \text{ } verdadera) = 0{,}05$$

Estandarizando:

$$P(t_{(99)} < \frac{k - 3.400}{550/\sqrt{100}}) = 0{,}05$$

De tabla t, con 99 grados de libertad, el valor que acumula probabilidad 0,05 es $t = -1{,}66$. Luego:

$$\frac{k - 3.400}{550/\sqrt{100}} = -1{,}66$$

Despejando, se obtiene $k = 3.309$ gramos.

Después, basta con comparar el $\bar{x}$ muestral con este límite. Si $\bar{x}$ es menor que 3.309 gramos, entonces acumula una probabilidad menor que 0,05 y, por lo tanto, es significativo (permite rechazar H_0). Si $\bar{x}$ es mayor que 3.309, entonces acumulará una probabilidad mayor que 0,05 y no permitirá rechazar H_0.

Ejemplo 5.8 (región de confianza bilateral). Para el estudio de las madres fumadoras, determine los valores de $\bar{x}$ que permiten rechazar la hipótesis H_0: $\mu =$ 3.400 con una significancia $\alpha = 5\%$.

Solución. Siguiendo la lógica del ejemplo anterior, se quiere determinar k_1 y k_2, de modo que:

$$P(\bar{x} < k_1 \text{ } o \text{ } \bar{x} > k_2 \mid H_0 \text{ } es \text{ } verdadera) = 0{,}05$$

Luego:

$$P(\bar{x} < k_1 \mid H_0 \text{ es verdadera}) + P(\bar{x} > k_2 \mid H_0 \text{ es verdadera}) = 0{,}05$$

Como queremos dar igual importancia a ambas regiones de rechazo, cada una de las probabilidades anteriores deberá ser igual a 0,025, manteniendo la probabilidad conjunta en 0,05.

Estandarizando se tiene:

$$P(t_{(99)} < \frac{k_1 - 3.400}{550/\sqrt{100}}) = 0{,}025 \quad y \quad P(t_{(99)} > \frac{k_2 - 3.400}{550/\sqrt{100}}) = 0{,}025$$

De tabla *t*, con 99 grados de libertad, el valor que acumula probabilidad 0,025 es t = -1.98. Luego:

$$\frac{k_1 - 3.400}{550/\sqrt{100}} = -1{,}98$$

Debido a la simetría de la t de Student, el valor de t para la ecuación correspondiente a k_2 es $t = 1{,}98$. Despejando k_1 y k_2 de sus respectivas ecuaciones, se obtiene $k_1 = 3.291$ y $k_2 = 3.509$ gramos.

Luego, si $\bar{x}$ es menor que 3.291 o mayor que 3.509 gramos, entonces acumula una probabilidad bilateral menor que 0,05 y, por lo tanto, es significativo y permite rechazar H_0. En caso contrario, no permitirá rechazar H_0.

Los casos anteriores muestran algo muy importante: los valores de $\bar{x}$ que delimitan las regiones de rechazo de H_0 son los límites que se calculan en intervalos de confianza. En el **Ejemplo 5.7** se calculó lo que se denomina una **cota de confianza** de 95%, y en el **Ejemplo 5.8** se calculó un **intervalo de confianza** de 95%.

Aun cuando siempre es posible calcular el estimador ($\bar{x}$ o $\hat{p}$) límite entre H_0 y H_1, es preferible calcular directamente el valor-p, ya que nos permite saber la probabilidad real de rechazo de H_0 y no solo determinar si el valor-p es menor o mayor que α.

Finalmente, podemos esquematizar la relación entre la significancia α y el valor-p de la siguiente manera:

[FIGURA 5.2]

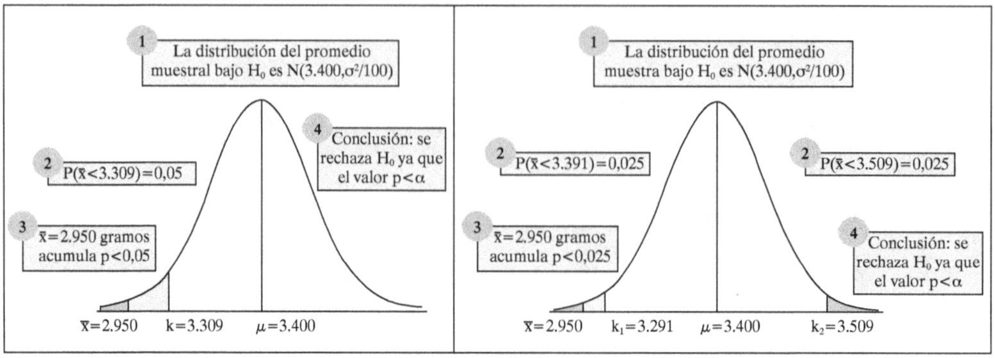

Relación entre valor-p y el nivel de significancia α. A la izquierda, para test unilateral (**Ejemplos 5.5 y 5.7**). A la derecha, para test bilateral (**Ejemplos 5.6 y 5.8**).

5.2 Test de hipótesis para una proporción

Para determinar si una proporción P de personas con una determinada característica es distinta, mayor o menor que un valor conocido p_0, se puede utilizar un test de hipótesis para una proporción. Este valor p_0 puede ser el que toma P en población general, un valor reportado en la literatura, el encontrado en un estudio piloto, etc.

Dependiendo de la naturaleza del problema en estudio, las hipótesis posibles de plantear son:

(a) H_0: $P = p_0$ vs. H_1: $P \neq p_0$ (Cuando interesa determinar si $P \neq p_0$)

(b) H_0: $P \geq p_0$ vs. H_1: $P < p_0$ (Cuando interesa determinar si $P < p_0$)

(c) H_0: $P \leq p_0$ vs. H_1: $P > p_0$ (Cuando interesa determinar si $P > p_0$)

Asumiendo que H_0 es verdadera y si el tamaño muestral es suficientemente grande, la proporción estimada en la muestra cumple (por el teorema central del límite):

$$\hat{p} \sim N(p_0, \frac{p_0(1-p_0)}{n})$$

Nótese que la distribución de $\hat{p}$ está centrada en p_0, el valor que toma P asumiendo que H_0 es verdadera.

De acuerdo a la definición de valor-p, si la hipótesis planteada es bilateral –hipótesis (a)–, entonces se rechaza H_0 para valores muy grandes o muy pequeños de $\hat{p}$ (o sea, para valores de $\hat{p}$ muy distantes de p_0).

Equivalentemente, si estandarizamos $\hat{p}$, se tiene:

$$z_0 = \frac{\hat{p} - p_0}{\sqrt{\frac{p_0(1-p_0)}{n}}} \sim N(0,1)$$

y se rechaza H_0 si z_0 toma valores muy grandes o muy pequeños. Luego, para cada hipótesis planteada, se calcula el valor-p en forma análoga a lo descrito en el **punto 5.1.4**, para hipótesis unilaterales y bilaterales:

[TABLA 5.4]

Hipótesis	Valor p
(a) H_0: P = p_0 vs. H1: P ≠ p_0	P(z < z_0 o z > z_0) = 2 x P(z ≥ |z_0|)
(b) H_0: P ≥ p_0 vs. H1: P < p_0	P(z < z_0)
(c) H_0: P ≤ p_0 vs. H1: P > p_0	P(z > z_0)

Valor p para cada hipótesis para una proporción.

Finalmente, se rechaza H_0 si el valor-p calculado es menor que la significancia α fijada a priori.

Ejemplo 5.9. En una localidad se determinó el porcentaje de alcoholismo crónico, encontrándose 98 alcohólicos en 1.500 encuestados (6,5% de los casos). Interesa determinar si esta prevalencia es similar al 5% reportado en la población general.

La hipótesis es bilateral, donde p_0 es igual a 0,05. Luego,

H_0: P = 0,05

H_1: P ≠ 0,05

En la muestra de n = 1.500 personas se encontraron 98 alcohólicos (6,5%). Luego, $\hat{p}$ =0,065. Asumiendo H_0 verdadera y por teorema central del límite:

$$\hat{p} \sim N(p_0, \frac{p_0(1-p_0)}{n}) = N(0{,}05, \frac{0{,}05(0{,}95)}{1.500})$$

Luego, estandarizando se tiene:

$$z_0 = \frac{\hat{p} - p_0}{\sqrt{\frac{p_0(1-p_0)}{n}}} = \frac{0{,}065 - 0{,}05}{\sqrt{\frac{0{,}05(1-0{,}05)}{1.500}}} = \frac{0{,}015}{0{,}0056} = 2{,}67$$

Dado que la hipótesis es bilateral, rechazamos H_0 para valores muy grandes o muy pequeños de z_0. Luego,

$$\begin{aligned} valor\ p &= P(z < -z_0 \ o \ z > z_0) \\ &= 2 \times P(z > |z_0|) \\ &= 2 \times P(z > 2{,}67) \\ &= 2 \times 0{,}00379 \\ &= 0{,}00758 \end{aligned}$$

Con $p = 0{,}0076$ se rechaza H_0. Por lo tanto, la prevalencia de alcoholismo en la localidad estudiada es distinta de la prevalencia observada a nivel nacional.

5.3 Test de hipótesis para un promedio

En forma análoga al caso de una proporción, podría ser de interés determinar si el promedio poblacional μ de una variable aleatoria es distinto, mayor o menor que un valor conocido μ_0, el cual puede ser un valor reportado en la literatura, en un estudio piloto, etc.

Dependiendo de la naturaleza del problema en estudio, las hipótesis posibles de plantear son:

(a) H_0: $\mu = \mu_0$ vs. H1: $\mu \neq \mu_0$ (Cuando interesa determinar si $\mu \neq \mu_0$)

(b) H_0: $\mu \geq \mu_0$ vs. H1: $\mu < \mu_0$ (Cuando interesa determinar si $\mu < \mu_0$)

(c) H_0: $\mu \leq \mu_0$ vs. H1: $\mu > \mu_0$ (Cuando interesa determinar si $\mu > \mu_0$)

Si X es la variable en estudio, cualquiera sea la hipótesis de interés, será necesario tomar una muestra aleatoria tamaño n de la población y calcular $\bar{x}$, el estimador muestral de μ. Se asume que $\bar{x}$ tiene distribución normal, ya sea porque la variable X es normal o por teorema central del límite.

Luego, asumiendo que H_0 es verdadera, la distribución de $\bar{x}$ está centrada en μ_0, por lo que $\bar{x} \sim N(\mu_0,\sigma^2/n)$. Estandarizando se tiene:

$$z_0 = \frac{\bar{x} - \mu_0}{\sigma/\sqrt{n}} \sim N(0,1)$$

Sin embargo, como σ^2 suele ser desconocido, se reemplaza por la desviación estándar muestral s, y la estandarización es:

$$t_0 = \frac{\bar{x} - \mu_0}{s/\sqrt{n}} \sim t(n-1)$$

Esto significa que t_0, tiene distribución t de Student con n-1 grados de libertad.

Siguiendo la misma lógica que en test de hipótesis para una proporción (ver **punto 5.2**), para cada hipótesis planteada el valor-p está dado por:

[TABLA 5.5]

Hipótesis	Valor p
(a) H_0: $\mu = \mu_0$ vs. H_1: $\mu \neq \mu_0$	$P(t_{(n-1)} < -t_0 \text{ o } t_{(n-1)} > t_0) = 2xP\,(t_{(n-1} \geq \lvert t_0 \rvert)$
(b) H_0: $\mu \geq \mu_0$ vs. H_1: $\mu < \mu_0$	$P(t_{(n-1)} < t_0)$
(c) H_0: $\mu \leq \mu_0$ vs. H_1: $\mu > \mu_0$	$P(t_{(n-1)} > t_0)$

Valor p para cada hipótesis para un promedio.

Finalmente, se rechaza H_0 si el valor-p calculado es menor que la significancia a fijada a priori.

Ejemplo 5.10. En una muestra aleatoria de 350 adultos de cierta población en estudio, se encontró que el colesterol total promedio era 195,1 mg/dl, con una desviación estándar 70 mg/dl. Se cree que este promedio es mayor que el promedio nacional en adultos, igual a 189 mg/dl (según Encuesta Nacional de Salud 2009).

La hipótesis correspondiente a este caso en particular es unilateral. La media de referencia μ_0 es igual a 189. Luego,

H_0: $\mu \leq 189$

H_1: $\mu > 189$

En la muestra de n = 350 adultos se obtuvo $\bar{x}$ = 195,1 y s = 70. Asumiendo que H_0 es verdadera (μ = 189 mg/dl) y que $\bar{x}$ tiene distribución normal (por teorema central del límite), se tiene:

$$\bar{x} \sim N(189, \sigma^2/350) \quad \rightarrow \quad t_0 = \frac{195{,}1 - 189}{70/\sqrt{350}} = 1{,}63 \sim t_{(349)}$$

Dado que la hipótesis es unilateral, rechazamos H_0 para valores muy grandes de t_0. Luego,

$$valor\ p = P(t_{(349)} > t_0) = P(t_{(349)} > 1{,}63) > 0{,}05$$

Como el valor-p calculado es superior a 0,05, no existe suficiente evidencia para rechazar H_0. Se concluye que el colesterol total promedio de esta población no es mayor que la media nacional de 189 mg/dl.

5.4 Introducción a la asociación de variables

En estudios científicos que requieren análisis estadístico, comúnmente interesa determinar cómo se relacionan dos o más variables aleatorias. En particular, en las ciencias de la salud, es de interés identificar factores determinantes de una enfermedad (de riesgo o protectores), factores pronósticos de muerte por distintas causas, comparar la respuesta a tratamientos, etc.

Entre dos variables aleatorias existe asociación si una de ellas altera el comportamiento de la otra, es decir, cuando estas no son independientes. La determinación de si existe o no asociación se realiza mediante los test de hipótesis.

Ejemplo 5.11. Se piensa que un nuevo medicamento para controlar la presión arterial (PA) en pacientes hipertensos (medicamento A) es mejor que uno de uso estándar (medicamento B). Para probarlo, 150 pacientes fueron asignados al azar a cada medicamento. Al final del estudio se determinó que 42% de los pacientes con A y 41,3% de los pacientes con B logró controlar la presión arterial (63 y 62 pacientes, respectivamente).

Desde el punto de vista de la asociación de variables. Se observa que hay dos variables involucradas en el estudio: "medicamento" (que toma valores A y B) y "control de presión arterial" (con valores sí y no).

El resultado del estudio muestra que el porcentaje de control de la presión arterial es prácticamente el mismo usando el medicamento A o B. Es decir, la mejoría es independiente del medicamento administrado. Se concluye que no hay asociación entre el medicamento y el control de presión arterial. En consecuencia, la hipótesis del investigador era incorrecta.

Desde el punto de vista probabilístico. Si definimos los sucesos A = "El paciente toma el medicamento A", B = "El paciente toma el medicamento B" y C = "El paciente controla su presión arterial", se observa que:

$$P(C) = \frac{63+62}{300} = 0{,}417$$
$$P(C \mid A) = 0{,}42 \approx P(C) \quad y \quad P(C \mid B) = 0{,}413 \approx P(C)$$

Es decir, la probabilidad de que el paciente controle su presión arterial dado que tomó el medicamento A, que es P(C|A) = 0,42, es igual a la probabilidad de que el paciente controle su presión arterial P(C). Lo mismo ocurre con P(C|B) = P(B). Luego, el control de la presión arterial es independiente del medicamento administrado.

Desde el punto de vista de los test de hipótesis. Si llamamos P_A y P_B al porcentaje de pacientes que controla su presión con medicamento A y B, respectivamente, entonces las hipótesis estadísticas podrían ser:

H_0: $P_A = P_B$
H_1: $P_A \neq P_B$

La dócima requiere fijar un nivel de significancia (por ejemplo, $\alpha = 5\%$) y hacer el test usando los resultados muestrales $n_A=150, \hat{p}_A=0{,}42$ y $n_B=150, \hat{p}_B=0{,}413$. El resultado de esta dócima será que no hay diferencias significativas entre P_A y P_B.

5.4.1 Variable explicada y explicatoria

Cuando se quiere determinar si existe asociación entre dos variables aleatorias, generalmente una de ellas actúa como posible explicación del comportamiento de la otra, por lo que es conveniente identificar esta relación de dependencia. Para esto, se identifican dos variables: la variable explicada y la variable explicatoria.

La **variable explicada**, también llamada **variable dependiente** o **respuesta**, identifica al fenómeno en estudio. Comúnmente se usa la letra Y para denotarla.

La variable **explicatoria**, también llamada **variable independiente** o **factor**, identifica a un posible determinante para el fenómeno estudiado, facilitando o impidiendo su aparición o cambio. Se usa la letra X para identificar una variable explicatoria, o las letras $X_1, X_2, \ldots, X_k$ para identificar un conjunto de k posibles variables explicatorias.

Ejemplo 5.12. Interesa determinar variables asociadas con mortalidad a 30 días en pacientes con neumonía adquirida en la comunidad (NAC), para una muestra de 441 pacientes. La planilla siguiente muestra las variables en estudio para algunos individuos.

[TABLA 5.6]

Id	Edad (X_1)	Sexo (X_2)	Fiebre (X_3)	Compromiso conciencia (X_4)	PAS (X_5)	PAD (X_6)	T° (X_7)	Muerte (Y)
19	67	M	0	0	176	99	37,0	0
29	83	M	0	0	91	58	36,2	1
56	36	M	1	0	105	61	39,5	0
107	76	F	1	1	148	51	38,3	0
142	82	F	1	0	154	62	38,2	0
193	61	F	0	0	106	62	36,4	1
197	32	M	1	0	131	84	39,0	0
270	19	F	0	0	118	72	39,8	0
304	86	M	1	0	136	77	38,5	0
348	85	F	1	0	120	36	38,0	0
397	91	M	0	0	110	70	39,6	1

Mortalidad en pacientes con neumonía adquirida en la comunidad.

La planilla tiene el formato necesario para ser utilizada como base de datos: cada columna representa una variable aleatoria en estudio y cada fila representa un individuo.

El fenómeno en estudio es mortalidad a 30 días, la última columna de la planilla (Muerte). Todas las otras variables son posibles explicatorias del fenómeno, con excepción del número de identificación (variable ID).

La variable respuesta en el ejemplo anterior es categórica y entre las explicatorias hay variables categóricas y numéricas. El tipo (numérica o categórica) al que pertenecen las variables X e Y define el camino metodológico para determinar si existe asociación entre las variables.

5.4.2 Camino metodológico según el tipo de variable

Hay cuatro situaciones posibles de encontrar al determinar la asociación entre dos variables, las que están determinadas por la combinación de los tipos de las variables por asociar. Los siguientes planteamientos de problemas de investigación ejemplifican estas situaciones.

[TABLA 5.7]

Problema	X	Y
Interesa determinar si la pertenencia a un grupo étnico se asocia con la presencia de cálculos vesiculares.	**Grupo étnico** (categórica)	**Cálculos vesiculares** (categórica)
Se quiere saber si la presencia de hipertensión arterial influye sobre la ganancia de peso durante el embarazo (en kilos).	**HTA** (categórica)	**Ganancia peso** (numérica)
Se quiere saber si la relación cintura/cadera está asociada con la presencia del síndrome metabólico.	**Cintura/cadera** (numérica)	**Síndrome metabólico** (categórica)
Se quiere determinar si el peso del recién nacido (en gramos) está asociado con la edad de la madre (en años).	**Edad materna** (numérica)	**Peso RN** (numérica)

Tipos de variables en un problema de investigación.

De esta forma, la variable explicada y cada una de las explicatorias pueden ser clasificadas como categóricas o numéricas. Por lo tanto, en la asociación de ambas se tiene solo una de las siguientes alternativas:

[TABLA 5.8]

Situación	Explicatoria (X)	Explicada (Y)
1	Categórica	Categórica
2	Categórica	Numérica
3	Numérica	Categórica
4	Numérica	Numérica

Asociaciones posibles según tipo de variable.

En la práctica, las situaciones 2 y 3 se resuelven usando los mismos métodos estadísticos, por lo que pueden ser vistas como una sola situación (esto cambia cuando se ajustan los modelos estadísticos, como se verá en el **capítulo 6**).

Después, el camino metodológico a seguir depende de si: (i) X e Y son categóricas; (ii) X e Y son numéricas; o (iii) X es categórica e Y es numérica o viceversa.

Dado que la interpretación de los resultados y las medidas resumen que se calculen dependen del tipo de estudio, es necesario revisar los tipos de diseño, en el **punto 5.4.3**, antes de detallar estos tres caminos metodológicos en los **puntos 5.5, 5.6** y **5.7**.

5.4.3 El diseño del estudio

Un elemento importante por considerar en el análisis e interpretación de un resultado estadístico es el diseño que se utilizó para realizar el estudio.

Los estudios se pueden clasificar según distintos criterios, uno de los cuales es el sentido de observación de las variables en el eje del tiempo por parte del investigador. Si X e Y se observan simultáneamente, el estudio se denomina **transversal**; en cambio, si una de las variables se observa antes que la otra, el estudio se denomina **longitudinal**, y entre estos últimos destacan los **estudios retrospectivos** y los **estudios prospectivos**.

La importancia de consignar si un estudio es transversal, prospectivo o retrospectivo, es que según el tipo de estudio se establece, para las variables explicatorias, un distinto grado de relación con las causas de la variable dependiente. Por ejemplo, si dos variables, digamos X e Y, presentan asociación y esta fue encontrada en un estudio prospectivo, existe mayor certeza de que X puede estar relacionada con la causa de Y que si la asociación fue hallada en un estudio retrospectivo. El escenario donde es menos posible establecer esta relación con las causas es en los estudios transversales.

A continuación se describen brevemente estos diseños, donde consideraremos la variable X como una exposición a un factor de riesgo o protector y como variable Y la presencia o ausencia de una enfermedad.

Estudio transversal

Denominados también **estudios de prevalencia**, observan simultáneamente la exposición y la enfermedad en una población bien definida, en un momento determinado. Esta medición simultánea no permite conocer la secuencia temporal de los acontecimientos y no es por tanto posible determinar si la exposición precedió a la enfermedad o viceversa.

Los estudios transversales se usan fundamentalmente en dos situaciones:

1. Para conocer la prevalencia de una enfermedad o de un factor de riesgo. Es decir, el porcentaje total de casos que tiene una enfermedad determinada, en un momento específico.
2. Para conocer la incidencia de una enfermedad. Es decir, el porcentaje de nuevos casos portadores de una enfermedad determinada, en un lapso específico.

Ejemplo 5.13. Considere el "Estudio de prevalencia de factores de riesgo cardiovasculares en una cohorte de 412 mujeres mayores de 15 años en la Región Metropolitana" (Ximena Berríos et. al., 1992), que arrojó los siguientes resultados:

[TABLA 5.9]

Factor de riesgo	**1992 (%)**	**IC 95%**
Tabaquismo	44,6	39,8 – 49,4
Consumo de alcohol	29,8	25,4 – 34,2
Sedentarismo	80,1	76,2 – 84,0
Hipertensión arterial	17,6	13,9 – 21,3
Obesidad	39,9	35,2 – 44,6
Colesterol total > 200	46,1	41,2 – 50,9

Prevalencia de factores de riesgo en mujeres > 15 años (1992).

A pesar de que se pueden buscar asociaciones entre pares de variables, las conclusiones serán limitadas. Por ejemplo, la asociación entre sedentarismo y obesidad no nos permitiría concluir que el sedentarismo produce la obesidad, ya que no se sabe cuál de los dos factores ocurrió primero (¿podría ser que debido a la obesidad una persona se volvió sedentaria?).

Estudio retrospectivo (o Caso control)

Este tipo de estudio longitudinal identifica un grupo de personas que es portador de una enfermedad (o de otra característica de interés) y lo compara con un grupo apropiado de personas que no tenga la enfermedad o característica estudiada.

El grupo portador de la enfermedad se denomina generalmente como casos, y el grupo sin la enfermedad se llama grupo control. Por este motivo a estos estudios se les denomina **estudio caso control**. Por otra parte, el hecho de que la enfermedad ya haya ocurrido le da al estudio su carácter retrospectivo.

La función del grupo control es estimar la proporción de exposición esperada en un grupo que no tiene la enfermedad. Los casos y controles no deben entenderse como dos grupos representativos de poblaciones distintas, sino como dos grupos que provienen de la misma población.

Ejemplo 5.14. Se condujo un estudio para determinar la asociación del uso de anticonceptivos orales (ACO) y enfermedad cardiaca en mujeres de 40 a 44 años. Para esto, se tomó una muestra de 180 mujeres que fueron atendidas en un hospital por infarto al miocardio (IAM) y un grupo de 250 mujeres sanas. Al revisar sus antecedentes de uso de anticonceptivos orales, se encontraron los siguientes resultados:

[TABLA 5.10]

		Infarto al miocardio		
		Sí	No	Total
Uso de	Sí	105	120	225
ACO	No	75	130	205
	Total	180	250	430

Infarto al miocardio según uso de ACO (estudio caso control).

En general, las conclusiones de un estudio caso control también son limitadas, ya que dependen de la calidad de los registros, de la memoria de los pacientes y muchas veces la secuencia temporal entre exposición y enfermedad no es fácil de establecer, entre otros inconvenientes.

Ejemplo 5.15. En un estudio de factores de riesgo de enuresis infantil, se eligieron al azar 400 niños que mojaron sus camas por lo menos una vez durante los tres meses precedentes y 420 niños que no las habían mojado. Se determinó que los niños con enuresis eran más pequeños, principalmente de sexo masculino y con niveles más elevados de sufrimiento psicológico que los que no mojaban sus camas.

Estudio prospectivo (o de cohorte)

En este tipo de estudio longitudinal, los individuos son identificados en función de la presencia o ausencia de exposición a un determinado factor. En el momento de la selección, todos los sujetos están libres de la enfermedad y son seguidos durante un período determinado, para observar la frecuencia de aparición del fenómeno que nos interesa.

Estos estudios se denominan asimismo **estudios de cohorte** (la cohorte es el grupo de sujetos que es observado en distintos instantes) o **estudios de seguimiento.**

Los individuos no expuestos deben ser representativos de la población de donde provienen los expuestos. Como en estudios caso control, estos grupos deben entenderse como representativos de la misma población. Igualmente, es necesario considerar posibles pérdidas de seguimiento (sujetos que no vuelven a control, cambian su condición de expuesto o no expuesto, mueren, etc.).

Ejemplo 5.16. Se condujo un estudio para determinar el efecto del uso de anticonceptivos orales (ACO) sobre enfermedad cardiaca en mujeres de 40 a 44 años. Se encontró que entre 5.000 usuarias actuales de anticonceptivos, 13 tuvieron un infarto al miocardio (IAM) en un período de tres años, y entre 10.000 no usuarias de anticonceptivos, 7 tuvieron un infarto en tres años.

[TABLA 5.11]

		Infarto al miocardio		
		Sí	No	Total
Uso de	Sí	13	4.987	5.000
ACO	No	7	9.993	10.000
	Total	20	14.980	15.000

Infarto al miocardio según uso de ACO (estudio de cohorte).

Al inicio del estudio es necesario verificar que ninguna de las 15.000 personas seleccionadas haya sufrido un infarto al miocardio.

Ejemplo 5.17. Un estudio de cohorte muy conocido es de Framingham sobre enfermedad cardiovascular. Esta investigación se inició en 1948 para observar factores relacionados con el desarrollo de la enfermedad cardiovascular (Gordon y Panel, 1970). Un universo de 5.127 hombres y mujeres, con edades entre 30 y 62 años de la localidad de Framingham, Massachusetts, estuvieron de acuerdo en participar inicialmente en este sondeo, que incluyó entrevistas y exámenes físicos de seguimiento cada dos años. Actualmente ya se estudia la tercera generación de esta cohorte inicial.

5.5 Asociación categórica-categórica

Cuando se quiere asociar las variables X e Y, ambas categóricas con dos o más niveles cada una, se puede construir una tabla de contingencia para resumir el resultado conjunto de las variables.

Ejemplo 5.18. Interesa determinar si existe asociación entre el compromiso de conciencia al examen físico (1 = Sí y 0 = No) y mortalidad a 30 días por neumonía adquirida en la comunidad (NAC), para un total de 441 personas.

En este caso, la variable respuesta (Y) es mortalidad y la variable explicatoria (X) es compromiso de conciencia.

[TABLA 5.12]

Id	Edad	Sexo	Fiebre	Compromiso conciencia	PAS	PAD	T°	Muerte
19	67	M	0	0	176	99	37,0	0
29	83	M	0	0	91	58	36,2	1
56	36	M	1	0	105	61	39,5	0
107	76	F	1	1	148	51	38,3	0
142	82	F	1	0	154	62	38,2	0
193	61	F	0	0	106	62	36,4	1
197	32	M	1	0	131	84	39,0	0
270	19	F	0	0	118	72	39,8	0
304	86	M	1	1	136	77	38,5	0
348	85	F	1	0	120	36	38,0	0
397	91	M	0	0	110	70	39,6	1

Mortalidad en pacientes con NAC (Y) según compromiso de conciencia (X).

Una tabla de 2 x 2 como la siguiente es la más reducida posible de construir. La presentación estándar de la tabla consiste en poner la variable explicatoria X como fila y la respuesta Y como columna. Además, la presencia de X corresponde a la primera fila y su ausencia a la segunda; mientras que la presencia de la respuesta Y corresponde a la primera columna y su ausencia a la segunda.

[TABLA 5.13]

		Y		
		(+)	(-)	Total
X	(+)	a	b	a + b
	(-)	c	d	c + d
	Total	a + c	b + d	n

Tabla de contingencia de las variables X e Y.

La tabla anterior muestra en cada celda el número de casos en cada combinación de niveles de X e Y. Además, es necesario calcular porcentajes por fila o por columna, dependiendo del tipo de estudio: prospectivo, retrospectivo o de prevalencia.

La figura siguiente muestra los porcentajes que interesa calcular y comparar en estudios caso control y de cohorte, considerando la variable X como exposición a un factor y la variable Y como la presencia o ausencia de una enfermedad.

[FIGURA 5.3]

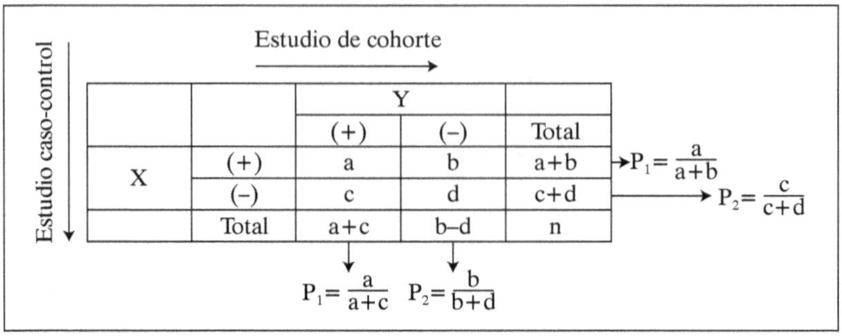

En estudio caso control interesa calcular porcentajes por columna: $p_1 = a/(a+c)$ y $p_2 = b/(b+d)$.
En estudio de cohorte interesa calcular porcentajes por fila: $p_1 = a/(a+b)$ y $p_2 = c/(c+d)$.

Si el estudio es caso control, los grupos en estudio corresponden a una muestra de (a + c) individuos con la enfermedad y una muestra de (b + d) individuos sin enfermedad, y se calcula la proporción de sujetos con el factor presente encontrado como antecedente en cada grupo.

Ejemplo 5.19. En el estudio caso control descrito en el **Ejemplo 5.14 (punto 5.4.3)**, realizado para determinar el uso de anticonceptivos orales (ACO) en mujeres con y sin enfermedad cardiaca, se encontraron los siguientes resultados:

[TABLA 5.14]

		Infarto al miocardio		
		Sí	No	Total
Uso de	Sí	105	120	225
ACO	No	75	130	205
	Total	180	250	430

Infarto al miocardio según uso de ACO (estudio caso control).

En este caso, se calcula la proporción de mujeres con infarto que usaba anticonceptivos orales (105/180 = 0,583) y la proporción de mujeres sin infarto que usaba anticonceptivos orales (120/250 = 0,48).

Si el estudio es de cohorte (prospectivo), entonces los grupos analizados corresponden a una muestra de (a + b) individuos con el factor presente y (c + d) con el factor ausente, calculándose la proporción de sujetos en que aparece la enfermedad en cada grupo.

Ejemplo 5.20. En el estudio de cohorte descrito en el **Ejemplo 5.16 (punto 5.4.3)**, realizado para determinar la ocurrencia de infarto al miocardio en mujeres usuarias y no usuarias de anticonceptivos orales (ACO), se tuvieron los siguientes hallazgos al cabo de tres años:

[TABLA 5.15]

		Infarto al miocardio		
		Sí	No	Total
Uso de ACO	Sí	13	4.987	5.000
	No	7	9.993	10.000
	Total	20	14.980	15.000

Infarto al miocardio según uso de ACO (estudio de cohorte).

En este caso, se calcula la proporción de mujeres que usaba anticonceptivos orales y se infartaron (13/5.000 = 0,0026, o 2,6 por cada 1.000 mujeres) y la proporción de infartos en el grupo que no usaba anticonceptivos orales (7/10.000 = 0,0007 o 0,7 por cada 1.000 mujeres).

5.5.1 Dócima de hipótesis: test chi-cuadrado, exacto de Fisher y test z

Para contrastar si dos variables están asociadas, es necesario realizar un test de hipótesis. Si el estudio es longitudinal (prospectivo o retrospectivo), las hipótesis estadísticas de interés son:

H_0: $P_1 = P_2$

H_1: $P_1 \neq P_2$

En cambio, si el estudio es transversal (o de prevalencia), las hipótesis estadísticas se plantean como:

H_0: No hay asociación entre X e Y

H_1: Hay asociación entre X e Y

Las hipótesis planteadas para estudios longitudinales o transversales son equivalentes. Por ejemplo, si el estudio es de cohorte, $P_1 = P_2$ significa que el porcentaje de personas que enferma no se modifica al estar X presente o ausente (primera hipótesis), lo que implica que no hay asociación entre la aparición de la enfermedad y la presencia del factor (segunda hipótesis).

Para docimar la hipótesis, se toma una muestra de expuestos y no expuestos o de casos y controles, según si el estudio es de cohorte o caso control, y se calculan los porcentajes muestrales $\hat{p}_1$ y $\hat{p}_2$.

Cuando las variables categóricas tienen más de dos niveles, las hipótesis no pueden escribirse como la comparación de dos proporciones, por lo que se plantean como en un estudio transversal.

La hipótesis planteada siempre conducirá a una tabla de contingencia. Cualquiera sea la dimensión de esta tabla, la asociación se determina mediante el **test chi-cuadrado**. Si la tabla es de 2 x 2, también se puede usar el **test exacto de Fisher**.

Como se describe en el **punto 3.12, del capítulo 3**, el cálculo del estadístico χ^2_0 es de la forma:

$$\chi_0^2 = \sum_{i,j} \frac{(O_{ij} - E_{ij})^2}{E_{ij}} \quad \sim \quad \chi^2_{(I-1)\times(J-1)}$$

donde $\chi^2_{(I-1)(J-1)}$ es la distribución chi-cuadrado con (I-1)x(J-1) grados de libertad. En tablas de 2 x 2, esta fórmula se reduce a la siguiente expresión:

$$\chi_0^2 = \frac{n(ad - bc)^2}{(a+c)(b+d)(a+b)(c+d)} \quad \sim \quad \chi^2_{(1)}$$

La fórmula para χ^2_0 se basa en la diferencia entre lo observado y lo esperado, asumiendo que H_0 es verdadera (independencia). Luego, si los O_{ij} son muy distintos de los E_{ij}, será evidencia de que lo observado no es similar a lo esperado bajo H_0. En consecuencia, se rechazará H_0 para valores grandes de χ^2_0.

Luego, cualquiera sea la dimensión de la tabla, el valor-p se calcula como:

$$valor\ p = P(\chi^2_{(I-1)\times(J-1)} > \chi_0^2)$$

Finalmente, si las hipótesis están planteadas como la comparación de dos proporciones, igualmente se puede utilizar un test normal estándar (test z). En este caso, asumiendo que H_0 es verdadera y n es lo suficientemente grande, por teorema central del límite (TCL) se cumple:

$$\hat{p}_1 - \hat{p}_2 \sim N(p_1 - p_2, \frac{p_c(1-p_c)}{n_1} + \frac{p_c(1-p_c)}{n_2})$$

o bien:

$$z_0 = \frac{\hat{p}_1 - \hat{p}_2}{\sqrt{\frac{\hat{p}_C(1-\hat{p}_C)}{n_1} + \frac{\hat{p}_C(1-\hat{p}_C)}{n_2}}} \sim N(0,1)$$

donde:

$$\hat{p}_C = \frac{n_1\hat{p}_1 + n_2\hat{p}_2}{n_1 + n_2}$$

Se rechaza H_0 si z_0 toma valores muy grandes o muy pequeños. Luego, para cada hipótesis planteada, se calcula el valor-p en forma análoga a lo descrito en el **punto 5.1.4** para hipótesis unilaterales y bilaterales:

[TABLA 5.16]

Hipótesis	Valor p
(a) H_0: $P_1 = P_2$ vs. H_1: $P_1 \neq P_2$	$P(z<-z_0 \text{ o } z>z_0)=2xP(z\geq\|z_0\|)$
(b) H_0: $P_1 \geq P_2$ vs. H_1: $P_1 < P_2$	$P(z<z_0)$
(c) H_0: $P_1 \leq P_2$ vs. H_1: $P_1 > P_2$	$P(z>z_0)$

Valor *p* para cada hipótesis para comparar dos proporciones.

Ejemplo 5.21. Interesa determinar si hay diferencias en el porcentaje de personas con depresión entre dos poblaciones A y B. Para esto se tomó una muestra de 150 personas de la población A y 200 de la población B, encontrándose 48 y 50 personas con depresión, respectivamente. La tabla siguiente resume los resultados:

[TABLA 5.17]

		Depresión		
		Sí	No	Total
Población	A	48	102	150
	B	50	150	200
	Total	98	252	350

Depresión según población en estudio.

Usando los datos en la tabla previa, calculemos χ^2_0 mediante la fórmula general. Para esto tenemos que usar los valores observados y calcular los esperados en cada celda.

Siguiendo el orden *a*, *b*, *c* y *d* de las celdas de la tabla, los valores observados son:

$$O_{11}=48 \quad O_{12}=102 \quad O_{21}=50 \quad O_{22}=150$$

Y los valores esperados son:

$$E_{11} = \frac{150\times 98}{350} = 42 \quad E_{12} = \frac{150\times 252}{350} = 108$$

$$E_{21} = \frac{200\times 98}{350} = 56 \quad E_{22} = \frac{200\times 252}{350} = 144$$

Luego, el valor χ^2_0 está dado por:

$$\chi_0^2 = \sum_{i,j} \frac{(O_{ij} - E_{ij})^2}{E_{ij}} = \frac{(48-42)^2}{42} + \frac{(102-108)^2}{108} + \frac{(50-56)^2}{56} + \frac{(150-144)^2}{144} = 2{,}08$$

Como se rechaza H_0 para valores grandes de χ^2_0, el valor-p está dado por:

$$p = P(\chi^2_{(1)} > \chi^2_0) = P(\chi^2_{(1)} > 2{,}08) > 0{,}1$$

Debido a que el valor-p es mayor que $\alpha = 5\%$, se concluye que no hay suficiente evidencia en los datos para rechazar H_0.

Alternativamente, como la dimensión de la tabla es 2 x 2, podemos utilizar la expresión reducida para calcular el test chi-cuadrado:

$$\chi_0^2 = \frac{n(ad-bc)^2}{(a+c)(b+d)(a+b)(c+d)} = \frac{350\times(48\times150-50\times102)^2}{98\times252\times150\times200} = 2{,}08$$

Y el valor-p es el calculado antes: $p = P(\chi^2_{(1)} > \chi^2_0) = P(\chi^2_{(1)} > 2{,}08) > 0{,}1$.

Finalmente, también podemos utilizar el test z para docimar la hipótesis, ya que la asociación se puede expresar como la comparación de dos proporciones. De la tabla se tiene:

$$\hat{p}_A = \frac{48}{150} = 0{,}32\ (32\%) \quad y \quad \hat{p}_B = \frac{50}{200} = 0{,}25\ (25\%)$$

Además, la proporción conjunta de casos es: $\hat{p}_C = \dfrac{48+50}{150+200} = 0{,}28$

Y el test z está dado por:

$$z_0 = \frac{0{,}32-0{,}25}{\sqrt{\dfrac{0{,}28(1-0{,}28)}{150}+\dfrac{0{,}28(1-0{,}28)}{200}}} = \frac{0{,}07}{0{,}0485} = 1{,}44$$

Dado que la hipótesis es bilateral, el valor-p es:

$$\begin{aligned} p &= 2\times P(z \geq |z \\ &= 2\times P(z \geq 1, \\ &= 2\times 0{,}0749 \\ &= 0{,}1498 \end{aligned}$$

Debido a que el valor-p es mayor que $\alpha = 5\%$, se concluye que no hay suficiente evidencia en los datos para rechazar H_0. Por lo tanto, no existen diferencias significativas en el porcentaje de depresivos de las poblaciones A y B.

5.5.2 Caso especial en tablas de 2 x 2: Riesgo relativo y razón de chances

Una limitación de los test chi-cuadrado y Fisher es que estos solo indican si existe asociación entre X e Y (o diferencia entre dos proporciones p_1 y p_2), pero no permiten cuantificar el grado de asociación.

Indirectamente, el valor-p nos indica qué tan importante es la relación existente, ya que a menor valor-p, mayor es la asociación, pero no es útil como indicador del grado de esta.

En esta sección estudiaremos dos indicadores de riesgo para medir el grado de asociación: el riesgo relativo (RR), que se usa en estudios prospectivos, y la razón de chances u *odds ratio* (OR), que se utiliza en estudios retrospectivos.

Riesgo relativo (RR)

Consideremos la relación entre la exposición a un factor y una enfermedad (ambos con niveles presente/ausente). La relación se puede tabular así:

[TABLA 5.18]

		Enfermedad		
		Sí	No	Total
Exposición	Sí	a	b	a + b
	No	c	d	c + d
	Total	a + c	b + d	n

Tabla para la relación exposición-enfermedad.

Si la tabla previa es el resultado de un estudio prospectivo (de cohorte), entonces interesa comparar la proporción de personas que se enferma en grupos expuesto y no expuesto, esto es, $p_1 = a/(a + b)$ versus $p_2 = c/(c + d)$, respectivamente. Uno de los métodos para comparar estas proporciones es el riesgo relativo.

El riesgo relativo se define como la razón entre el porcentaje de enfermos en el grupo expuesto y el porcentaje de enfermos en el grupo no expuesto. Se calcula entonces como $RR = p_1/p_2$.

Un estimador puntual de riesgo relativo está dado por

$$\hat{RR} = \frac{\hat{p}_1}{\hat{p}_2}$$

e indica cuántas veces más riesgo hay de enfermar en presencia del factor de exposición comparado con la ausencia del factor.

Por la forma como se calcula, el riesgo relativo siempre es positivo, y se puede interpretar de la siguiente manera:

- Si $RR = 1$, significa que la proporción de enfermos es igual en expuestos y no expuestos, por lo que el factor de exposición no se asocia con la enfermedad.
- Si $RR < 1$, entonces la variable de exposición es un factor protector de la enfermedad, ya que p_1 es menor que p_2.

- Si RR > 1, entonces la variable de exposición es factor de riesgo de la enfermedad, ya que p_1 es mayor que p_2.

Generalmente, el riesgo relativo estimado se presenta junto a un intervalo de confianza. Se puede demostrar que un intervalo de confianza 1-α para riesgo relativo está dado por la siguiente expresión:

$$\left[e^{\ln(\hat{RR}) - z_{1-\alpha/2}\sqrt{\frac{b}{a(a+b)} + \frac{d}{c(c+d)}}},\ e^{\ln(\hat{RR}) + z_{1-\alpha/2}\sqrt{\frac{b}{a(a+b)} + \frac{d}{c(c+d)}}} \right]$$

Donde e es la base de los logaritmos naturales ($e \approx 2.718$).

Ya que RR = 1 es indicador de ausencia de asociación entre X e Y, para determinar si un estimador de riesgo relativo es significativo, basta con observar si el intervalo de confianza (1-α) incluye el valor 1. Si el intervalo no incluye este valor, entonces el riesgo relativo es significativo a nivel α.

Ejemplo 5.22. En el estudio descrito en el **Ejemplo 5.18**, se quiere determinar el riesgo de morir a los 30 días en pacientes que entran al hospital por una neumonía adquirida en la comunidad, según si existe compromiso de conciencia al ingreso.

[TABLA 5.19]

		Estado a 30 días		
		Muerto	Vivo	Total
Compromiso	Sí	27	84	111
de conciencia	No	18	312	330
	Total	45	396	441

Mortalidad según compromiso de conciencia.

Dado que el estudio descrito es prospectivo, de la tabla se tiene:

$$\hat{RR} = \frac{27/111}{18/330} = 4,46$$

Luego, el riesgo de morir es 4,46 veces más alto entre los pacientes que presentan compromiso de conciencia al ingreso comparado con los que no presentan dicho compromiso.

Un intervalo de confianza de 95% para riesgo relativo, calculado con la fórmula descrita antes, es (2,6 y 7,8). Es decir, con confianza 95%, el riesgo de morir cuando hay compromiso de conciencia es entre 2,6 y 7,8 veces mayor que cuando no lo hay.

Odds ratio (Razón de chances)

En un estudio retrospectivo (caso control), por diseño, el total de casos (a + c) y de controles (b + d) los fija el investigador, por lo que la proporción de personas que enferma, (a + c)/n, es arbitraria. No se puede calcular la proporción de personas que enferma en expuestos y no expuestos, como en un estudio prospectivo.

En este caso, recurriremos a la definición de chance de enfermar: si p es la probabilidad de ocurrencia de un evento de interés, entonces la chance a favor del evento se define como p/(1-p). Una característica importante de la chance es que es invariante ante el número de casos y controles elegido.

Ejemplo 5.23. Supongamos que se quiere determinar la relación de un factor de riesgo y una enfermedad, donde en el grupo de los casos, 40% tiene el factor de riesgo y en el grupo de los controles 10% tiene el factor.

Consideremos dos estudios hipotéticos: el Estudio 1, donde el investigador decide incluir 100 casos y 200 controles, y el Estudio 2, donde incluye 500 casos y 1.000 controles. Entonces las tablas resultantes de estos experimentos serían las siguientes:

[TABLA 5.20]

	Estudio 1		Estudio 2	
	Casos	Controles	Casos	Controles
Factor (+)	40	20	200	100
Factor (-)	60	180	300	900
Total	100	200	500	1.000

Dos situaciones en un estudio caso control.

En las tablas, la chance de enfermar en el grupo expuesto es 40/20 = 2 y 200/100 = 2 y la chance de enfermar en el grupo no expuesto es 60/180 = 0,33 y 300/900 = 0,33. Es decir, estas chances son independientes del número de casos y controles elegido.

Se puede comprobar que la chance de tener el factor de riesgo en los casos es igual en ambos estudios, así como la chance en los controles.

Luego, si $Odd_1 = p_1/(1-p_1)$ es la chance de enfermar en el grupo expuesto y $Odds_2 = p_2/(1-p_2)$ es la chance de enfermar en el grupo no expuesto, la razón entre $Odds_1$ y $Odds_2$ es lo que denominamos razón de chances (OR), dado por:

$$OR = \frac{Odds_1}{Odds_2} = \frac{p_1/(1-p_1)}{p_2/(1-p_2)}$$

La razón de chances provee una medida para relacionar dos proporciones, como el riesgo relativo. Nótese que si p_1 y p_2 son pequeñas, entonces $1-p_1$ y $1-p_2$ serán cercanas a 1 y la razón de chances tomará un valor cercano al riesgo relativo. Luego, la razón de chances es usado como una aproximación del riesgo relativo para enfermedades raras (es decir, de muy baja ocurrencia).

Dado que el estudio es retrospectivo, la razón de chances se estima mediante:

$$\hat{OR} = \frac{[a/(a+c)]/[c/(a+c)]}{[b/(b+d)]/[d/(b+d)]} = \frac{ad}{bc}$$

Una observación importante es que si la razón de chances se calculara en forma prospectiva, se tendría:

$$\hat{OR} = \frac{\hat{p}_1 / (1-\hat{p}_1)}{\hat{p}_2 / (1-\hat{p}_2)} = \frac{[a/(a+b)]\times[d/(c+d)]}{[c/(c+d)]\times[b/(a+b)]} = \frac{ad}{bc}$$

Es decir, la razón de chances calculada retrospectivamente es la misma que al calcularla en forma prospectiva. Esta relación es muy útil, ya que, aunque en estricto rigor la razón de chances estima cuántas veces más ocasiones hay de tener el factor de exposición en los casos respecto a los controles, este se interpreta generalmente como cuántas veces más ocasiones hay de enfermar en el grupo expuesto respecto al grupo no expuesto.

La interpretación de una razón de chances es similar a la interpretación de un riesgo relativo:

- Si OR = 1, significa que la proporción de exposición es igual en casos y controles, por lo que el factor de exposición no se asocia con la enfermedad.
- Si OR < 1, entonces la variable de exposición es un factor protector de la enfermedad.
- Si OR > 1, entonces la variable de exposición es factor de riesgo de la enfermedad.

Al igual que en el caso del riesgo relativo, la razón de chances se presenta habitualmente con un intervalo de confianza (1-α). Se puede demostrar que este intervalo es de la forma:

$$\left(e^{\ln(\hat{OR}) - z_{1-\alpha/2}\sqrt{\frac{1}{a}+\frac{1}{b}+\frac{1}{c}+\frac{1}{d}}}, e^{\ln(\hat{OR}) + z_{1-\alpha/2}\sqrt{\frac{1}{a}+\frac{1}{b}+\frac{1}{c}+\frac{1}{d}}} \right)$$

Para determinar si un estimador de razón de chances es significativo, basta con verificar que el intervalo de confianza (1-α) no incluya al 1.

Ejemplo 5.24. Interesa determinar si el consumo de leche durante la infancia y la adolescencia disminuye el riesgo de fractura de cadera en adultos mayores. Para esto, se tomó una muestra aleatoria de 180 adultos mayores de 65 años con fractura de cadera y se comparó con 180 adultos sin fractura. El resultado del estudio fue el siguiente:

[TABLA 5.21]

		Fractura de cadera		
		Sí	No	Total
Consumo	Sí	78	106	184
de leche	No	102	74	176
	Total	180	180	360

Fractura de cadera según consumo de leche en la infancia o la adolescencia.

La razón de chances estimada es igual a (78 x 74)/(102 x 106) = 0,53. Es decir, hay 47% menos de riesgo de fractura al consumir leche durante la infancia y la adolescencia.

Un intervalo de 95% de confianza para la razón de chances, usando la fórmula previa, es (0,35 y 0,81). Luego, con confianza 95%, el riesgo de fractura de cadera es entre 19% y 65% menor cuando se consume leche durante la infancia y la adolescencia. Se observa además que el consumo de leche es un factor protector significativo de fractura de cadera, ya que el intervalo no incluye el 1.

Si se invierte el orden en que se tabula el consumo y no consumo de leche, la razón de chances que se obtiene es 1,87, con un intervalo de confianza de 95% igual a (1,23 y 2,85), que muestra que el no consumo de leche es factor de riesgo de fractura de cadera.

5.5.3 Caso especial en tablas de 2 x 2: Concordancia y discordancia

Si dos variables categóricas X e Y están asociadas, podríamos preguntarnos si esta asociación es lo suficientemente fuerte como para que la presencia de X permita, por ejemplo, predecir la presencia (o ausencia) de Y. Esta relación de correspondencia entre X e Y, que excede la asociación, se denomina concordancia.

En la práctica, interesa estudiar la concordancia entre dos variables categóricas cuando se evalúa una característica sobre un conjunto de personas en dos tiempos o estados diferentes, o cuando se evalúa una misma característica con dos métodos distintos.

Para determinar el grado de concordancia entre X e Y, no nos sirve la metodología estadística descrita hasta ahora, ya que esta solo permite saber si existe asociación entre las variables (usando test chi-cuadrado o test exacto de Fisher) o su grado de asociación (usando razón de chances o riesgo relativo). Para determinar la concordancia se puede utilizar el test Kappa.

Asimismo podría ser de interés analizar la distribución de las discordancias, es decir, los casos en los cuales las dos variables difieren, para lo cual se utiliza el test de McNemar.

En una tabla de 2 x 2 como la siguiente, la concordancia entre las variables se observa en las celdas *a* y *d*, y la discordancia en las celdas *b* y *c*.

[TABLA 5.22]

		Variable 2		
		Presente	Ausente	Total
Variable 1	Presente	a	b	a + b
	Ausente	c	d	c + d
	Total	a + c	b + d	n

Tabulación de dos variables para evaluar concordancia-discordancia.

La proporción de concordancias observadas, también llamada exactitud, se calcula como (a + d)/n y la proporción de discordancias como (b + c)/n.

Ejemplo 5.25. Un cuestionario sobre consumo de alimentos fue administrado por correo a 537 enfermeras en Estados Unidos en dos ocasiones separadas por varios meses. El cuestionario consultaba por el consumo de más de cien alimentos diferentes. La tabla siguiente muestra la cantidad de carne de vacuno consumida a la semana, en los dos tiempos.

[TABLA 5.23]

		Encuesta 2		
		≤1vez/sem.	>1vez/sem.	Total
Encuesta 1	≤1 vez/sem.	136	92	228
	>1 vez/sem.	69	240	309
	Total	205	332	537

Concordancia entre dos encuestas.

Si se usa chi-cuadrado, se concluye que existe asociación entre ambos cuestionarios ($\chi^2 = 77{,}4$, $p < 0{,}005$). Sin embargo, este resultado es esperable, ya que se trata de la misma encuesta aplicada a los mismos individuos.

Ejemplo 5.26. En una ciudad que no cuenta con radiólogo, se realizó un estudio para determinar si es posible hacer el diagnóstico de cierta patología a distancia. Para esto se hizo que un radiólogo clasificara las radiografías de 50 pacientes, como patología presente o ausente, de dos formas: observando la radiografía "en directo" y observándolas en la pantalla de un computador (a distancia).

[TABLA 5.24]

		Observación *in situ*		
		(+)	(–)	Total
Observac.	(+)	31	7	38
a distancia	(–)	2	10	12
	Total	33	17	50

Concordancia entre dos observadores.

Si hay concordancia entre la observación *in situ* y la observación a distancia, entonces se valida el procedimiento a distancia, conocido como "telemedicina".

El test Kappa

El estadígrafo Kappa (κ) sirve para determinar el grado de concordancia entre dos variables (o dos mediciones de una misma variable). El Kappa varía entre -1 y +1, indicando una mayor concordancia cuanto más se aproxime a 1, y mayor discordancia cuanto más se acerque a -1. El valor $\kappa = 0$ indica que no existe asociación entre X e Y (y por tanto, no puede haber concordancia).

Si hay concordancia entre las variables se dice generalmente que hay reproducibilidad.

Kappa se calcula en tablas cuadradas de cualquier dimensión. Las variables deben tener el mismo número de filas y columnas, y tener categorías de respuesta con el mismo significado, o de lo contrario no habría correspondencia entre las categorías de las variables.

Si se dociman las hipótesis H_0: $\kappa = 0$ versus H_1: $\kappa \neq 0$, la hipótesis nula se rechazaría cuando κ sea muy negativo o muy positivo. Pero si κ es negativo, bastaría con invertir el criterio de clasificación de una de las variables para tener un valor κ positivo. Luego, es habitual que este cambio se haga antes de hacer el test, de modo que las hipótesis de interés sean:

H_0: $\kappa \leq 0$

H_1: $\kappa > 0$

El valor de κ está dado por:

$$\kappa = \frac{p_0 - p_e}{1 - p_e}$$

Donde p_0 es la proporción de concordancias observadas y p_e es la proporción de concordancias esperadas, asumiendo que las respuestas de los dos observadores son independientes.

El cálculo de p_e sigue el mismo camino que el cálculo de los valores esperados E_i en el test chi-cuadrado (ver **punto 3.12** del capítulo 3). En una tabla de 2 x 2, solo es necesario calcular el valor esperado de las celdas *a* y *d*, dados por:

$$E_{11} = \frac{(a+b)\times(a+c)}{n} \quad \text{y} \quad E_{22} = \frac{(c+d)\times(b+d)}{n}$$

Luego, la proporción de concordancias esperada es:

$$p_e = \frac{E_{11} + E_{22}}{n}$$

Además, se puede probar que el error estándar de κ está dado por:

$$se(\kappa) = \sqrt{\frac{1}{n(1-p_e)^2} \times \left\{ p_e + p_e^2 - \sum_{i=1}^{c} a_i b_i (a_i + b_i) \right\}}$$

Luego, para docimar $H_0{:}\kappa = 0$ versus $H_1{:}\kappa > 0$ se usa el test:

$$z_0 = \frac{\kappa}{se(\kappa)} \sim N(0,1)$$

Se rechaza H_0 para valores grandes de z_0. Es decir, valor-p = $P(z > z_0)$.

Independiente de su significancia estadística, el valor de Kappa en ocasiones es evaluado de la siguiente forma:

- Un valor $\kappa > 0{,}75$ denota una excelente reproducibilidad.
- Un valor $0{,}4 \leq \kappa \leq 0{,}75$ denota una buena reproducibilidad.
- Un valor $\kappa < 0{,}4$ denota una reproducibilidad marginal.

Ejemplo 5.27. Calculemos el valor de κ para los datos sobre consumo de alimentos del Ejemplo 5.25. Las concordancias entre ambas encuestas son 136 y 240 (en la diagonal principal de la tabla). Luego, la concordancia observada es:

$$p_0 = \frac{136 + 240}{537} = 0{,}7$$

Por otra parte, los valores esperados para las celdas de la diagonal principal son:

$$E_{11} = \frac{228 \times 205}{537} = 87 \quad \text{y} \quad E_{22} = \frac{309 \times 332}{537} = 191$$

Luego, teniendo el número esperado de concordancias, podemos calcular la proporción esperada como:

$$p_e = \frac{87 + 191}{537} = 0,518$$

Luego,

$$\kappa = \frac{0,70 - 0,518}{1 - 0,518} = \frac{0,182}{0,482} = 0,378$$

Se puede verificar que el error estándar de κ es se(κ) = 0,043. Luego, el valor de z_0 está dado por:

$$z_0 = \frac{\kappa}{se(\kappa)} = \frac{0,378}{0,043} = 8,8$$

El valor-p es $P(z > 8,8) < 0,001$. Se rechaza H_0 y se concluye que hay concordancia entre las dos encuestas. Sin embargo, aun cuando κ es significativamente distinto de cero, el grado de concordancia es más bien bajo ($\kappa < 0,4$).

El test de McNemar

Este test se basa en las discordancias y se usa solo en tablas de 2 x 2. El objetivo del test es determinar si el número de discordancias se distribuye uniformemente entre las dos celdas de la diagonal secundaria (celdas *b* y *c*). Si la distribución es uniforme (la mitad de las discordancias en cada celda), entonces se puede concluir que estas ocurren aleatoriamente. Alternativamente, se puede argumentar que no hay un patrón de error sistemático.

Luego, las hipótesis de interés son:

H_0: Las discordancias se distribuyen uniformemente

H_1: Las discordancias no se distribuyen uniformemente

Si llamamos n_A y n_B al número de discordancias en cada celda, entonces lo que se espera (bajo H_0) es que la proporción de discordantes en cada celda sea p = ½. Luego, las hipótesis anteriores podemos escribirlas como:

H_0: p = ½

H_1: p ≠ ½

El test estadístico usado para docimar la hipótesis es el test chi-cuadrado de McNemar (χ^2_{MN}) dado por:

$$\chi^2_{MN} = \frac{\left(|n_A - n_B| - 1\right)^2}{\left(n_A + n_B\right)}$$

Donde el estadístico χ^2_{MN} tiene distribución $\chi^2_{(1)}$.

Si H_0 es verdadera, entonces p = ½ y por lo tanto debiera cumplirse que $n_A \approx n_B$ (las discordancias se distribuyen uniformemente). Luego, en el numerador de χ^2_{MN} debiera ocurrir que $|n_A - n_B| \approx 0$. En consecuencia, se rechaza H_0: p = ½ para valores grandes de χ^2_{MN}.

Ejemplo 5.28. Usando los datos sobre consumo de alimentos del **Ejemplo 5.25**, las discordancias son: $n_A = 92$ y $n_B = 69$. Luego, el test de McNemar es:

$$\chi^2_{MN} = \frac{(|92-69|-1)^2}{92+69} = 3{,}01 \sim \chi^2_{(1)}$$

Luego, de tabla chi-cuadrado se tiene valor-p = $P(\chi^2_{(1)} > \chi^2_{MN}) = P(\chi^2_{(1)} > 3{,}01) > 0{,}05$. Se concluye que las discordancias se distribuyen uniformemente.

5.5.4 Caso especial en tablas de 2 x 2: Sensibilidad y especificidad

Sensibilidad y especificidad

En ciencias de la salud, es habitual querer conocer el real estado de un paciente respecto a la presencia o ausencia de una enfermedad o de un microorganismo, malignidad de un tumor, etc. El procedimiento que se utiliza para determinar este verdadero estado se denomina *gold standard*, el cual clasifica a los pacientes en dos categorías, una de las cuales indica una mayor gravedad del hallazgo que la otra.

Sin embargo, establecer este gold standard es difícil por varias razones (riesgo o malestar para el paciente, costo, tiempo, etc.), por lo que se recurre a los test diagnósticos, que intentan determinar el estado del paciente por métodos alternativos.

Para determinar la capacidad predictiva de un test diagnóstico es necesario contrastarlo con el gold standard. Para esto, se construye una tabla 2 x 2 en la cual se determina la habilidad del test para clasificar correctamente a los pacientes enfermos (o más graves), y a los sanos (o menos graves). Las medidas utilizadas para determinar esta capacidad se denominan sensibilidad y especificidad, respectivamente.

Ejemplo 5.29. En un estudio del Centro de Control de Enfermedades de Estados Unidos (CDC, 1985), se desea valorar la precisión de 13 laboratorios en el análisis de orina para diversos medicamentos. Cada laboratorio recibió 100 muestras de orina; en 30% a 40% de estas se agregó una concentración conocida de un medicamento. La tabla siguiente muestra el número de muestras positivas (con medicamento) y el número de muestras negativas (sin medicamento) que fueron correctamente identificadas por los laboratorios.

[TABLA 5.25]

	Muestras positivas		Muestras negativas	
Medicamento	Total	Correctamente identificadas	Total	Correctamente identificadas
Barbitúricos	455	187	689	689
Anfetaminas	572	177	637	618
Metadona	533	469	663	583
Cocaína	416	150	793	785
Codeína	481	216	715	708
Morfina	468	178	728	713

Precisión de 13 laboratorios en el análisis de orina para diversos medicamentos.

Se observa que los laboratorios identificaron mejor la ausencia de un medicamento que la presencia de este. Es decir, los laboratorios tienen una alta especificidad para todos los medicamentos y una baja sensibilidad (excepto quizás para la metadona).

La sensibilidad y especificidad se obtienen de una tabla de 2 x 2 en la que se clasifica el verdadero estado del paciente como columnas y el test diagnóstico como filas. Si se evalúa un test diagnóstico para una enfermedad, la tabla tendrá la siguiente forma:

[TABLA 5.26]

		Enfermedad		Total
		Presente	Ausente	
Prueba o test diagnóstico	Positiva	a Verdaderos positivos (VP)	b Falsos positivos (FP)	a + b
	Negativa	c Falsos negativos (FN)	d Verdaderos negativos (VN)	c + d
	Total	a + c	b + d	n

Tabulación de prueba diagnóstica vs. gold standard para cálculo de sensibilidad-especificidad.

La sensibilidad (S) es la proporción o porcentaje de casos positivos clasificados correctamente por el test.

$$S = \frac{a}{a + c} = \frac{VP}{VP + FN}$$

La especificidad (E) es la proporción o porcentaje de casos negativos clasificados correctamente por el test.

$$E = \frac{d}{b + d} = \frac{VN}{VN + FP}$$

También se define la tasa de falsos negativos (TFN) y la tasa de falsos positivos (TFP) como:

$$TFN = \frac{c}{a + c} = \frac{FN}{VP + FN} \quad y \quad TFP = \frac{b}{b + d} = \frac{FP}{VN + FP}$$

Alternativamente, TFN y TFP se pueden calcular como 1-S y 1-E, respectivamente.

Asimismo, cuando se tienen dos o más test diagnósticos, se pueden utilizar los métodos de concordancia y discordancia vistos en el **punto 5.5.3** para evaluar si estos son coincidentes. Cabe hacer notar que esos test solo permiten determinar si los test clasifican a los pacientes de la misma forma, no si clasifican correctamente.

Finalmente, la elección de un test diagnóstico habitualmente depende de la gravedad de la enfermedad. Si la enfermedad en estudio es grave, se prefiere un test que tenga alta sensibilidad (o sea, una alta probabilidad de detectar correctamente un enfermo). En cambio, si la enfermedad no es grave, podría ser preferible un test diagnóstico que sea más específico (que tenga una alta probabilidad de detectar correctamente a un sano).

Ejemplo 5.30. Se quiere determinar la habilidad del ultrasonido en el diagnóstico de apendicitis en niños. La tabla siguiente muestra la clasificación del ultrasonido para 109 niños con apendicitis y 174 sin apendicitis.

[TABLA 5.27]

		Apendicitis		
		Presente	Ausente	Total
Ultrasonido	(+)	94	9	103
	(-)	15	165	180
	Total	109	174	283

Ultrasonido como test diagnóstico de apendicitis en niños.

De la tabla se obtiene:

$$S = \frac{94}{109} = 86{,}2\% \quad E = \frac{165}{174} = 94{,}8\%$$

Se observa que el ultrasonido clasifica correctamente al 86,2% de los niños con apendicitis y al 94,8% de los niños sin apendicitis. Por otra parte, la clasificación incorrecta es:

$$TFN = \frac{15}{109} = 13{,}8\% \quad y \quad TFP = \frac{9}{174} = 5{,}2\%$$

Es decir, el 13,8% de los niños con apendicitis son clasificados como sanos por el ultrasonido y el 5,2% de los sanos son clasificados como enfermos.

Valores predictivos positivo y negativo

En la práctica, la característica más importante de un test diagnóstico es su capacidad de responder las siguientes preguntas: si una persona resulta con test diagnóstico positivo, ¿cuál es la probabilidad de que tenga la enfermedad? Y si una persona resulta con test diagnóstico negativo, ¿cuál es la probabilidad de que esté realmente sano?

Si la **Tabla 5.26** fuera el resultado de un estudio prospectivo, en el cual se seleccionan $a + b$ individuos con test diagnóstico positivo y $c + d$ individuos con test diagnóstico negativo, entonces las preguntas anteriores podrían responderse determinando el valor predictivo positivo y el valor predictivo negativo del test diagnóstico.

El valor predictivo positivo (VPP o VP(+)) es la proporción o porcentaje de casos positivos según el gold standard, respecto al total de casos clasificados como positivos por el test.

$$VP+ = \frac{a}{a+b} = \frac{VP}{VP+FP}$$

El valor predictivo negativo (VPN o VP(–)) es la proporción o porcentaje de casos negativos según el gold standard, respecto al total de casos clasificados como negativos por el test.

$$VP- = \frac{d}{c+d} = \frac{VN}{VN+FN}$$

También se pueden calcular las probabilidades de clasificación errónea: la probabilidad de que el paciente no tenga la enfermedad, teniendo un test diagnóstico positivo (que se calcula como b/(a + b) o simplemente como 1-VPP) y la probabilidad de que en realidad esté enfermo, teniendo un test diagnóstico negativo (que es igual a c/(c + d), o bien 1-VPN).

Es importante tener en cuenta que si el estudio es retrospectivo, el diseño permite estimar la sensibilidad y especificidad del test, pero no los valores predictivos positivo y negativo, a menos que se considere la prevalencia de la enfermedad. Esto se ilustra con el siguiente ejemplo.

Ejemplo 5.31. Consideremos nuevamente el **Ejemplo 5.30**, sobre el uso de ultrasonido en el diagnóstico de apendicitis en niños. Si el investigador calculara los valores predictivos positivo y negativo directamente en la tabla, obtendría VP(+) = 94/103 = 91,3% y VP(-) = 165/180 = 91,7%.

Pero si decidiera incluir 10 veces más niños con apendicitis, lo cual es posible dada la naturaleza del estudio, y manteniendo la sensibilidad y especificidad (S = 86,2% y E = 94,8%), la tabla resultante sería la siguiente:

[TABLA 5.28]

		Apendicitis		
		Presente	Ausente	Total
Ultrasonido	(+)	940	9	949
	(-)	150	165	315
	Total	1.090	174	1.264

Ultrasonido como test diagnóstico de apendicitis, con 10 veces más casos que en Tabla 5.27.

En este caso, los valores predictivos positivo y negativo serían VP(+) = 940/949 = 99,1% y VP(-) = 165/315 = 52,4%.

Si el estudio es retrospectivo, la estimación de los valores predictivos de un test diagnóstico se hace mediante el **teorema de Bayes**, para lo cual es necesario tener una estimación de la prevalencia de la enfermedad, además de la sensibilidad y la especificidad del test.

Luego, si P es la prevalencia, S la sensibilidad y E la especificidad del test, el cálculo de los valores predictivos es el siguiente:

$$VP+ = \frac{P \times S}{P \times S + (1-P) \times (1-E)} \quad y \quad VP- = \frac{(1-P) \times E}{(1-P) \times E + P \times (1-S)}$$

Alternativamente, dado que se conoce la prevalencia de la enfermedad, se puede utilizar un método más "artesanal" para estimar los valores predictivos, como se ilustra en el siguiente ejemplo.

Ejemplo 5.32. Un test diagnóstico para cierta enfermedad tiene sensibilidad 80% y especificidad 60%. Si la prevalencia de la enfermedad es 5%, ¿cuál es el valor predictivo positivo y negativo del test?

Si se usa el teorema de Bayes, se tiene:

$$VP+ = \frac{0{,}05 \times 0{,}8}{0{,}05 \times 0{,}8 + (1-0{,}05) \times (1-0{,}6)} = 0{,}095$$

Y

$$VP- = \frac{(1-0{,}05) \times 0{,}6}{(1-0{,}05) \times 0{,}6 + 0{,}05 \times (1-0{,}8)} = 0{,}983$$

Luego, el test tiene un valor predictivo positivo igual a 9,5% y un valor predictivo negativo igual a 98,3%.

Alternativamente, la prevalencia 5% indica que de cada 1.000 personas, 50 tienen la enfermedad. Luego, al tabular 1.000 personas (ficticias) y usando los datos disponibles de S, E y P, se tendrá:

[TABLA 5.29]

		Enfermedad		
		Presente	Ausente	Total
Test	(+)	40	380	420
diagnóstico	(-)	10	570	580
	Total	50	950	1.000

Cálculo de valor predictivo positivo y negativo sin usar el teorema de Bayes.

De la tabla se obtiene VP + = 40/420 = 9,5% y VP- = 570/580 = 98,3%. Estos resultados son los mismos obtenidos con el teorema de Bayes.

El ejemplo anterior muestra que, aun cuando un test tenga una alta sensibilidad y especificidad, al aplicarse a una población en la que la prevalencia de la enfermedad es baja, el valor predictivo positivo será bajo.

En general, los procedimientos con sensibilidad elevada son útiles para descartar una enfermedad en pacientes cuya probabilidad a priori de tenerla sea baja (o sea, cuando la prevalencia es baja).

5.5.5 Análisis de pruebas diagnósticas numéricas

Cuando el test diagnóstico es una variable numérica, la sensibilidad y especificidad dependerán del punto de corte establecido en la variable para clasificar los positivos y negativos del test.

En este punto surgen dos preguntas respecto al test numérico: ¿qué tan buen predictor es este test diagnóstico para la enfermedad? y, ¿cuál es el punto de corte en la variable que arroja la mayor sensibilidad y especificidad?

La respuesta a ambas preguntas se puede obtener mediante las curvas ROC (Receiver Operating Characteristic), que consiste en un gráfico de la sensibilidad versus 1-especificidad, construido usando distintos puntos de corte para la variable numérica, y evaluando la sensibilidad y especificidad para cada punto de corte.

Para ilustrar la forma de obtener una curva ROC e interpretarla, consideremos el siguiente ejemplo.

Ejemplo 5.32. Se quiere construir un modelo predictivo de infección en una Unidad de Cuidados Intensivos. Para esto, se identificaron cuatro variables asociadas con la presencia de infección: sexo, edad, PCR (resultado de un test precoz de infección) y recuento de glóbulos blancos. Con la información de 39 pacientes (21 con infección y 18 sin infección), se construyó el score de riesgo, con el siguiente resultado:

Pacientes sin infección: 735,3; 658,92; 566,6; 844,49; 467,29; 1.056,32; 416,55; 738,7; 954,02; 7,49; 564,82; 634,88; 688,12; 874,44; 483,9; 33,95; 684,81; 594,97

Pacientes con infección: 1.696,21; 1.115,21; 1.093,48; 922,06; 917,09; 908,84; 700,59; 895,31; 787,9; 1.799,1; 959,8; 584,2; 1.013,03; 876,68; 340,33; 732,31; 897,43; 1.020,87; 1.442,85; 1.095,81; 1.217.8

Si se elige un punto de corte arbitrario en el score, se puede calcular la sensibilidad y especificidad de ese punto de corte. Por ejemplo, usando corte ≤ 800 versus > 800 puntos, y asumiendo que un puntaje alto es indicador de infección, se obtiene:

[TABLA 5.30]

		Infección		
		Presente	Ausente	Total
Score	>800	16	4	20
de riesgo	≤ 800	5	14	19
	Total	21	18	39

Score de riesgo como predictor de infección en UCI.

Se observa que la sensibilidad es 16/21 = 76,2% y la especificidad es 14/18 = 77,8%

La tabla siguiente muestra la sensibilidad y especificidad para algunos puntos de corte en el score de riesgo. La línea destacada muestra el punto de corte que tiene la más alta sensibilidad (76%) y especificidad (89%).

[TABLA 5.31]

Test	**Sensibilidad (en%)**	**1 – Especificidad (en%)**	**Especificidad (en%)**
≥ 6,49	100,0	100,0	0,0
≥ 441,92	95,0	83,0	17,0
≥ 686.465	90,0	39,0	61,0
≥ 763,3	81,0	22,0	78,0
≥ 859,465	76,0	17,0	83,0
≥ 875,56	76,0	11,0	89,0
≥ 903.135	62,0	11,0	89,0
≥ 1.330,325	14,0	0,0	100,0
≥ 1.569,53	10,0	0,0	100,0
≥ 1.800,1	0,0	0,0	100,0

Sensibilidad y especificidad para distintos puntos de corte en score de riesgo.

Al graficar la sensibilidad versus 1-especificidad (en escala de 0 a 1) para todos los valores del score, se obtiene la curva ROC.

[FIGURA 5.3]

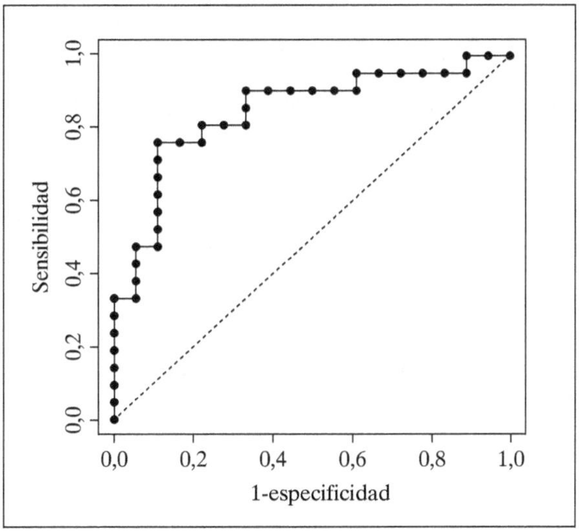

Curva ROC (sensibilidad en función de 1-especificidad).

Como la sensibilidad y la especificidad varían entre 0 y 1, el gráfico forma un cuadrado de área 1. Luego, el área máxima que puede cubrir una curva ROC es 1, y este valor solo se obtiene si existe un punto de corte perfecto en el test diagnóstico (un valor que arrojara sensibilidad y especificidad iguales a 1).

La línea diagonal (segmentada) acumula un área bajo la curva igual a 0,5. Si una variable tiene área 0,5, significa que no es mejor que el azar para hacer la clasificación de los pacientes. Luego, la hipótesis de interés es:

H_0: El área bajo la curva ROC = 0,5

H_1: El área bajo la curva ROC ≠ 0,5

Si el área bajo la curva ROC es menor que 0,5, basta con cambiar el criterio de clasificación para tener un área mayor que 0,5.

Usando un programa estadístico se puede obtener el área bajo la curva ROC y el error estándar del área. Usando el programa SPSS, se obtuvo el siguiente resultado:

[TABLA 5.32]

Variables resultado de contraste: Score

Área	Error típ.(a)	Sig. asintótica(b)	Intervalo de confianza asintótico al 95%	
			Límite superior	Límite inferior
0,847	0,064	0,000	0,721	0,972

Área bajo curva ROC de score de riesgo, como predictor de infección en UCI.

Se observa que el área bajo la curva ROC es 0,847 con un error estándar igual a 0,064. Luego, con $p < 0{,}001$ se rechaza la hipótesis nula y se concluye que usar el score es mejor que el azar para determinar la infección.

Cuando se tiene más de un test diagnóstico numérico, se puede comparar el área bajo la curva ROC de los test para identificar el que tenga el mejor valor predictivo. Algunos programas estadísticos que hacen esta comparación son MedCalc, StAR y el programa R.

5.6 Asociación categórica-numérica

Cuando se quiere asociar una variable categórica con una numérica, una estrategia posible es construir rangos para la numérica y transformar el problema en una asociación de dos variables categóricas. Sin embargo, existe la posibilidad de que la asociación encontrada dependa de los rangos escogidos. Es decir, si se cambian los rangos de la variable, ¿se mantendría la asociación encontrada?

En esta sección se estudia esta relación sin construir rangos, mediante el análisis de las medidas resumen propio de las variables numéricas: el cálculo de medidas de tendencia central y de dispersión, lo que se hace para cada nivel de la variable categórica.

Ejemplo 5.33. Interesa determinar si existe una asociación entre la edad (en años) y la presencia de litiasis vesicular (codificada como 1 = presente y 0 = ausente), para una muestra de 836 individuos. La tabla siguiente muestra los datos disponibles para algunas observaciones.

[TABLA 5.33]

Id	Sexo	Edad	HTA	Peso	Talla	Litiasis
934	F	31	0	66,0	158	1
857	F	22	0	70,0	147	0
20	F	33	0	66,0	155	0
31	M	31	0	103,0	175	0
184	F	39	1	60,8	166	1
472	F	50	0	62,0	150	0
637	F	67	1	51,0	139	0
85	M	26	0	61,8	164	0
58	F	21	0	56,0	166	0
38	F	24	0	39,5	153	0
224	M	43	0	80,0	173	1

Edad (X) como predictor de litiasis vesicular (Y).

Para determinar esta asociación, se pueden construir grupos etarios; por ejemplo: < 30, 31-40, 41-50, 51-60 y > 60 años, y relacionar esta nueva variable con la presencia de litiasis vesicular. Para esto, se puede usar test chi-cuadrado y el cálculo de razón de chances para evaluar el riesgo de litiasis, usando uno de los grupos etarios como referencia.

El problema de este enfoque es que depende de los grupos etarios construidos. Si se construyeran, por ejemplo, los grupos etarios < 30, 31-60 y > 60 años, probablemente las conclusiones serían diferentes.

Luego, en la asociación categórica-numérica, se calcula el número de casos, promedio y desviación estándar de la variable numérica para cada nivel de la variable categórica. Si la variable numérica tiene valores extremos o mucha asimetría, se calcula el número de casos, mediana y rango, para cada nivel de la variable categórica.

Ejemplo 5.34. Para determinar la asociación entre la edad y la presencia de cálculos vesiculares en el **Ejemplo 5.33**, se puede hacer una descripción de la edad para los 126 individuos con litiasis y para los 710 individuos sin litiasis. El resultado fue el siguiente.

[TABLA 5.34]

Litiasis	**n**	**Promedio**	**Desviación estándar**
No	710	36,1	13,0
Si	126	42,9	13,9

Edad promedio ± DS según litiasis vesicular.

Se observa en la tabla que la edad promedio de los individuos con litiasis vesicular es 42,9 ± 13 años y la de los individuos sin litiasis es 36,1 ± 13,9 años. Aparentemente, la edad de las personas con la enfermedad es mayor que la de los sanos.

Ejemplo 5.35. Para una muestra de 50 niños con edades entre 11 y 12 años, interesa determinar si el peso al nacer se asocia con el estado nutricional de estos niños en la edad actual. La tabla siguiente muestra los datos de peso de nacimiento, separado por estado nutricional.

[TABLA 5.35]

Estado nutricional a los 11-12 años	**Peso al nacer**
Normal (n = 20)	3.040 2.650 3.600 2.650 3.380 3.500 2.830 2.980 3.540 2.530 3.070 1.780 2.970 3.600 2.500 3.590 4.280 3.500 3.680 3.320
Sobrepeso (n = 15)	3.160 3.510 3.150 3.655 3.025 4.180 3.160 3.950 3.320 3.830 3.020 4.050 2.670 3.500 3.300
Obeso (n = 15)	3.630 4.190 3.790 3.180 4.140 3.420 3.850 3.470 3.520 3.610 3.060 3.830 4.370 3.500 5.040

Peso al nacer (gramos) de niños de 11-12 años, clasificados según estado nutricional.

La tabla siguiente muestra la descripción del peso al nacer según estado nutricional:

[TABLA 5.36]

Estado nutricional	**n**	**Promedio**	**Desviación estándar**
Normal	20	3.149,5	562,0
Sobrepeso	15	3.432,0	431,1
Obeso	15	3.773,3	502,9

Peso al nacer promedio ± DS según estado nutricional a los 11-12 años.

Se observa que el peso promedio al nacer es mayor a medida que el estado nutricional está más alterado. Aparentemente, el peso al nacer se asocia con el estado nutricional de los niños a las 11-12 años.

Para determinar si existe asociación entre X e Y se comparan los promedios de la variable numérica entre los niveles de la variable categórica. Como se muestra en los **Ejemplos 5.34 y 5.35**, el número de promedios por comparar depende del número de niveles de la variable categórica.

Si la variable categórica tiene dos niveles, se comparan los promedios con **test t de Student para muestras independientes.** Si la variable categórica tiene más de dos niveles, se comparan los promedios con **análisis de la varianza en una vía** (Anova).

5.6.1 Supuestos del análisis

Para utilizar el test t de Student para muestras independientes o análisis de la varianza, es necesario que se cumplan los siguientes supuestos:

i) **Independencia.** Los valores de la variable numérica deben ser independientes al interior y entre los niveles de la variable categórica.

Una variable numérica medida en distintos individuos es casi siempre independiente. Algunas excepciones ocurren cuando se hacen mediciones genéticas en individuos de una misma etnia o familia, efecto de mediciones ambientales en individuos de una misma comunidad, etc.

La falta de independencia se da con más frecuencia entre los niveles de la variable categórica, cuando se mide una variable numérica a los mismos pacientes en distintos tiempos o condiciones.

ii) **Normalidad.** El promedio de la variable numérica debe tener distribución normal al interior de cada nivel de la variable categórica.

Para determinar si un conjunto de datos tiene distribución normal, se puede hacer un test de normalidad. Entre los test más utilizados está el de **Kolmogorov-Smirnov.**

Este supuesto se cumple cuando el número de observaciones en cada grupo es grande (los promedios muestrales tienen distribución normal por teorema central del límite) o cuando los datos tienen distribución normal (los datos distribuidos generan promedios con distribución normal).

iii) **Homocedasticidad (homogeneidad de varianzas).** La varianza de la variable numérica debe ser igual entre los niveles de la variable categórica.

Para determinar si se cumple este supuesto, se puede hacer un test de homogeneidad de varianzas. Un test muy utilizado es el **test de Levene.**

Cuando no se cumple este supuesto, se pueden comparar dos promedios con test t de Student para varianzas distintas y Anova, haciendo transformaciones de los datos.

5.6.2 Test para comparar dos promedios: t de Student

Para comparar dos promedios μ_A y μ_B, asumiendo que se cumplen los supuestos planteados en el punto 5.6.1, las hipótesis posibles de plantear son:

(a) H_0: $\mu_A = \mu_B$ vs. H_1: $\mu_A \neq \mu_B$ (Cuando interesa determinar si $\mu_A \neq \mu_B$)

(b) H_0: $\mu_A \geq \mu_B$ vs. H1: $\mu_A < \mu_B$ (Cuando interesa determinar si $\mu_A < \mu_B$)

(c) H_0: $\mu_A \leq \mu_B$ vs. H1: $\mu_A > \mu_B$ (Cuando interesa determinar si $\mu_A > \mu_B$)

Cualquiera sea la hipótesis de interés, se toman muestras aleatorias tamaño n_A y n_B de las poblaciones A y B, respectivamente, y se calcula el promedio y desviación estándar de la variable numérica para cada muestra.

Asumiendo que se cumple el supuesto de independencia, el supuesto de normalidad implica que:

$$\bar{x}_A \sim N(\mu_A, \frac{\sigma_A^2}{n_A}) \quad y \quad \bar{x}_B \sim N(\mu_B, \frac{\sigma_B^2}{n_B})$$

Se puede demostrar que si $\bar{x}_A$ y $\bar{x}_B$ son normales, entonces se cumple que:

$$\bar{x}_A - \bar{x}_B \sim N(\mu_A - \mu_B, \frac{\sigma_A^2}{n_A} + \frac{\sigma_B^2}{n_B})$$

En este punto, es necesario verificar si se cumple el supuesto de homocedasticidad (homogeneidad de varianzas), ya que el test estadístico para comparar los promedios es distinto, dependiendo de este resultado.

Test de igualdad de varianzas

Muchos autores argumentan que es necesario hacer un test para determinar si las varianzas son iguales y después hacer el test de comparación de medias adecuado (otros dicen que si las varianzas son muy distintas, se debe recurrir a métodos alternativos a la t de Student).

En este caso, las hipótesis de interés son:

$$H_0 : \sigma_A^2 = \sigma_B^2$$
$$H_1 : \sigma_A^2 \neq \sigma_B^2$$

Un test muy utilizado para comparar varianzas es el test de Levene. Para hacer el test, se puede usar un programa estadístico como SPSS (ver capítulo 7) o el programa R (ver capítulo 8).

Test t de Student para varianzas iguales

Si las varianzas son iguales, es decir, $\sigma^2_A = \sigma^2_B$, entonces la distribución de $\bar{x}_A - \bar{x}_B$, asumiendo que H_0 es verdadera ($\mu_A = \mu_B$), está dada por:

$$\bar{x}_A - \bar{x}_B \sim N(0, \sigma_c^2(\frac{1}{n_A} + \frac{1}{n_B}))$$

Donde σ_c^2 es la varianza común de las poblaciones A y B. Al estandarizar y reemplazar la varianza poblacional por la varianza muestral S_c^2, se tiene:

$$t_0 = \frac{(\bar{x}_A - \bar{x}_B)}{\sqrt{\frac{s_C^2}{n_A} + \frac{s_C^2}{n_B}}} = \frac{(\bar{x}_A - \bar{x}_B)}{S_c\sqrt{\frac{1}{n_A} + \frac{1}{n_B}}} \sim t(n_A + n_B - 2)$$

Donde S_c^2 se calcula como:

$$S_c^2 = \frac{(n_A - 1)S_A^2 + (n_B - 1)S_B^2}{n_A + n_B - 2}$$

Test t de Student para varianzas distintas

Si las varianzas son distintas y asumiendo que H0 es verdadera ($\mu_A = \mu_B$), el test estadístico está dado por:

$$t_0 = \frac{(\bar{x}_A - \bar{x}_B)}{\sqrt{\frac{s_A^2}{n_A} + \frac{s_B^2}{n_B}}} \sim t(v)$$

Donde los grados de libertad están dados por la **aproximación de Satterwhite:**

$$v = \frac{\left[\frac{s_A^2}{n_A} + \frac{s_B^2}{n_B}\right]^2}{\frac{\left[s_A^2 / n_A\right]^2}{n_A - 1} + \frac{\left[s_B^2 / n_B\right]^2}{n_B - 1}}$$

Los grados de libertad calculados se aproximan al entero más cercano.

Cálculo del valor-p

Cualquiera sea el test calculado (para varianzas iguales o distintas), el valor-p para las hipótesis planteadas son:

[TABLA 5.37]

Hipótesis	Valor p
(a) H_0: $\mu_A = \mu_B$ vs. H_1: $\mu_A \neq \mu_B$	$2 \times P(t_{(v)} \geq \lvert t_0 \rvert)$
(b) H_0: $\mu_A \geq \mu_B$ vs. H_1: $\mu_A < \mu_B$	$P(t_{(v)} < t_0)$
(c) H_0: $\mu_A \leq \mu_B$ vs. H_1: $\mu_A > \mu_B$	$P(t_{(v)} > t_0)$

Valor p para cada hipótesis para comparar dos promedios

Donde los grados de libertad de la t de Student son $n_A + n_B-2$, si se usó el test para varianzas iguales; o la aproximación de Satterwhite, si se usó el test para varianzas distintas.

Finalmente, se rechaza H_0 si el valor-p calculado es menor que la significancia a fijada a priori.

Ejemplo 5.36. En el **Ejemplo 5.33**, donde se quiere determinar la asociación entre la edad y presencia de cálculos vesiculares, los datos son:

[TABLA 5.38]

Litiasis	n	Promedio	Desviación estándar
No	710	36,1	13,0
Sí	126	42,9	13,9

Edad promedio ± DS según litiasis vesicular

Si se hace un test de varianzas (test de Levene), se obtiene p = 0,575, por lo que se concluye que no hay diferencias significativas entre las varianzas de edad según litiasis.

Luego, la varianza conjunta es:

$$S_c^2 = \frac{(710-1)\times 13^2 + (126-1)\times 13{,}9^2}{710+126-2} = 172{,}6$$

Luego, la desviación estándar conjunta es $S_c = 13{,}1$. El test está dado por:

$$t_0 = \frac{(36{,}1-42{,}9)}{13{,}1\times\sqrt{\frac{1}{710}+\frac{1}{126}}} = -5{,}37 \sim t(834)$$

El valor-p es $p=2xP(t_{(834)} > |5{,}37| < 0{,}0005$. Se rechaza H_0 y se concluye que existen diferencias significativas en el promedio de edad entre pacientes con y sin litiasis.

Ejemplo 5.37 (Corrección de Bonferroni): En la comparación de promedios de peso al nacer según estado nutricional, planteado en el **Ejemplo 5.35**, el test adecuado es análisis de la varianza (Anova), ya que se comparan tres promedios. ¿Es válido comparar todos los pares de promedios usando test t de Student para muestras independientes?

Si en cada comparación se rechaza H_0: $\mu_1 = \mu_2$ con confianza 1-α, entonces en *k* comparaciones la confianza es: $(1-\alpha)^K$. Luego, la probabilidad de que al menos una de las *k* comparaciones sea significativa es $1-(1-\alpha)^K$.

Como se comparan tres grupos, si se fija un nivel de significancia $\alpha = 5\%$, la probabilidad real de rechazar erróneamente al menos una de las tres comparaciones es $1-(1-0{,}05)^3 = 0{,}1426$. Es decir, la probabilidad de encontrar una diferencia significativa por error es 0,14 en vez de 0,05.

Para solucionar este problema se puede modificar el valor-p mediante la **corrección de Bonferroni.** Si se quieren hacer *k* comparaciones con significancia global α, entonces cada comparación individual debe ser significativa al nivel:

$$\alpha^* = \alpha \Big/ \binom{k}{2}$$

Por ejemplo, como se quieren k = 3 comparaciones, cada hipótesis debe ser significativa al nivel $\alpha^* = 0{,}017$, de modo que la probabilidad de error global es $1-(1-0{,}017)^3 = 0{,}05$.

Una desventaja importante de esta corrección es que incrementa la probabilidad de producir "falsos negativos", es decir, de no rechazar H_0 cuando sea falsa. Es decir, Bonferroni produce test con baja potencia estadística y es considerado muy conservador cuando el número de comparaciones es alto.

5.6.3 Test para comparar más de dos promedios: Anova

Para comparar más de dos promedios, asumiendo que se cumplen los supuestos en el **punto 5.6.1**, las hipótesis posibles de plantear son:

H_0: $\mu_1 = \mu_2 = ... = \mu k$

H_1: Algún $\mu i \neq \mu j$

Donde *k* es el número de niveles de la variable categórica (o grupos por comparar). Luego, al tomar muestras aleatorias de cada grupo, se tendrán las siguientes medidas resumen:

[TABLA 5.39]

	Grupo				
	1	2	3	...	k
n	n_1	n_2	n_3	...	n_k
Promedio	$\bar{x}_1$	$\bar{x}_2$	$\bar{x}_3$	...	$\bar{x}_k$
Varianza	s_1^2	s_1^2	s_1^2	...	s_k^2

Datos necesarios para la comparación de *k* promedios.

El total de individuos considerados en el estudio es $n = n_1 + n_2 + ... + n_k$. El promedio global de la variable numérica está dado por:

$$\bar{x} = \frac{n_1 \times \bar{x}_1 + n_2 \times \bar{x}_2 + ... + n_k \times \bar{x}_k}{n_1 + n_2 + ... + n_k} = \frac{1}{n}\sum_{i=1}^{k} n_i \times \bar{x}_i$$

Además, se requiere una medida global de la variabilidad de los datos al interior de su propio grupo, dada por:

$$S_W^2 = \frac{(n_1 - 1)\times s_1^2 + (n_2 - 1)\times s_2^2 + ... + (n_k - 1)\times s_k^2}{n_1 + n_2 + ... + n_k - k} = \frac{SSW}{n-k}$$

La varianza conjunta S_w^2 es simplemente un promedio ponderado de las varianzas de los grupos individuales. El subíndice $_w$ es por tratarse de la variabilidad intragrupos (*within groups*), y SSW se refiere a la suma de cuadrados intragrupos.

También se requiere una medida de la variabilidad de los promedios de cada grupo, respecto a la media global, dada por:

$$S_B^2 = \frac{n_1(\bar{x}_1 - \bar{x})^2 + n_2(\bar{x}_2 - \bar{x})^2 + ... + n_k(\bar{x}_k - \bar{x})^2}{k-1} = \frac{SSB}{k-1}$$

Donde S_B^2 mide la distancia de la media global $\bar{x}$ respecto al centro de cada grupo. El subíndice $_B$ es por tratarse de la variabilidad entre grupos (*between groups*), y SSB se refiere a la suma de cuadrados entre grupos.

Luego, si H_0 es verdadera, se cumple que $\bar{x}_1 \approx \bar{x}_1 ... \approx \bar{x}_k$ y S_B^2. Por lo tanto, para determinar si la variabilidad entre los grupos (S_B^2) es pequeña en comparación con la variabilidad intragrupos (S_w^2), se construye el test estadístico dado por:

$$F = \frac{S_B^2}{S_W^2}$$

Mientras más grande el valor de F, más significativa es la diferencia de las medias comparadas.

Habitualmente todos los resultados anteriores se resumen en una tabla Anova como la siguiente:

[TABLA 5.40]

Fuente	SS	gl	MS	F	Valor-p
Entre grupos	SSB	$k-1$	$MSB = {}^{SSB}/_{(k-1)}$	${}^{MSB}/_{MSW}$	p
Intragrupos	SSW	$n-k$	$MSW = {}^{SSW}/_{(n-k)}$		
Total	SST	$n-1$			

Tabla Anova en una vía.

Aunque la variabilidad global de la variable numérica S_T^2 puede calcularse como:

$$S_T^2 = S_B^2 + S_W^2 = \frac{SST}{n-1}$$

Sin embargo S_T^2, es, simplemente, la varianza de la variable numérica considerando todos los datos.

No es necesario hacer manualmente los cálculos para construir una tabla Anova. Vea la forma de ajustarla usando el programa estadístico SPSS en el capítulo 7 o el programa R en el capítulo 8.

Si la Anova arroja diferencias significativas entre los promedios, la conclusión es que al menos uno de los promedios es distinto al resto. Para detectar cuál o cuáles son los promedios distintos se usa un test de comparaciones múltiples. El test más utilizado en la literatura biomédica es el test de Bonferroni.

Ejemplo 5.38 (Anova usando SPSS). En la comparación de promedios de peso al nacer según estado nutricional, planteado en el **Ejemplo 5.35**, la tabla Anova obtenida usando el programa SPSS es la siguiente:

[TABLA 5.41]

	Suma de cuadrados	**gl**	**Media cuadrática**	**F**	**Sig.**
Intergrupos	3,338	2	1,669	6,459	,003
Intragrupos	12,145	47	,258		
Total	15,483	49			

Tabla Anova para peso al nacer según estado nutricional a los 11-12 años.

Para el análisis se usó el peso de nacimiento en kilos (en vez de gramos). El valor-p = 0,003 indica que se rechaza H_0, y por lo tanto hay al menos un promedio de peso al nacer distinto a los otros.

Para detectar el promedio distinto, se hizo un test de Bonferroni, con el siguiente resultado:

[TABLA 5.42]

Bonferroni

(I) Estado Nut.	(J) Estado Nut.	Diferencia de medias (I-J)	Error típico		Intervalo de confianza al 95%	
		Límite inferior	Límite superior	**Sig.**	Límite superior	Límite inferior
Norm.	Sobrep.	-.28250	.17363	**.331**	-.7136	.1486
	Obeso	-.62383(*)	.17363	**.002**	-1.0549	-.1928
Sobrep.	Norm.	.28250	.17363	**.331**	-.1486	.7136
	Obeso	-.34133	.18562	**.217**	-.8022	.1195
Obeso	Norm.	.62383(*)	.17363	**.002**	.1928	1.0549
	Sobrep	.34133	.18562	**.217**	-.1195	.8022

* La diferencia de medias es significativa al nivel.05.

Test de comparaciones múltiples de Bonferroni.

La columna "Sig." muestra el valor-p para la comparación de cada par de promedios, corregido por Bonferroni. Se observa que hay diferencias significativas en el promedio de peso al nacer entre grupos normal y obeso ($p = 0{,}002$), y no hay diferencias entre los niños con sobrepeso y los obesos ($p = 0{,}217$).

5.6.4 Análisis de datos pareados (medidas repetidas)

Si una variable numérica es medida en los mismos individuos en dos o más tiempos o condiciones (correspondientes a los niveles de la variable categórica), entonces la relación categórica-numérica no cumple con el supuesto de independencia planteado en el **punto 5.6.1**. En este caso, las observaciones son independientes al interior de cada tiempo, pero no entre tiempos, por tratarse de los mismos individuos.

Luego, es necesario corregir los test t de Student y Anova descritos en los **puntos 5.6.2** y **5.6.3**, respectivamente, de modo que puedan usarse en esta situación.

Ejemplo 5.39. Para probar la efectividad de un tratamiento antirretroviral (TAR), se tomó una muestra aleatoria de 20 pacientes con diagnóstico primario de VIH y se hizo un conteo de células T $CD4^+$ (x mm^3) basal (antes de iniciar TAR) y en cuatro controles después de iniciado el tratamiento antirretroviral, separados aproximadamente por seis meses entre sí. La tabla siguiente muestra los resultados:

[TABLA 5.43]

Pac	Basal	Ctrl1	Ctrl2	Ctrl3	Ctrl4
1	31	71	67	121	249
2	157	93	145	195	223
3	4	53	174	360	393
4	109	240	184	202	188
5	283	181	283	341	278
6	141	181	210	187	140
7	36	64	127	146	219
8	164	367	217	393	250
9	154	114	94	316	215
10	22	48	101	90	300

Pac	Basal	Ctrl1	Ctrl2	Ctrl3	Ctrl4
11	37	52	119	145	181
12	235	236	409	238	460
13	38	105	126	151	156
14	44	313	206	240	200
15	68	361	187	290	383
16	42	146	151	218	192
17	28	107	190	201	226
18	181	537	702	484	509
19	16	114	140	260	223
20	11	38	126	141	176

Conteo de células T CD4+ en cinco controles en pacientes que viven con VIH/Sida

Se trata de la asociación de una variable numérica (células T CD4) y una categórica (tiempo, con cinco niveles). Aunque el conteo de células T CD4 es independiente entre pacientes, no hay independencia entre tiempos, ya que se trata de los mismos pacientes.

Si la variable categórica tiene dos niveles, se comparan los promedios con **test t de Student para muestras pareadas.** Si la variable categórica tiene más de dos niveles, se comparan los promedios con **análisis de la varianza para medidas repetidas.**

Descartado el supuesto de independencia, los otros dos supuestos que deben cumplirse para usar estos métodos son los mismos que para el caso de muestras independientes:

i) **Normalidad.** El promedio de la variable numérica debe tener distribución normal al interior de cada nivel de la variable categórica.

ii) **Homocedasticidad.** La varianza de la variable numérica debe ser igual entre los niveles de la variable categórica.

Test t de Student para muestras pareadas

Si se mide una variable numérica en dos tiempos o condiciones, es porque interesa evaluar el cambio que se produce en esta variable entre ambas evaluaciones. Luego, una forma de evaluar este cambio es mediante una variable que cuantifique la diferencia entre ambos tiempos.

$$Diferencia = Valor_1 - Valor_2$$

Donde $Valor_1$ y $Valor_2$ son los valores de la variable numérica en cada tiempo o condición. Entonces, una diferencia igual a cero sería indicador de que no hay efecto del tiempo o que la condición en estudio no produce un efecto sobre el paciente.

Luego, las hipótesis se pueden plantear en términos del promedio de las diferencias entre ambos tiempos. Si llamamos μ a este promedio, las hipótesis son:

(a) $H_0: \mu = 0$ vs. $H_1: \mu \neq 0$ (Cuando interesa determinar si $\mu \neq 0$)

(b) $H_0: \mu \geq 0$ vs. $H_1: \mu < 0$ (Cuando interesa determinar si $\mu < 0$)

(c) $H_0: \mu \leq 0$ vs. $H_1: \mu > 0$ (Cuando interesa determinar si $\mu > 0$)

Estas hipótesis son un caso particular de las planteadas en el test de hipótesis para un promedio, con $\mu_0 = 0$ (ver punto 5.3) y el test estadístico es el mismo planteado en ese punto.

Si en una muestra de tamaño n se obtiene un promedio de las diferencias $\bar{d}$, con desviación estándar s, el test estadístico está dado por:

$$t_0 = \frac{\bar{d}}{s/\sqrt{n}} \sim t(n-1)$$

Luego, el valor-p para cada hipótesis planteada está dado por:

[TABLA 5.44]

Hipótesis	Valor p
(a) $H_0: \mu = 0$ vs. $H_1: \mu \neq 0$	$P(t_{(n-1)} < -t_0 \text{ o } t_{(n-1)} > t_0) = 2 \times P(t_{(n-1)} \geq \lvert t_0 \rvert)$
(b) $H_0: \mu \geq 0$ vs. $H_1: \mu < 0$	$P(t_{(n-1)} < t_0)$
(c) $H_0: \mu \leq 0$ vs. $H_1: \mu > 0$	$P(t_{(n-1)} > t_0)$

Valor *p* para cada hipótesis para un promedio.

Finalmente, se rechaza H_0 si el valor p calculado es menor que la significancia a fijada a priori.

Ejemplo 5.40. Interesa comparar el peso promedio entre dos tiempos: al inicio y al final de un tratamiento para la obesidad. Los datos disponibles son los siguientes:

[TABLA 5.45]

Pac	Peso Pre	Peso Post	d	Pac	Peso Pre	Peso Post	d
1	86	80	6	6	105	94	11
2	89	85	4	7	94	95	-1
3	96	90	6	8	88	83	5
4	112	101	11	9	88	75	13
5	91	91	0	10	90	92	-2

Peso al inicio y al final de un tratamiento para la obesidad y diferencia (pre-post).

De los datos se obtiene: n=10 $\bar{d}$=4,1 ± 6,63. El test estadístico es:

$$t_0 = \frac{\bar{d}}{s/\sqrt{n}} = \frac{4,1}{4,63/\sqrt{10}} = 2,8 \sim t(n-1) \equiv t(9)$$

El valor-p es $2 * P(t_{(9)} \geq 2,8) < 0,01$. Se concluye que existen diferencias significativas entre el peso pre y post. Luego, como la diferencia promedio es positiva, se concluye que el tratamiento es efectivo.

Anova para medidas repetidas

Cuando se mide la variable numérica en más de dos tiempos o condiciones, las hipótesis de interés son:

Ho: $\mu_{\text{tiempo-1}} = \mu_{\text{tiempo-2}} = \ldots = \mu_{\text{tiempo-k}}$

H1: Algún $\mu_{\text{tiempo i}} \neq \mu_{\text{tiempo j}}$

A grandes rasgos, la dócima se hace construyendo una tabla Anova similar a la descrita en el **punto 5.6.3**, pero considerando el efecto del paciente en el análisis. Si se tienen m pacientes, medidos en k tiempos o condiciones distintos, el total de observaciones es n=mxk. La tabla Anova resultante será como sigue:

[TABLA 5.46]

Fuente	SS	gl	MS	F	Valor-p
Paciente	SSP	$m-1$	$MSP = {}^{SSP}/_{(k-1)}$		
Entre grupos	SSB	$k-1$	$MSB = {}^{SSB}/_{(k-1)}$	${}^{MSB}/_{MSW}$	p
Intragrupos	SSW	$n-m-k+1$	$MSW={}^{SSW}/_{(n-m-k+1)}$		
Total	SST	$n-1$			

Tabla Anova para medidas repetidas.

La teoría detrás del modelo está fuera del alcance de este texto. Sin embargo, los cálculos pueden hacerse usando el programa estadístico SPSS o el programa R.

Si la Anova para medidas repetidas arroja diferencias significativas entre los promedios, se recurre nuevamente a los test de comparaciones múltiples (por ejemplo, Bonferroni) para determinar cuál o cuáles son los promedios distintos.

Ejemplo 5.41. Ajustando un modelo de Anova para medidas repetidas a los datos de conteo de células T CD4^{+} (x mm^{3}) en pacientes con VIH medidos en cinco tiempos, descrito en el **Ejemplo 5.39**, obtiene el siguiente resultado usando SPSS:

[TABLA 5.47]

Variable dependiente: cd4

Fuente		Suma de cuadrados tipo III	gl	Media cuadrática	F	Significación
paciente	Hipótesis	828308,0	19	43595,158	8,100	,000
	Error	409037,6	76	5382,074		
tiempo	Hipótesis	343038,4	4	85759,600	15,934	,000
	Error	409037,6	76	5382,074		

Tabla Anova del conteo de células T CD4+ en cinco controles (medidas repetidas).

Se observa que existen diferencias significativas en el tiempo ($p < 0{,}001$). Luego, se concluye que al menos un tiempo tiene un promedio distinto al resto.

[FIGURA 5.4]

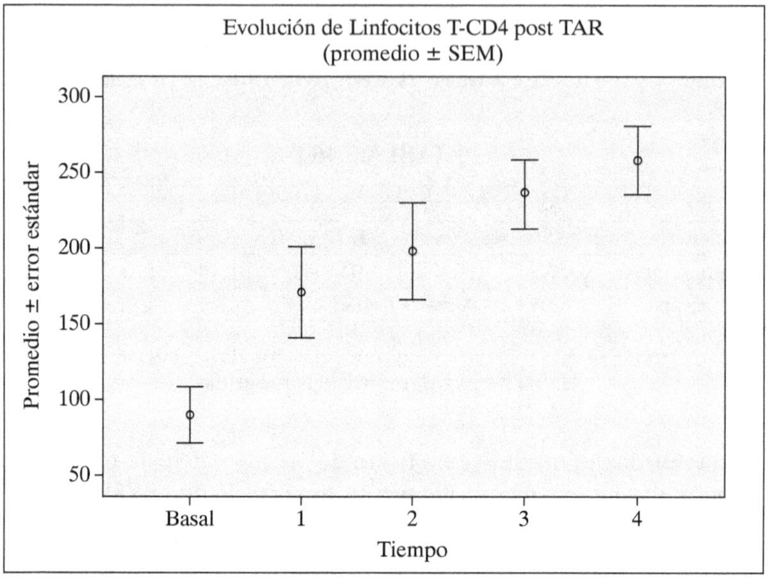

Linfocitos T CD4+ (promedio ± error estándar) en cinco controles.

Usando el test de Bonferroni, se encontró que el tiempo basal tiene un promedio significativamente menor que el resto ($p < 0{,}001$ en cada par de comparaciones) y el promedio en control 4 es significativamente mayor que en control 1 ($p = 0{,}003$).

Una forma alternativa de hacer múltiples comparaciones, que podría evitar el uso de Anova para medidas repetidas, es mediante el test *t* de Student para muestras pareadas, con significancia α corregida por Bonferroni, como se describe en el **Ejemplo 5.37**.

Verbigracia, si se tienen cinco tiempos o condiciones (como en la comparación de células T CD4 del **Ejemplo 5.41**), el número total de comparaciones de a pares son 10, y la significancia corregida es:

$$\alpha^* = \frac{\alpha}{\binom{k}{2}} = \frac{0{,}05}{10} = 0{,}005$$

La significancia $\alpha = 0{,}005$ permite llegar a la misma conclusión obtenida con Anova para medidas repetidas.

Sin embargo, se debe tener en cuenta que si hay muchos tiempos o condiciones, el número de comparaciones podría ser demasiado alto, y esto impediría encontrar diferencias, al tener un nivel de significancia corregido muy conservador.

5.7 Asociación numérica-numérica

Cuando se quiere asociar dos variables numéricas X e Y, se puede hacer un **gráfico de dispersión**, que permitirá observar la tendencia que sigue la variable respuesta a medida que la variable explicatoria aumenta o disminuye su valor.

Ejemplo 5.42. Interesa determinar si existe asociación entre el peso materno (en kilos) al inicio del embarazo y el peso del niño al nacer (en gramos), para una muestra de 40 mujeres. La tabla siguiente muestra los datos disponibles para algunas observaciones.

[TABLA 5.48]

Id	Edad	Peso	Talla	EG	Sexo RN	Peso RN	Talla RN
20	22	69,0	165	40	F	3.600	51
72	31	51,8	143	38	F	3.490	51
117	35	76,5	161	42	M	3.940	52
126	29	65,1	143	39	F	3.520	50
145	21	70,2	166	41	M	3.790	52
146	25	48,0	151	40	M	3.450	52
171	22	49,6	151	40	F	3.320	48
173	22	49,7	158	41	F	3.130	48
174	26	53,1	154	38	M	2.940	49
178	39	49,3	151	41	F	3.520	50
181	34	52,7	156	40	F	3.560	50

Peso materno (X) como predictor de peso al nacer (Y).

El gráfico de dispersión siguiente muestra la distribución del peso del recién nacido en función del peso materno al inicio del embarazo. Se observa que a medida que el peso materno es mayor, el peso del recién nacido también tiende a ser mayor. Es decir, se observa una relación directa entre X e Y.

[FIGURA 5.5]

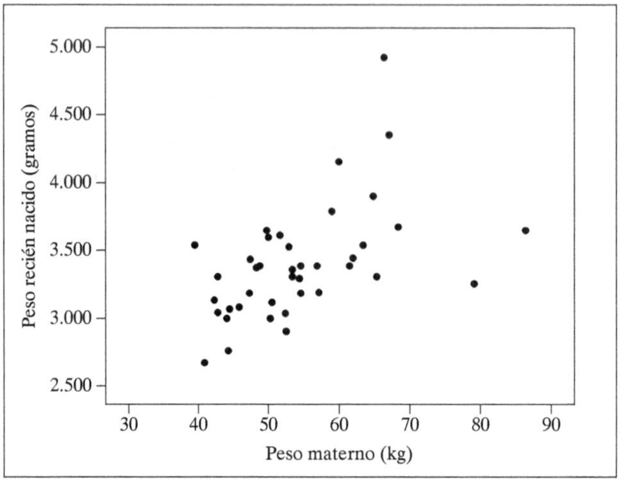

Gráfico de dispersión de peso del recién nacido en función del peso materno.

Los gráficos siguientes muestran algunas tendencias que se pueden encontrar, cuando se hace un gráfico de dispersión de X versus Y.

[FIGURA 5.6]

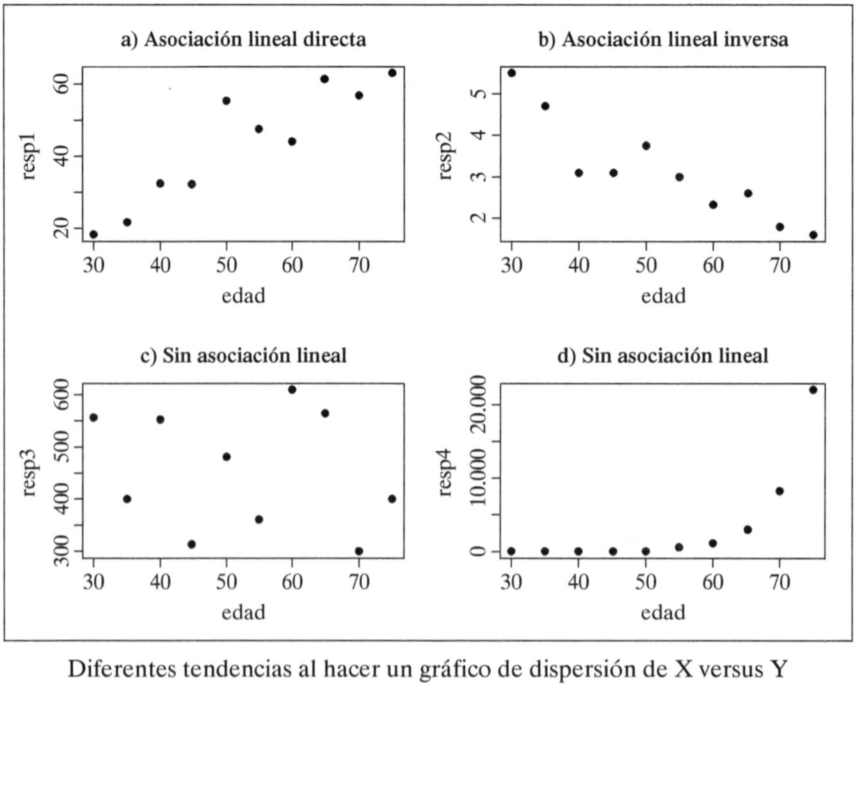

Diferentes tendencias al hacer un gráfico de dispersión de X versus Y

En los gráficos (a) y (b) se muestra una asociación lineal directa e inversa, respectivamente. Los gráficos (c) y (d), en cambio, no evidencian una asociación lineal, pero con resultados muy distintos: mientras (c) no ofrece ningún tipo de tendencia, el gráfico (d) señala una clara tendencia de tipo exponencial.

Para determinar si existe una asociación lineal entre las variables, se calcula la **correlación muestral de Pearson**, si ambas variables tienen origen intervalar, o la **correlación por rangos de Spearman**, si al menos una de ellas es de origen ordinal.

La correlación muestral se denota generalmente con la letra *r*, mientras que la correlación poblacional (que es la que queremos estimar) se denota con la letra ρ (rho).

Las características de la correlación muestral (y poblacional) de Pearson y de Spearman son las siguientes:

- La correlación varía entre -1 y +1.
- Si $r > 0$, significa que existe asociación lineal directa entre X e Y.
- Si $r < 0$, significa que existe asociación lineal inversa entre X e Y.
- Si r es cercano a 0, indica que no existe asociación lineal entre X e Y.

En la **Figura 5.6**, se observa que si se calcula la correlación para las variables en el gráfico (a) esta sería positiva y posiblemente cercana a 1. Si se calcula la correlación en el gráfico (b), sería negativa, y posiblemente cercana a -1. En los gráficos (c) y (d) la correlación sería cercana a cero.

Es importante tener en cuenta que si la correlación es cercana a cero, solo podemos concluir que no existe una asociación lineal. Sin embargo, observando únicamente el valor de *r* no podemos diferenciar entre una falta total de asociación –como la mostrada por el gráfico (c)–, de una asociación no lineal –como en el gráfico (d). Por esta razón, siempre es recomendable hacer un gráfico de dispersión para observar el comportamiento de las variables.

5.7.1 Correlación muestral de Pearson

Dado que una correlación cercana a cero es indicador de falta de asociación lineal entre X e Y, las hipótesis de interés en este caso son:

$H_0: \rho = 0$

$H_1: \rho \neq 0$

En una muestra de tamaño n los datos observados de X e Y forman pares ordenados del tipo $(x_1,y_1),\ldots,(x_n,y_n)$. La correlación de Pearson se calcula como:

$$r = \frac{\sum (x_i - \bar{x})(y_i - \bar{y})}{\sqrt{\sum (x_i - \bar{x})^2 \sum (y_i - \bar{y})^2}}$$

Se puede demostrar que la siguiente transformación de r tiene distribución normal:

$$z_0 = \frac{\frac{1}{2}\ln(\frac{1+r}{1-r})}{\sqrt{\frac{1}{(n-3)}}} \sim N(0,1)$$

Y dado que la hipótesis es bilateral, el valor-p se calcula como p = 2*P(z ≥ $|z_0|$). Se rechaza H_0 si el valor-p es menor que la significancia α fijada a priori.

Ejemplo 5.43. Los datos de peso materno (en kilos) al inicio del embarazo y peso del niño al nacer (en gramos) descritos en **Ejemplo 5.42**, para las 40 mujeres son los siguientes:

[TABLA 5.49]

Peso	Peso RN	Peso	Peso RN	Peso	Peso RN	Peso	Peso RN
69,0	3.600	52,7	3.560	64,3	3.350	42,1	2.780
51,8	3.490	48,8	3.960	66,0	3.140	48,4	3.110
76,5	3.940	60,4	3.820	53,6	3.300	55,4	3.280
65,1	3.520	68,4	3.670	42,0	3.800	46,4	3.480
70,2	3.790	49,1	3.550	52,9	3.220	44,6	3.060
48,0	3.450	43,3	2.730	60,6	4.200	49,3	3.350
49,6	3.320	61,5	4.170	67,0	2.990	50,3	3.070
49,7	3.130	49,6	3.870	48,6	3.190	47,1	3.590
53,1	2.940	56,2	3.320	64,4	3.800	50,5	3.040
49,3	3.520	50,2	3.130	59,8	4.120	48,0	3.080

Peso materno (X) y peso al nacer (Y) para 40 mujeres.

Se puede verificar que la correlación de Pearson entre peso materno y peso del recién nacido es r = 0,418. Luego, el estadígrafo z_0 es:

$$z_0 = \frac{\frac{1}{2}\ln(\frac{1+0{,}418}{1-0{,}418})}{\sqrt{\frac{1}{(40-3)}}} = 2{,}71 \quad \sim N(0,1)$$

El valor-p es 2*P(z |≥z0|) = 2*P(z ≥ 2,71) = 0,0034. Se concluye que existe una asociación lineal directa y significativa entre el peso materno al inicio del embarazo y el peso de nacimiento.

5.7.2 Correlación por rangos de Spearman

La correlación de Spearman es una versión no paramétrica de la correlación de Pearson (ver **punto 5.8** para una descripción de los test no paramétricos), y aunque se usa principalmente cuando al menos una de las variables por correlacionar es de origen ordinal, también se utiliza a veces en reemplazo de la correlación de Pearson cuando se tienen pocos datos.

Las hipótesis son las mismas que para la correlación de Pearson:

$H_0: \rho_s = 0$

$H_1: \rho_s \neq 0$

Para calcular la correlación en una muestra, primero se deben ordenar los valores de X de menor a mayor y reemplazarlos por sus respectivos rankings o rangos (orden correlativo de los datos, de *1* hasta *n*). De la misma forma, se ordenan los valores de Y de menor a mayor y se reemplazan por sus rangos.

Por ejemplo, abajo se muestran cinco datos de X e Y, y sus respectivos rankings:

[TABLA 5.50]

X	Y	Rangos de X	Rangos de Y
23	202	3	4
18	260	2	5
51	180	5	3
40	136	4	2
7	124	1	1

Rangos de dos variables X e Y.

El argumento detrás de la correlación de Spearman es que, si hay asociación lineal, entonces el ranking u orden de los valores de X será coincidente con el orden de los valores de Y.

Luego, si R_i son los rangos de la variable X y S_i son los rangos de la variable Y, la correlación de Spearman r_s, se calcula usando la misma fórmula de la correlación de Pearson:

$$r_s = \frac{\sum (R_i - \bar{R})(S_i - \bar{S})}{\sqrt{\sum (R_i - \bar{R})^2 \sum (S_i - \bar{S})^2}}$$

Para evaluar la significancia de r_s, se puede usar el estadístico z_0 siguiente:

$$z_0 = \frac{r_s - \rho_0}{\sqrt{\frac{1}{(n-1)}}} \sim N(0,1)$$

Donde $\rho_0 = 0$, si la hipótesis es de no asociación lineal, aunque se puede hacer un test para valores de $\rho_0 \neq 0$. Dado que la hipótesis es bilateral, el valor-p se calcula como $p = 2^*P(z \geq |z_0|)$ y se rechaza H_0 si el valor-p es menor que la significancia α fijada a priori.

5.7.3 Valor predictivo de la variable explicatoria

Una desventaja de la correlación muestral es que tiende a ser más significativa a medida que aumenta el tamaño de la muestra. Luego, si fuera de interés determinar si la variable X es un buen predictor de la variable Y, es mucho más importante la magnitud de la correlación que su significancia estadística.

Luego, para saber si X es un buen o mal predictor de Y se puede usar el siguiente criterio, el que se usa en forma independiente del valor-p.

[TABLA 5.51]

Si la correlación varía entre...	Entonces ...
$-0{,}25<r<0{,}25$	X es un mal predictor de Y
$-0{,}25<r\leq-0{,}25$ o $0{,}25\leq r<0{,}5$	X es un pobre predictor de Y
$-0{,}75<r-\leq0{,}5$ o $0{,}5\leq r<0{,}75$	X es un buen predictor de Y
$r\leq-0{,}75$ o $r\geq0{,}75$	X es un excelente predictor de Y

Capacidad predictiva de X sobre Y según magnitud de la correlación.

5.8 Transformaciones y test no paramétricos

La transformación de datos y los test no paramétricos se usan principalmente cuando no se cumplen los supuestos necesarios para utilizar los métodos descritos en este texto, o cuando los tamaños muestrales son muy reducidos y por lo tanto las medidas resumen se ven muy influenciadas por valores extremos.

Estas situaciones de incumplimiento de supuestos o de influencia de valores extremos pueden conducir a conclusiones erróneas, con un alto costo para el estudio. Por esta razón, el uso de transformaciones que permitan cumplir con los supuestos, o de métodos estadísticos que no requieran esos supuestos y que sean poco sensibles a valores extremos, son alternativas científicamente válidas que deben ser consideradas por el investigador.

5.8.1 Uso de transformaciones

El supuesto de normalidad para construir intervalos de confianza o para utilizar los test t de Student y Anova, además del supuesto de varianzas homogéneas, son situaciones que pueden requerir el uso de transformaciones, cuando la variable numérica en estudio X no cumple con esos supuestos.

La idea es reemplazar los valores muestrales de la variable X por los de una variable Z, aplicando una función Z = f(X), de modo que los valores transformados cumplan con los supuestos.

La función *f* debe ser invertible, es decir, si se aplica la función inversa f^{-1}, se obtiene nuevamente los valores originales de X. Ejemplos de funciones invertibles son el logaritmo (base 10, natural) y raíz cuadrada (que se aplican solo cuando la variable es positiva), o la función inversa (1/X), que se usa cuando X no puede tomar el valor cero.

El empleo de estas funciones puede producir el efecto de "simetrizar" la distribución de los datos, y en muchos casos disminuir la variabilidad, lo que permite cumplir con los supuestos.

La transformación más utilizada es el **logaritmo natural.** Si el logaritmo de una variable numérica tiene distribución normal, se dice que la variable original tiene distribución **log-normal.** Cabe notar que el logaritmo solo se puede usar cuando X > 0. Si X puede tomar el valor 0, en ocasiones se usa la transformación log(X+1).

Ejemplo 5.44. En una muestra de 990 personas con edad entre 18 y 90 años, se quiere determinar si existe una asociación entre los triglicéridos y la presencia de hipertensión arterial. Dado que los triglicéridos tienen una distribución poco simétrica, se usó el logaritmo natural para transformar los datos. La figura siguiente muestra el efecto de la transformación.

[FIGURA 5.7]

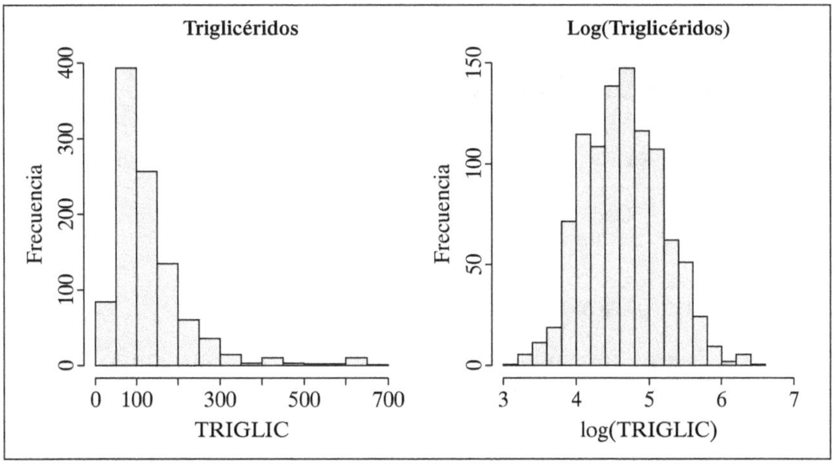

Uso de transformación logaritmo natural

Los análisis pueden hacerse usando los datos transformados y asumir que las conclusiones son válidas para la escala original.

Cuando la variable es un conteo (como el número de hijos), una transformación utilizada con frecuencia es la **raíz cuadrada.** Cuando la variable numérica es una proporción, generalmente se usa transformación arcoseno.

Una situación no relacionada con el cumplimiento de supuestos en la que suele usarse transformaciones, es cuando la variable tiene un orden de magnitud difícil de manejar, como copias de un virus, producto interno bruto, tamaños de poblaciones, etc.

Ejemplo 5.45. Interesa determinar si el número de copias de VIH se asocia con la edad, en una muestra de 627 personas que viven con VIH/Sida. La figura siguiente muestra el gráfico de carga viral (CV) en función de la edad (a la izquierda), el que no permite apreciar la relación, debido a la escala de carga viral. El gráfico de la derecha muestra la relación de la edad y el logaritmo base 10 de carga viral, donde sí es posible observar la relación.

[**FIGURA 5.8**]

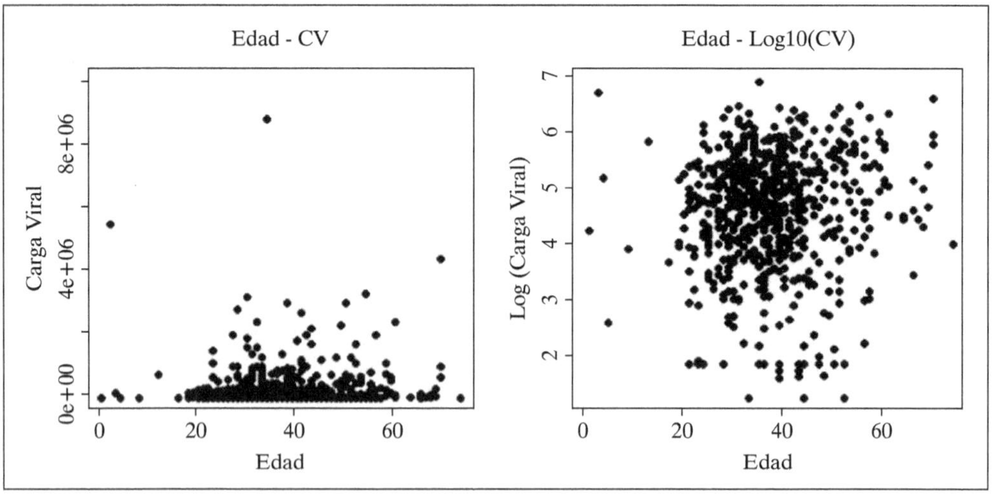

Uso de transformación logaritmo base 10.

5.8.2 Test no paramétricos

Cuando se asume normalidad, en el fondo se está asumiendo que se conoce la forma de la distribución de los datos, la que está basada en parámetros (como la media μ y la varianza σ^2 de la distribución normal). Por este motivo, estas distribuciones se llaman paramétricas, y los test basados en estas distribuciones se denominan test paramétricos.

Una alternativa al análisis de datos asumiendo normalidad (u otra distribución, como Poisson, binomial, etc.) son los test no paramétricos, los cuales hacen pocos o ningún supuesto acerca de la manera de la distribución, siendo los datos observados los que la determinan

Dado que en este texto el énfasis está puesto en los test paramétricos, solo se mencionan a continuación cuáles son los test no paramétricos equivalentes a los test paramétricos estudiados.

[TABLA 5.52]

Si el test paramétrico adecuado para la hipótesis es...	**El test no paramétrico equivalente es...**
• Test z para comparación de proporciones	• Test exacto de Fisher
• Test t de Student para muestras independientes	• Test de rangos de Wilcoxon • Test de la mediana
• Anova en una vía	• Test de Kruskal-Wallis
• Test de Bonferroni	• Test de Dunn
• Test t de Student para muestras pareadas	• Test del signo • Test de rangos signados de Wilcoxon
• Anova para medidas repetidas	• Test de Friedman
• Correlación de Pearson	• Correlación por rangos de Spearman

Equivalencia entre test paramétricos y no paramétricos.

Una característica importante de los métodos no paramétricos es que suelen ser "robustos" ante la presencia de valores extremos. Por este motivo, son usados cuando los tamaños muestrales son reducidos, ya que en esta situación el efecto de los valores extremos es mayor.

Un ejemplo de estos test robustos es la correlación de Spearman, descrita en detalle en el **punto 5.7.2.** Como se basa en rangos (ordenamiento de los datos), en vez de los datos originales, es un test que no se ve afectado por los valores extremos.

Ejercicios

5.1 A continuación se muestran los pesos de nacimiento de 30 niños cuyas madres aumentaron más de 12 kilos de peso durante su embarazo. Los datos se muestran ordenados de menor a mayor:

2.100	2.230	2.420	2.820	3.000	3.050	3.080	3.140	3.180	3.220
3.280	3.310	3.330	3.370	3.410	3.410	3.460	3.480	3.500	3.520
3.610	3.730	3.840	3.920	3.970	3.990	4.100	4.120	4.200	4.220

Interesa determinar si la proporción de niños con peso superior a 4.000 gramos es distinta del 10% reportado en la literatura.

5.2 Considere nuevamente los pesos de nacimiento de 30 niños del ejercicio 5.1. Interesa determinar si en la población de mujeres que aumentan más de 12 kilos durante el embarazo, el peso promedio de nacimiento es mayor de 3.200 gramos.

(Nota: para los 30 casos descritos, el peso de nacimiento promedio muestral fue $\bar{x}=3.400\,gramos$ con una desviación estándar $s-=540\,gramos$).

5.3 Un grupo de 200 personas obesas se dividió aleatoriamente en tres grupos: un grupo de 80 personas recibió una dieta baja en calorías; a un grupo de 70 personas se le prescribió ejercicio físico y a otro de 50 personas se les prescribió un medicamento. Todas las personas fueron pesadas al principio del estudio y después de seis meses de tratamiento, registrándose la diferencia (en kilos) entre el peso inicial y final.

i) ¿Cuántas variables identifica usted en este estudio?

ii) ¿Cuál es la variable explicada y la(s) explicatoria(s)?

iii) ¿A cuál situación metodológica corresponde (categórica-categórica, categórica-numérica, numérica-numérica)?

5.4 Un estudio comparó la tasa de restenosis (recurrencia del estrechamiento de una arteria) en pacientes sometidos a un procedimiento de angioplastia entre cinco países. Determine si existen diferencias significativas en la tasa de restenosis entre los países A y E.

País	Tasa de restenosis (fallas / n° de pacientes)
A	40% (18/45)
B	41% (58/143)
C	29% (20/70)
D	29% (51/177)
E	22% (26/116)

5.5 Interesa determinar si existen diferencias significativas en la temperatura diaria entre las ciudades de Washington y Nueva York, medidas el día 15 de cada mes, durante un período de 12 meses (en grados Fahrenheit). Para esto considere dos situaciones: (i) Los datos de ambas ciudades son independientes; (ii) Los datos de ambas ciudades son datos pareados por día del mes. Indique por qué los resultados son distintos

Mes (día 15 de cada mes)	Washington Temperatura media (°F)	Nueva York Temperatura media (°F)
1 (enero)	31	28
2 (febrero)	35	33
3 (marzo)	40	37
4 (abril)	52	45
5 (mayo)	70	68
6 (junio)	76	74
7 (julio)	93	89
8 (agosto)	90	85
9 (septiembre)	74	69
10 (octubre)	55	51
11 (noviembre)	32	27
12 (diciembre)	26	24

5.6 Indique la metodología estadística más adecuada (por ejemplo: test chi-cuadrado, test t de Student para muestras independientes, test para un promedio, etc.) para los siguientes enunciados, y una breve explicación de por qué el método es adecuado (por ejemplo, asociación de dos variables categóricas, categórica-numérica donde la categórica tiene dos niveles, etc.).

i) En una Unidad de Cuidados Intensivos (UCI) se quiere determinar si dos métodos para medir gasto cardiaco (cantidad de sangre que bombea el corazón, en litros/minuto) arrojan resultados similares. Para esto, se tomó una muestra aleatoria de 40 pacientes ingresados a la UCI durante el último mes, a los cuales se midió el gasto cardiaco por ambos métodos, obteniéndose dos mediciones numéricas del gasto para cada paciente. Se quiere determinar si existen diferencias significativas entre los métodos.

ii) Para determinar los factores de riesgo de cardiopatía isquémica, se compararon 361 pacientes con cardiopatía versus 344 sin cardiopatía. En el grupo con cardiopatía se encontró que el 51% de los pacientes tenía el colesterol total sobre 200 mg/dl, y en el grupo sin cardiopatía este porcentaje era 33%. Interesa determinar si hay asociación entre cardiopatía y colesterol total sobre 200 mg/dl.

iii) En un estudio llevado a cabo por el Centro de Control de Enfermedades de Estados Unidos (CDC, 1985), se quiere determinar la precisión de un laboratorio en sus análisis de orina para diversos medicamentos. Para esto, el laboratorio recibió 100 muestras de orina; en 30% de las muestras se agregó una concentración conocida de un medicamento (barbitúricos, metadona, codeína, morfina, etc.). Interesa conocer su capacidad para identificar correctamente la presencia o ausencia de cada medicamento.

iv) Pedrito es un asiduo comprador de bolitas, las que lleva al colegio para perderlas con sus amigos. Siempre compra bolsas de 100 bolitas y, aunque el color de las bolitas es variable, Pedrito sospecha que 30% de estas son de color azul, su favorito. Usando una bolsa de bolitas recién comprada, se quiere determinar si la sospecha de Pedrito es correcta.

5.7 Se calculó la disminución de peso (en kilos) de 18 pacientes sometidos a dos tratamientos para la obesidad: 10 pacientes con tratamiento A y 8 con tratamiento B. Los datos están expresados como: Delta = Peso inicio Tto. - Peso final Tto.

Tto A	Tto B
7,5	-8,1
-1,8	0,9
0,6	0,8
-1,4	4,8
0	2,7
1,6	-0,1
10,1	0,6
7,7	3,3
6,5	
2,5	

Interesa determinar si el tratamiento A es más efectivo que el tratamiento B.

5.8 Una enfermera en práctica (Enfermera 1) realizó exámenes de 100 oídos, centrándose en el color del tímpano ("membrana timpánica"), clasificando los oídos en dos categorías: *normal* (o gris), o *anormal* (blanco, rosa, naranja o rojo). La clasificación de la enfermera se contrastó con la clasificación de los mismos 100 oídos, hecha por una enfermera con varios años de experiencia (Enfermera 2). El resultado se muestra en la tabla siguiente:

	Enfermera 2		
Enfermera 1	Anormal	Normal	Total
Anormal	35	20	55
Normal	10	35	45
Total	45	55	100

Interesa determinar si la enfermera en práctica clasifica el estado de los oídos de la misma manera que la experta.

i) Argumente, en no más de tres líneas, por qué el test chi-cuadrado no es un test adecuado para resolver el problema descrito.

ii) Calcule el test Kappa y McNemar e interprete sus resultados.

iii) Suponga que la tabla es el resultado de un estudio retrospectivo, en el cual la enfermera con experiencia (Enfermera 2) es el gold standard (regla de oro). Si se sabe que la prevalencia de membrana timpánica anormal es 8%, calcule el valor predictivo positivo y negativo de la enfermera practicante.

5.9 En un estudio sobre los aspectos biológicos de la depresión, se tomó una muestra de fluido cerebroespinal a 24 pacientes, de los cuales 12 presentaban depresión unipolar y otros 12 bipolar. Las mediciones consistieron en la cantidad del fluido 3-methoxy-4-hydroxyphenylglycol (CSF MHPG) antes y después de un tratamiento antidepresivo, además de la diferencia entre ambos tiempos. El tratamiento se considera eficaz si reduce la cantidad de CSF MHPG en los pacientes. Los resultados se muestran en la tabla siguiente:

	Unipolar			Bipolar		
	Pre Tto.	Post Tto.	Cambio (pre-post)	Pre Tto.	Post Tto.	Cambio (pre-post)
	63,7	36,7	27	26,5	18,3	8,2
	61	37,8	23,2	38,6	25,8	12,8
	59	32,8	26,2	59	24,6	34,4
	65,2	24,6	40,6	42,8	28,4	14,4
	59,6	24,4	35,2	28,7	19,2	9,5
	59,7	22,7	37	47,7	32,6	15,1
	79,3	38,5	40,8	44,7	27,9	16,8
	60,6	28,9	31,7	47,7	28,6	19,1
	69,5	32,7	36,8	52,7	35,3	17,4
	54,9	37,7	17,2	54,6	37,8	16,8
	54,2	31,8	22,4	40,8	19,8	21
	67,5	26,3	41,2	40,8	30,3	10,5
Media	62,85	31,24	31,61	43,72	27,38	16,33
Varianza	47,68	33,26	67,26	93,76	38,81	47,46
Desv. Est	6,91	5,77	8,2	9,68	6,23	6,89

Fuente: Ambrosius WT. Topics in biostatistics. Humana Press, 2007.

i) Haga un test unilateral para determinar si el tratamiento es efectivo al interior del grupo bipolar, con $\alpha = 1\%$. Indique claramente las hipótesis, test, conclusión y supuestos necesarios para la realización de la prueba estadística.

ii) Determine si existen diferencias significativas en la efectividad del tratamiento entre grupos unipolar y bipolar, con $\alpha = 5\%$. Sea explícito en cuanto a hipótesis, test, conclusión y supuestos necesarios para la realización de la prueba.

[6] Modelos de regresión lineal y logística

6.1 Introducción

En capítulos anteriores hemos visto distintas formas de relacionar dos variables aleatorias, comúnmente con el objetivo de determinar el efecto de una variable explicatoria X sobre una respuesta de interés Y.

En este capítulo, veremos los motivos por los que puede ser de interés determinar el efecto de dos o más variables sobre una variable respuesta, y la manera como se determina esta asociación múltiple.

En la práctica, existen tres razones por las cuales puede ser de interés determinar la asociación de una respuesta Y con dos o más explicatorias $X_1, X_2, \ldots, X_k$, las que se ilustran con los siguientes ejemplos.

Ejemplo 6.1. Asociación conjunta e independiente. Se determinó que algunas variables asociadas con el cáncer de mama ductal localizado (Y) fueron edad (X_1), paridad (X_2) y años de estudio (X_3). Sin embargo, la paridad y los años de estudio aumentan con la edad, por lo que no es seguro contar con tres variables explicatorias. El objetivo es determinar cuáles variables se asocian de modo conjunto e independiente con el cáncer avanzado o localizado, es decir, cuál es el aporte que hace cada variable que no sea redundante con el que hacen las otras variables.

Ejemplo 6.2. Control de variables confundentes. Se encontró una asociación significativa entre el infarto al miocardio (Y) y el consumo de alcohol (X), con una mayor proporción de infartos en consumidores de alcohol. Sin embargo, ambas variables se asocian con el hábito tabáquico (Z), que podría ser el verdadero causante de los infartos. El objetivo es determinar la asociación de X e Y controlando el efecto de Z. Notemos que este problema es análogo al ejemplo 6.1.

Ejemplo 6.3. Predicción. En un estudio hecho con 1.500 escolares de quinto y sexto básico, se determinó el efecto de variables al nacer, como peso (X_1), estatura (X_2) y edad gestacional (X_3) sobre el índice de masa corporal actual (Y). El objetivo es construir un modelo que permita predecir el valor del índice de masa corporal, para lo cual hay que determinar el aporte conjunto de X_1, X_2 y X_3.

En las tres situaciones descritas se utilizan modelos estadísticos para cumplir con los objetivos. Cuando la variable respuesta es numérica, se usa **regresión lineal**, como en el **Ejemplo 6.3**, (descrito en **punto 6.2**). En cambio, cuando la variable respuesta es dicotómica (o sea, toma los valores 0 o 1), se emplea **regresión logística binaria**, como en los **ejemplos 6.1** y **6.2** (descrito en el punto 6.3).

6.2 Modelos de regresión lineal

Un modelo de regresión lineal es un método que permite analizar la relación entre una variable explicada numérica (Y) y una o más variables explicatorias numéricas y/o dicotómicas ($X_1,..., X_k$).

Si se tiene una muestra de *n* individuos, e interesa la relación de Y con una variable explicatoria X, entonces los datos consisten en *n* pares ordenados (x_1, y_1),..., (x_n, y_n). Si se tienen *k* variables explicatorias, los datos forman un vector de la forma ($x_{1i},..., x_{ki}, y_i$).

El modelo puede incluir variables categóricas, pero previamente se deben transformar a dicotómicas (con valores 1 o 0).

Ejemplo 6.4. Interesa analizar la relación entre el peso de nacimiento (en gramos) y el antecedente de madre fumadora, ajustado por edad (años), peso materno al inicio del embarazo (kilogramos) y nivel educacional materno (básica, media o superior). La tabla siguiente muestra las variables explicatorias (edad, peso, fuma y niv. educ.) y la variable respuesta de interés (peso RN).

[TABLA 6.1]

Id	Edad	Peso	Fuma	Niv. Educ.	Peso RN
1	28	51,4	1	B	3.550
2	23	49,5	1	M	3.570
3	20	44,6	0	M	2.640
4	28	65,8	0	B	3.110
5	30	61,0	0	B	3.480
6	27	65,8	1	B	3.560
7	19	53,1	0	B	2.490
8	23	42,0	0	S	2.930
9	29	45,7	0	S	4.330
10	32	51,2	0	M	4.460
11	24	52,1	1	M	3.770
12	31	56,1	0	B	3.660

Media	Superior
0	0
1	0
1	0
0	0
0	0
0	0
0	0
0	1
0	1
1	0
1	0
0	0

Peso del recién nacido y algunas variables explicatorias.

Para incluir el nivel educacional en el modelo, podemos construir las variables dicotómicas Media y Superior, como se muestra en las dos últimas columnas de la tabla previa; es decir, basta con construir dos variables dicotómicas para reemplazar a Niv. Educ. La categoría que no forma una variable dicotómica explícita se denomina nivel de referencia (en este ejemplo, el nivel "básico", que se presenta cuando Media y Superior son iguales a 0). La elección del nivel de referencia es arbitraria.

Luego, podemos ajustar un modelo de regresión lineal con Y = peso del recién nacido, X_1 = Edad materna, X_2 = Peso materno, X_3 = Fuma (1 = Sí, 0 = No), X_4 = Educación Media (1 = Sí, 0 = No) y X_5 = Educación Superior (1 = Sí, 0 = No).

Los modelos de regresión lineal se dividen en dos tipos, dependiendo del número de variables explicatorias consideradas:

- **Regresión lineal simple.** Se analiza la relación entre la variable numérica explicada Y con una sola variable explicatoria X. La teoría detrás de este modelo tiene relación directa con la teoría de la correlación muestral de Pearson.
- **Regresión lineal múltiple.** Se analiza la relación de la variable numérica Y con dos o más variables explicatorias $X_1,..., X_k$. La teoría detrás de este modelo no se relaciona con la correlación de Pearson, sino con la correlación parcial entre dos variables.

Por ejemplo, de acuerdo a la matriz de correlaciones siguiente, si se ajusta un modelo para Y = Peso RN, en función de X = Peso materno (regresión lineal simple), el modelo mostrará una relación directa y significativa, dado que la correlación es positiva (r = 0,312) y significativa (p < 0,001). Pero si se ajusta el modelo controlando el efecto de la edad materna (regresión lineal múltiple), la relación de X e Y no puede deducirse de la correlación de Pearson.

[TABLA 6.2]

		Edad	Peso materno	Peso RN
Edad	Correlación	1	.325	.104
	Valor p		.001	.018
Peso materno	Correlación	.325	1	.312
	Valor p	.001		.000
Peso RN	Correlación	.104	.312	1
	Valor p	.018	.000	

Matriz de correlaciones de Pearson.

6.2.1 Modelo de regresión lineal simple

Para una muestra aleatoria tamaño n de las variables X e Y, de la forma (x_1, y_1), (x_2, y_2),..., (x_n, y_n), el modelo de regresión lineal simple es de la forma:

$$Y_i = \alpha + \beta X_i + \varepsilon_i$$

El modelo representa la recta de regresión; α y β son los parámetros o coeficientes de la ecuación: α es el intercepto con el eje Y y β es la pendiente. El término ε_i representa el error aleatorio, la distancia a la que un resultado y_i se encuentra de la recta $\alpha + \beta X_i$.

Por ejemplo, la figura siguiente muestra la recta de regresión ajustada a un conjunto de 86 pares de datos (x_i, y_i). Se observa que a es el valor donde la recta intercepta el eje Y y β es la inclinación de la recta respecto al eje X.

[FIGURA 6.1]

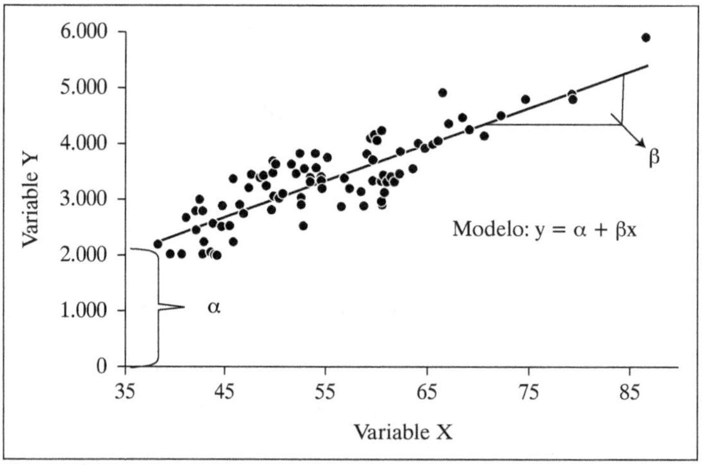

La recta de regresión y los parámetros del modelo.

6.2.1.1 Supuestos del modelo y estimación de parámetros

En primer lugar, se asume que la variable explicatoria se mide sin error. Los supuestos del modelo son:

- Los valores de Y son independientes entre sí.
- Los errores aleatorios ε_i tienen distribución normal, con media cero y varianza constante. Es decir, $\varepsilon_i \sim N(0,\sigma^2)$. Esto implica que Y tiene una distribución normal, con media $\alpha + \beta X_i$ y varianza constante igual a σ^2, es decir, $Y_i \sim N(\alpha + \beta X_i, \sigma^2)$.

- Para cualquier valor específico de x, $\sigma_{y|x}$, la varianza de Y dado un valor específico de X, no cambia. Este supuesto de variabilidad constante para todos los valores de X se denomina homocedasticidad.

La figura siguiente ilustra estos supuestos: la distribución de la respuesta Y es normal para cada valor de X, y la variabilidad de Y para cada valor de X es constante.

[FIGURA 6.2]

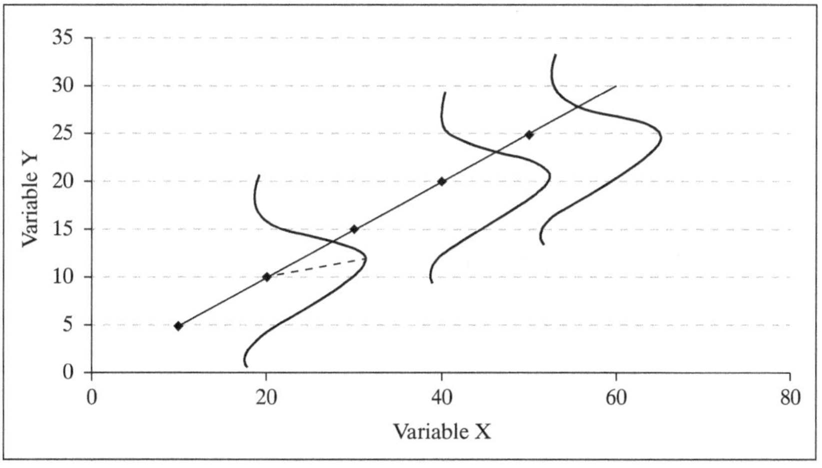

Supuestos de normalidad y de varianza constante de la variable Y.

Los errores ε_i, al ser la distancia de cada par (x_i, y_i) a la recta de regresión, deben ser lo más pequeños posible. Luego, la minimización de los ε_i se utiliza para estimar los parámetros α y β por el método de mínimos cuadrados. En este método, se buscar minimizar la suma de los errores cuadráticos de la forma:

$$\sum_{i=1}^{n} \varepsilon_i^2 = \sum_{i=1}^{n} (y_i - \alpha - \beta x_i)^2$$

Esta igualdad se obtiene despejando ei en la ecuación de regresión, elevando al cuadrado ambos lados de la igualdad y finalmente sumando los errores para i = 1,..., n.

Al optimizar (en este caso minimizar) la función cuadrática anterior, se obtienen los estimadores de α y β:

$$\hat{\beta} = \frac{\sum_{i=1}^{n} (x_i - \bar{x})(y_i - \bar{y})}{\sum_{i=1}^{n} (x_i - \bar{x})^2} \quad , \quad \hat{\alpha} = \bar{y} - \hat{\beta}\bar{x}$$

Una vez estimados α y β, se obtienen los valores de Y_i estimados por el modelo y los correspondientes errores de estimación e_i:

$$\hat{y} = \hat{\alpha} + \hat{\beta}X \Rightarrow e_i = Y_i - \hat{y}_i$$

Los errores de estimación sirven para determinar la bondad de ajuste del modelo: mientras menor sea la suma de los e_i^2, mejor es el ajuste.

[FIGURA 6.3]

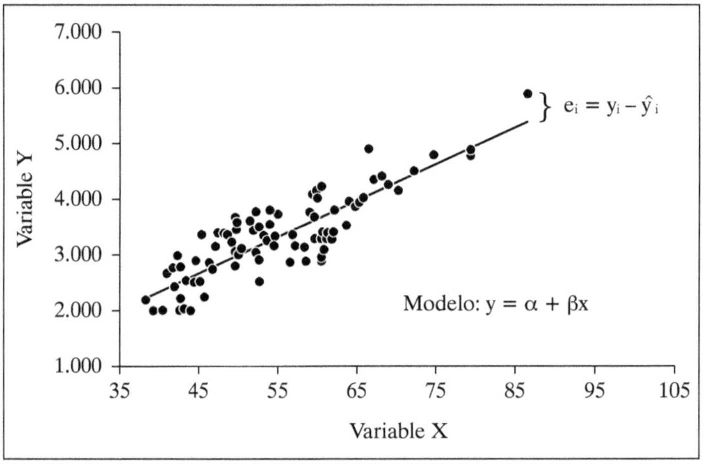

Recta de regresión y errores de estimación.

Ejemplo 6.5. Consideremos datos de alfabetización (en%) y mortalidad infantil (tasa por cada 1000 nacidos vivos) para una muestra de n=25 países (datos del año 1995, disponibles en programa SPSS).

[TABLA 6.3]

País	Alfabetización	Mortalidad infantil
Argentina	95	25,6
Australia	100	7,3
Austria	99	6,7
Bangladesh	35	106,0
Bolivia	78	75,0
Brasil	81	66,0
Bulgaria	93	12,0
Burkina Faso	18	118,0
Canadá	97	6,8
Chile	93	14,6
China	78	52,0
Cuba	94	10,2
Dinamarca	99	6,6
Francia	99	6,7
Haití	53	109,0
India	52	79,0
Indonesia	77	68,0
Japón	99	4,4
Kenia	69	74,0
México	87	35,0
Holanda	99	6,3
Perú	85	54,0
España	95	6,9
Estados Unidos	97	8,1
Uruguay	96	17,0

Alfabetización y mortalidad infantil para 25 países (1995).

La correlación entre Mortalidad y Alfabetización es r = -0,931. Ajustando el modelo con SPSS (programa estadístico), se obtiene:

[TABLA 6.4]

Coeficientes[a]

Modelo	Coeficientes no estandarizados		t	Sig.
	B	Error típ.		
1 (Constante)	171,801	11,194	15,347	,000
Alfabetizacion	-1,605	0,131	-12,253	,000

[a] Variable dependiente: Mortalidad

Modelo de regresión para mortalidad infantil (Y) en función de alfabetización (X).

Luego, el modelo estimado es el siguiente:

Mortalidad = 171,8 - 1.605*Alfabetización

El intercepto (171,8) es la mortalidad media para alfabetización = 0%. La pendiente (-1,6) indica que por cada punto porcentual de alfabetización, la mortalidad disminuye 1,6 por cada mil nacidos vivos en promedio.

La recta ajustada a los datos de mortalidad según alfabetización es:

[FIGURA 6.4]

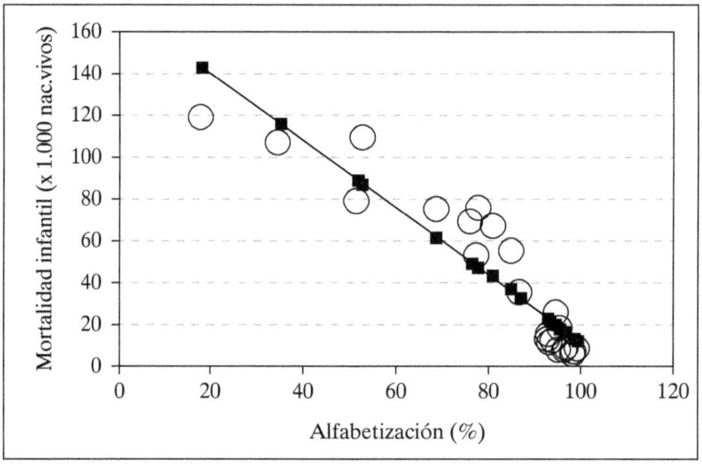

Modelo para mortalidad infantil en función de la alfabetización.

Aunque el ajuste del modelo es bastante satisfactorio, se observa que para valores muy bajos o muy altos de alfabetización, el modelo sobrestima la mortalidad infantil, mientras que para valores intermedios (entre 60% y 80%), el modelo subestima la mortalidad. Esto indica que los datos siguen una tendencia levemente curva.

6.2.1.2 Test de hipótesis para la pendiente

La pendiente es el coeficiente más importante del modelo, ya que $\beta = 0$ equivale a plantear que X no hace un aporte significativo para explicar Y. Es decir, sin importar el valor que tome la variable X, el valor de Y no se modifica. Entonces, las hipótesis de interés son:

H_0: $\beta = 0$

H_1: $\beta \neq 0$

Al ajustar el modelo, usando una muestra aleatoria tamaño *n* del par ordenado (X, Y), se obtiene $\hat{\beta}$ y $\hat{se}(\hat{\beta})$. Luego, el test estadístico es:

$$t_0 = \frac{\hat{\beta} - \beta_0}{\hat{s}e(\hat{\beta})} \sim t_{(n-2)}$$

Donde $\beta_0 = 0$, aunque se puede hacer un test de la forma H_0: $\beta_i = \beta_0$, con $\beta_0 \neq 0$. El error estándar de cada parámetro se estima como:

$$se(\hat{\beta}) = \frac{\sigma_{y|x}}{\sqrt{\sum_{i=1}^{n}(x_i - \bar{x})^2}} \qquad se(\hat{\alpha}) = \sigma_{y|x}\sqrt{\frac{1}{n} + \frac{\bar{x}^2}{\sqrt{\sum_{i=1}^{n}(x_i - \bar{x})^2}}}$$

En las ecuaciones anteriores, $\sigma_{y|x}$ es la desviación estándar de Y para un valor de X dado, y se estima como:

$$s_{y|x} = \sqrt{\frac{\sum_{i=1}^{n}(y_i - \hat{y}_i)^2}{n-2}}$$

El valor-p se calcula como $p = 2 \text{ x } P(t_{(n-2)} > |t_0|)$. Se rechaza H_0 si el valor-p es menor que el nivel de significancia α fijado a priori.

Ejemplo 6.6. Al analizar la relación entre alfabetización y mortalidad infantil, usando SPSS, se obtuvo $\hat{\beta} = -1.605$ y el error estándar es $\hat{s}e(\hat{\beta}) = 0{,}131$. Se verifica además que $s_{y\backslash x} = 14{,}0$. Luego:

$$t_0 = \frac{\hat{\beta} - \beta_0}{\hat{s}e(\hat{\beta})} = \frac{-1.605 - 0}{0{,}131} = -12{,}25 \sim t_{(23)}$$

El valor-p es $p = 2 \text{ x } P(t_{(n-2)} > |-12{,}25|) < 0{,}001$. Se concluye que la alfabetización hace un aporte muy significativo para explicar la mortalidad infantil.

6.2.1.3 Intervalo de confianza para la pendiente

Con la pendiente estimada del modelo regresión lineal simple y su error estándar, para una muestra de tamaño *n*, y considerando que $t_0 \sim t_{(n-2)}$ bajo H_0, se puede construir un intervalo de confianza para la pendiente poblacional, de la forma:

$$\hat{\beta} - t_{(n-2);1-\alpha/2} \times \hat{s}e(\hat{\beta}) \quad < \quad \beta \quad < \quad \hat{\beta} + t_{(n-2);1-\alpha/2} \times \hat{s}e(\hat{\beta})$$

Donde $t_{(n-2);1-?/2}$ es el percentil $1-\alpha/2$ de la t de Student con n-2 grados de libertad.

Ejemplo 6.7. Para los datos de mortalidad infantil (n =2 5 casos), se tiene $\hat{\beta} = -1.605$ y $\hat{s}e(\hat{\beta}) = 0{,}131$. Para construir un intervalo con una confianza $1-\alpha = 95\%$, de tabla t de Student se obtiene $t_{(25);\,0{,}975} = 2{,}06$. Luego, el intervalo es:

$$-1.605 - 2{,}06 \times 0{,}131 \quad < \quad \beta \quad < \quad -1.605 + 2{,}06 \times 0{,}131$$
$$-1.875 \quad < \quad \beta \quad < \quad -1.335$$

Luego, la pendiente varía entre -1.875 y -1.335, con una confianza de 95%.

Cabe hacer notar que el intervalo de confianza no pasa por el valor 0 (los dos límites del intervalo son negativos), lo cual indica que el valor $\beta = 0$ no es plausible con una confianza de 95%. Esta es evidencia suficiente para rechazar la hipótesis H_0: $\beta = 0$ con $p < 0{,}05$.

6.2.1.4 Evaluación del modelo: Coeficiente de determinación (R^2)

El coeficiente de determinación, R^2, es la proporción de la variación total de la respuesta Y que es explicada por la variación de X. En términos prácticos, el R^2 permite determinar qué tan bien se ajusta el modelo a los datos observados.

En regresión lineal simple, el R^2 es igual al cuadrado del coeficiente de correlación de Pearson *r*. Es decir, $R^2 = r^2$. Como *r* pertenece al intervalo (-1,1), entonces R^2 se mueve en (0,1). Si $R^2 = 1$, todos los datos muestrales caen sobre la recta. Si $R^2 = 0$, no hay relación lineal entre X e Y.

Por ejemplo, como la correlación de Pearson entre las variables mortalidad y alfabetización (**Ejemplo 6.5**) es r = -0,931, entonces, $R^2 = (-0{,}931)^2 = 0{,}867$. Se puede decir que el 86,7% de la variabilidad de mortalidad infantil es explicada por la alfabetización.

6.2.1.5 Gráficos de dispersión y modelos de regresión lineal

Es importante hacer un gráfico de dispersión para observar la relación entre la variable respuesta y cada variable explicatoria. El gráfico suele mostrar cosas que no se aprecian al rechazar o no la hipótesis H_0: $\beta = 0$.

Algunos resultados posibles son:

[FIGURA 6.5]

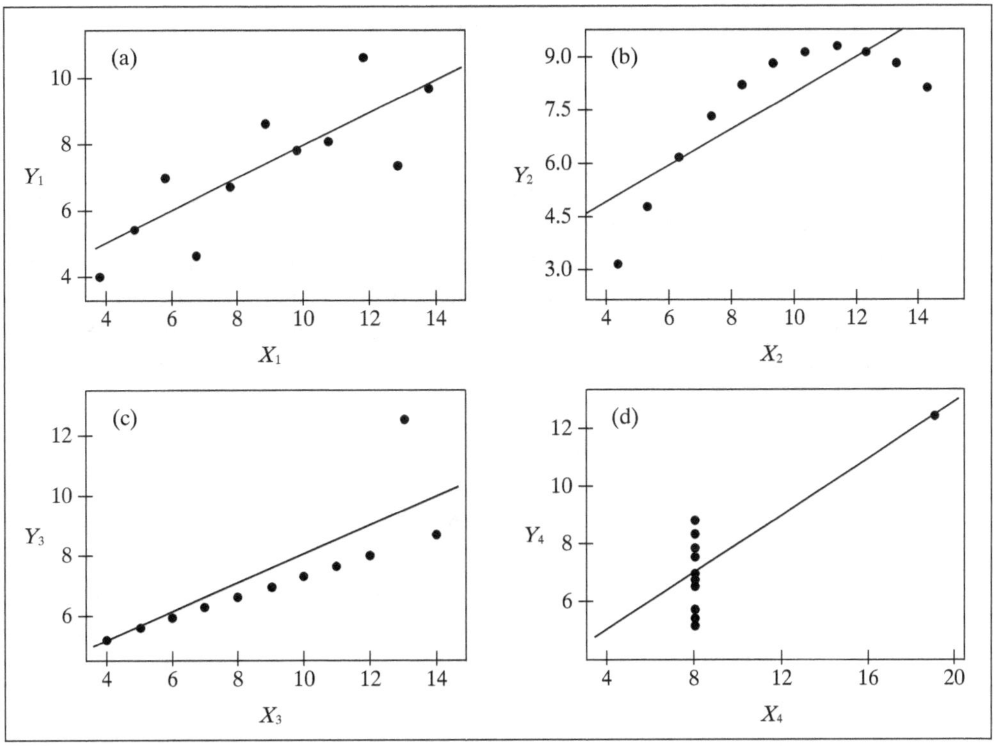

Gráficos de dispersión.
(Fuente: Chatterjee S, Hadi AS. Regression Analysis by Example. 4th ed. Wiley, 2006.)

En el gráfico (a) se observa una relación lineal entre X e Y. Estos datos son adecuados para el ajuste de un modelo lineal.

En el gráfico (b) se observa que existe relación entre X e Y, pero esta no es lineal (posiblemente sea cuadrática). En este caso, el modelo lineal podría ser una mala aproximación a la verdadera relación entre las variables.

En el gráfico (c) se observa una relación casi perfecta entre X e Y, excepto por un punto muy influyente, lo que hace que el modelo no se ajuste correctamente. Es necesario analizar el valor extremo (verificar si es un error, si pertenece a la población en estudio, etc.).

Finalmente, el gráfico (d) muestra que X toma el valor 8 en todos los individuos con excepción de uno, que tiene un valor X = 20. Esto hace que sea posible ajustar una línea recta, pero el modelo lineal es inadecuado para la naturaleza de los datos (X se comporta como una constante o a lo más como una variable categórica con dos niveles).

6.2.1.6 Análisis de residuos

Cuando se ajusta un modelo de regresión lineal, es necesario determinar si se cumplen los supuestos del modelo: independencia de las observaciones, normalidad de los residuos y homogeneidad de varianzas (homocedasticidad).

El supuesto de independencia no requiere un test específico, sino una observación al diseño del estudio y la naturaleza de los datos. Para determinar el cumplimiento de los otros supuestos, se hace un análisis gráfico de residuos para observar si se cumple el supuesto de normalidad (gráfico de probabilidad normal o un histograma) y de varianza constante (residuos o residuos estandarizados versus valores ajustados). Incluso permiten detectar valores extremos (residuos versus orden de los datos).

Por ejemplo, considere los gráficos en la figura siguiente:

[FIGURA 6.6]

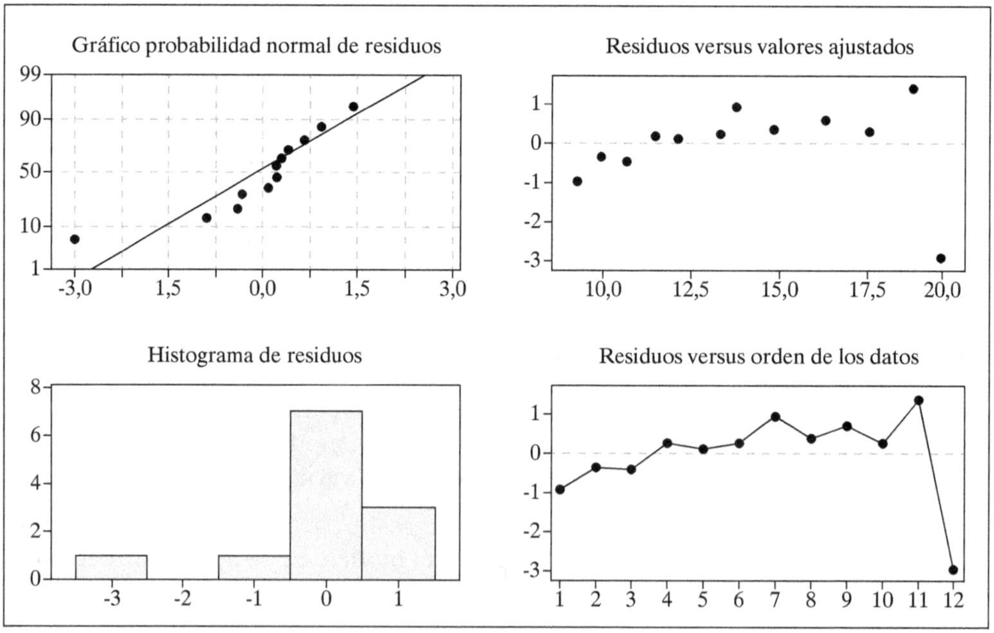

Análisis de residuos.
(Fuente: Adaptado de Rumsey D. Intermediate Statistics. Wiley Pub Inc. Hoboken, NJ, 2007)

Si se cumple el **supuesto de normalidad**, el gráfico de probabilidad normal (arriba, a la izquierda) debiera mostrar que los residuos empíricos, representados como puntos, coincidieran con los residuos teóricos de una N(0.1), los cuales se representan como una línea diagonal. Alternativamente, el histograma de los residuos estimados ei debiera ser simétrico (abajo, a la izquierda).

Si se cumple el supuesto de varianza constante, el gráfico de e_i en función de los valores ajustados $\hat{y}_i$ debiera mostrar una nube de puntos en torno a la línea que marca el 0, sin tendencia a aumentar o disminuir a medida que Y aumenta (gráficos de la derecha).

Finalmente, un comportamiento no lineal en el gráfico de e_i en función de $\hat{y}_i$ podría indicar que se requiere un término cuadrático o de otro tipo en el modelo.

6.2.1.7 Transformación de variables

Cuando la relación entre X e Y es lineal, el gráfico de dispersión de estas variables muestra una tasa de cambio constante. Después, si este cambio no es constante, lo natural es ajustar un modelo no lineal a los datos.

Sin embargo, en ocasiones se puede hacer una transformación de los datos, de modo que el gráfico de los datos transformados muestre una tasa de cambio constante, y es posible ajustar un modelo de regresión lineal. Esto a veces se prefiere a la alternativa de ajustar un modelo no lineal, lo cual se hace por métodos iterativos, estimando los parámetros sucesivamente hasta converger a valores óptimos. Es decir, la transformación provee una alternativa que se ajusta e interpreta con facilidad.

Por ejemplo, el gráfico de abajo a la izquierda muestra el crecimiento poblacional (%) en función del producto interno bruto (PIB) per cápita, para 90 países. La relación es claramente no lineal. El gráfico de la derecha muestra la relación entre el crecimiento poblacional y el logaritmo del PIB, cuya relación es bastante más lineal.

[FIGURA 6.7]

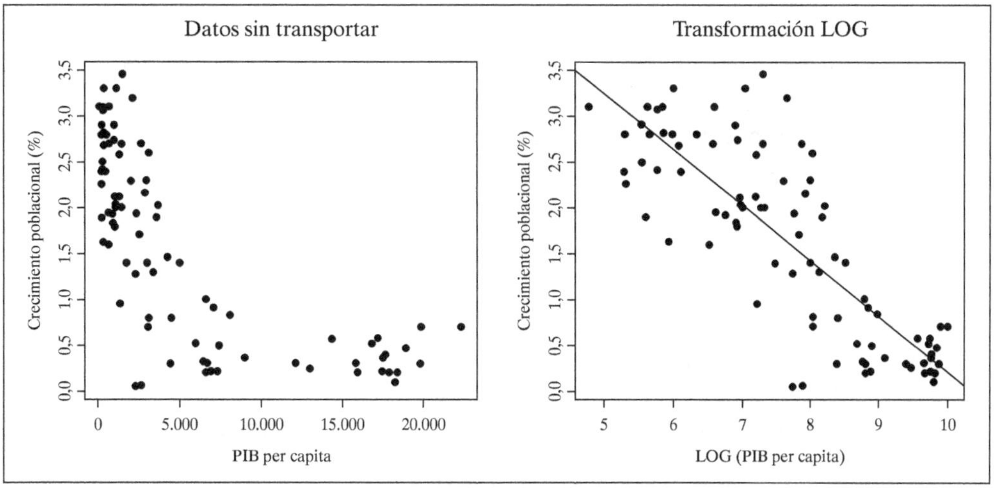

Crecimiento poblacional en función de PIB (a la izquierda) y Log(PIB) (a la derecha).

Para identificar la transformación que sea más adecuada a los datos disponibles, una alternativa es el uso de la escalera de potencias, que se muestra en la figura de abajo.

[**FIGURA 6.8**]

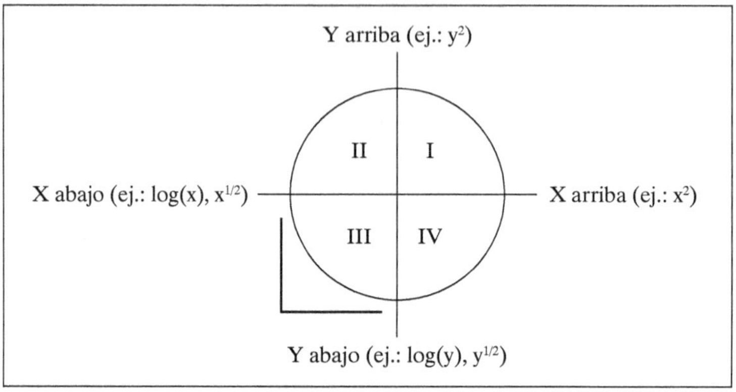

Escalera de potencias

En el círculo, se debe identificar el cuadrante (I, II, III o IV) en el que se grafica la forma no lineal más parecida al comportamiento de los datos. Por ejemplo, la porción del círculo en el cuadrante I es una función cuadrática, en II la función es logarítmica, en III es inversa y en IV es exponencial.

Luego, una vez identificado el cuadrante, se elige una transformación adecuada a los datos. Por ejemplo, si está en cuadrante I, se puede subir la potencia a Y o a X (o ambas); en cambio, si está en cuadrante IV, se puede elegir bajar la potencia a Y o subir la potencia de X.

Ejemplo 6.8. En el gráfico del crecimiento poblacional en función del PIB per cápita (**Figura 6.7**), se observa que la relación entre las variables es inversa, la que es similar a la porción del círculo en cuadrante III. Luego, la transformación escogida fue logaritmo natural de X (bajarle la potencia a X), de modo que el modelo a ajustar es:

$$Y = \alpha + \beta \times \log(X)$$

Ejemplo 6.9. Aunque el modelo lineal ajustado a los datos de mortalidad infantil en función de alfabetización presenta un ajuste satisfactorio (**Ejemplo 6.5**), los datos parecen tener una curvatura similar al cuadrante I del círculo de potencias. Luego, si se agrega un término cuadrático (X^2) al modelo, se obtiene el siguiente ajuste:

[FIGURA 6.9]

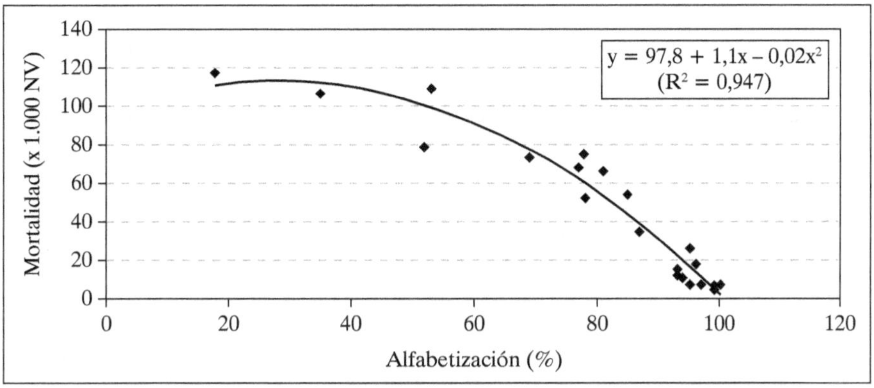

Ajuste de polinomio cuadrático en alfabetización para explicar mortalidad infantil.

Se observa que el modelo ajustado explica el 94,7% de la variabilidad de Y, mejorando el ajuste que se tenía con el modelo lineal.

6.2.1.8 Ajuste de algunos modelos lineales y no lineales

Para un set de datos determinado, se debe escoger el modelo que mejor represente el comportamiento observado. En el ejemplo siguiente se muestran algunos modelos posibles de ajustar.

Ejemplo 6.10. Se tiene información sobre el colesterol total de 30 adultos, con edad entre 18 y 90 años. Los datos disponibles son los siguientes:

[TABLA 6.5]

Id	Edad	Colesterol	Id	Edad	Colesterol
1	18	203	16	37	288
2	20	118	17	37	155
3	21	146	18	41	205
4	22	216	19	42	183
5	23	201	20	43	234
6	24	174	21	45	209
7	24	168	22	50	244
8	29	146	23	51	192
9	31	105	24	59	158
10	31	194	25	59	196
11	32	237	26	65	248
12	34	181	27	75	152
13	35	192	28	79	204
14	35	239	29	82	167
15	36	184	30	90	237

Asociación edad-colesterol para 30 adultos.

Para los datos anteriores se ajustaron los siguientes modelos:

[FIGURA 6.10]

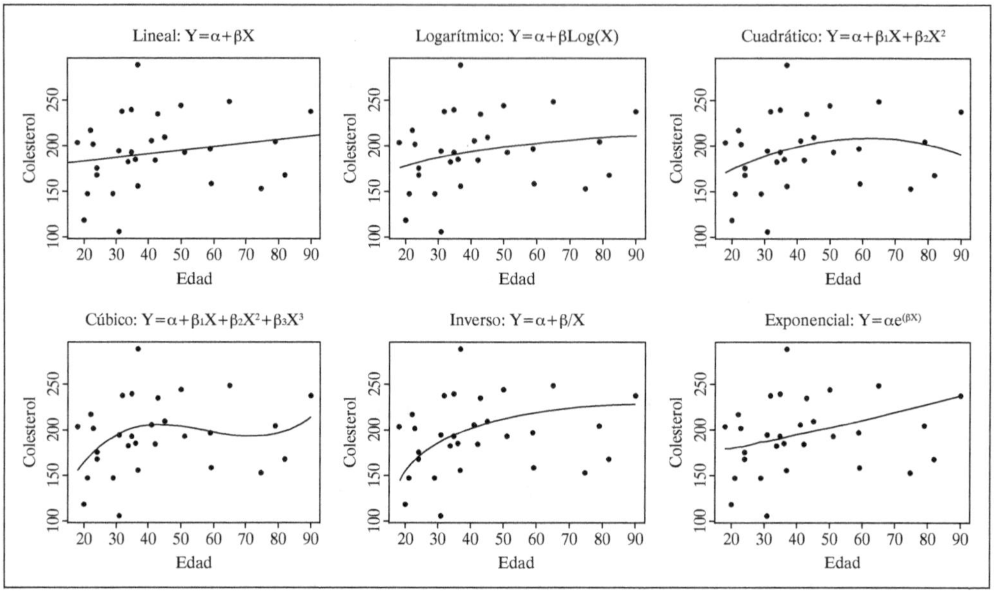

Ajuste de varios modelos lineales y no lineales.

6.2.2 Modelo de regresión lineal múltiple

Cuando interesa analizar la relación de una variable respuesta numérica Y con dos o más variables explicatorias $X_1,..., X_k$, se debe ajustar un modelo de regresión lineal múltiple de la forma:

$$Y = \alpha + \beta_1 x_1 + \beta_2 x_2 + ... + \beta_k x_k + \varepsilon$$

Donde el coeficiente a es el intercepto con el eje Y y $\beta_1,..., \beta_k$ son las pendientes asociadas a cada una de las variables explicatorias. El error ε representa la variabilidad de Y que no es explicada por el modelo.

Como en regresión lineal simple, los errores ε_i deben ser lo más pequeños posible, por lo que la estimación de los parámetros del modelo se hace mediante la minimización de la suma de los errores cuadráticos de la forma:

$$\sum_{i=1}^{n} \varepsilon_i^2 = \sum_{i=1}^{n} (y_i - \alpha - \beta_1 x_{1i} - ... - \beta_k x_{ki})^2$$

Una característica importante de la regresión múltiple es que el efecto de cada X_i sobre Y no es independiente del efecto de las otras variables incluidas en el modelo. Por ejemplo, el efecto de X_1 sobre Y es distinto en los modelos siguientes:

$Y = \alpha + \beta_1 x_1 + \varepsilon$ $\Rightarrow$ Efecto lineal de X_1 sobre Y

$Y = \alpha + \beta_1 x_1 + \beta_2 x_2 + \varepsilon$ $\Rightarrow$ Efecto lineal de X_1 sobre Y ajustado por X_2

6.2.2.1 *Test de hipótesis e intervalo de confianza para la pendiente*

Como en regresión lineal simple, las hipótesis de interés para la j-ésima pendiente son:

H_0: $\beta j = 0$

H_1: $\beta j \neq 0$

Al ajustar el modelo con una muestra aleatoria tamaño n de datos de la forma $(X_1,\ldots, X_k, Y)$, se obtiene el parámetro estimado $\hat{\beta}_j$ y su error estándar $\hat{se}(\hat{\beta}_j)$. Luego, el test estadístico es:

$$t_0 = \frac{\hat{\beta}_j - \beta_0}{\hat{se}(\hat{\beta}_j)} \sim t_{(n-k-1)}$$

Donde *n* es el tamaño de la muestra y *k* es el número de parámetros del modelo. Para la hipótesis H_0: $\beta_j = 0$, se debe usar $\beta_0 = 0$.

Para construir un intervalo de confianza 1-α para β_j, la fórmula es análoga al caso de regresión simple:

$$\hat{\beta}_j - t_{(n-k-1);1-\alpha/2} \times \hat{se}(\hat{\beta}_j) < \beta_j < \hat{\beta}_j + t_{(n-k-1);1-\alpha/2} \times \hat{se}(\hat{\beta}_j)$$

Donde $t_{(n-k-1);\,1-\alpha/2}$ es el percentil 1-α de la t de Student con n-k-1 grados de libertad.

Como en regresión lineal simple, si el intervalo no pasa por el valor 0 (es decir, ambos límites del intervalo son negativos o ambos positivos), indica que el valor $\beta = 0$ no es plausible con una confianza de 1-α y es evidencia suficiente para rechazar la hipótesis H_0: $\beta = 0$ con $p < 0{,}05$.

Ejemplo 6.11. En una muestra de 100 niños que nacieron con muy bajo peso (< 1.500 gramos), se ajustó un modelo de regresión lineal para la estatura de los niños (Length, en centímetros), en función de la edad gestacional (Gestage, en semanas) y edad de la madre (Momage, en años). El resultado (usando el programa Minitab) fue el siguiente:

FIGURA 6.11

```
La ecuación de regresión es
LENGTH = 9.09 + 0.936 GESTAGE + 0.0247 MOMAGE

Predictor      Coef    SE Coef       T       P
Constante    34,335    3,088      2,94   0,004
GESTAGE      0,9361    0,1093     8,56   0,000
MOMAGE      0.02472    0.0463     0.53   0,595

S = 2.657    R-cuad. = 45.8%    R-cuad.(ajustado) = 44.6%

Análisis de varianza

Fuente           GL        SC        CM       F       P
Regresión         2    577,75    288,88    4,91   0,000
Error residual   97    685,01      7,06
Total            99    1262,8
```

Regresión lineal múltiple para Length en función de Gestage y Momage.

Se observa que Gestage es significativa ($p < 0{,}001$) y Momage no es significativa ($p = 0{,}595$) y por tanto puede ser omitida del modelo. Como el efecto de cada variable se determina en presencia de la otra, no podemos deducir el efecto de Momage en un modelo de regresión lineal simple, a partir del modelo ajustado en **Figura 6.11**.

6.2.2.2 Coeficiente de determinación (R^2) en un modelo de regresión múltiple

En regresión múltiple, el coeficiente de determinación R^2 no puede calcularse como la correlación de Pearson al cuadrado, dado que hay más de una variable en el modelo. En este caso, se calcula a partir de la tabla Anova, como el porcentaje de la variabilidad de Y, que es explicada por el modelo (SS regresión) respecto a la variabilidad total (SS Total).

La tabla Anova del modelo de regresión lineal (**Figura 6.11**) muestra la variabilidad de Y explicada por el modelo (SS Regresión, igual a 577.75), la variabilidad no explicada (SS Error: 685.01) y la variabilidad total de Y (SS Total: 1362.8). Como el valor-p es menor que 0,001, se concluye que el modelo ajustado es significativo para explicar la estatura de los niños.

Por ejemplo, en el modelo de la estatura en función de Gestage y Momage (**Figura 6.11**), el R^2 es:

$$R^2 = \frac{577{,}75}{1.262{,}8} = 0{,}458 \quad (45{,}8\%)$$

El coeficiente de determinación R^2 tiene la desventaja de que siempre aumenta al incluir una nueva variable en el modelo. Luego, se prefiere utilizar el R^2 ajustado, que aumenta solo cuando la inclusión de una variable incrementa la predicción de Y, y disminuye en caso contrario. Este valor se calcula como:

$$R^2 ajustado = 1 - (1 - R^2) \times \frac{n-1}{n-k}$$

Donde k es el número de parámetros (incluyendo la constante).

Por ejemplo, en el modelo de la estatura en función de Gestage y Momage el R^2 ajustado es:

$$R^2 ajustado = 1 - (1 - 0{,}458) \times \frac{100-1}{100-3} = 0{,}446 \quad (44{,}6\%)$$

6.2.2.3 Métodos de selección de variables

Cuando se tiene una gran cantidad de variables posiblemente explicatorias de una variable respuesta Y, es difícil determinar cuáles variables incluir en el modelo de regresión lineal, de modo que este incluya solo variables estadísticamente significativas (es decir, que no incluya variables con información redundante).

Normalmente, un modelo debiera incluir solo variables explicatorias significativamente asociadas con Y. ¿Cómo decidir cuáles deben estar en el modelo y cuáles dejar fuera?

Entre las estrategias para encontrar el "mejor" modelo, destacan:

- Ajustar todos los modelos posibles y elegir el mejor. Esta estrategia es poco práctica si hay muchas variables explicatorias, aunque existen programas estadísticos que ajustan todos los modelos (como R o SAS).
- Selección de variables con algún método paso-a-paso: hacia adelante (forward), hacia atrás (backward), o paso-a-paso (stepwise, mezcla de forward y backward). Esta estrategia suele ser la más utilizada, aunque no necesariamente permite obtener un modelo óptimo. La forma como operan los métodos paso-a-paso es la siguiente:

FORWARD. Inicio: Sin variables en el modelo. **Paso 1:** Se incluye la variable más significativa entre las "candidatas". **Paso 2:** Se incluye la que hace el aporte más significativo a la explicación de Y en presencia de la seleccionada en el paso 1. **Paso 3:** Se incluye la que hace el aporte más significativo a la explicación de Y en presencia de las seleccionadas en los pasos 1 y 2, etc. **Final:** Cuando ninguna de las variables fuera del modelo hace un aporte significativo a la explicación de Y, en presencia de las ya seleccionadas.

BACKWARD. Inicio: Se incluyen todas las variables en el modelo. **Paso 1:** Se excluye la variable menos significativa entre todas las incluidas. **Paso 2:** Se excluye la que hace el aporte menos significativo a la explicación de Y sin considerar la excluida en el paso 1. **Paso 3:** Se excluye la que hace el aporte menos significativo a la explicación de Y, sin considerar las excluidas en los pasos 1 y 2, etc. **Final:** Cuando todas las variables dentro del modelo hacen un aporte significativo a la explicación de Y.

STEPWISE. Inicio: Como forward, sin variables en el modelo. **Paso 1:** Se incluye la variable más significativa entre las "candidatas". **Pasos siguientes:** Pueden ser forward (si alguna de las variables fuera del modelo hace un aporte significativo en presencia de las que están incluidas) o backward (si al reevaluar el modelo, se detecta que alguna de las incluidas en un paso previo deja de ser significativa). **Final:** Cuando todas las variables en el modelo son significativas y las variables fuera del modelo no lo son.

El método stepwise es el más utilizado de los tres, ya que es más intuitivo incorporar variables en forma progresiva, y reevaluar el comportamiento del modelo a medida que se incluyen nuevas variables. Por otra parte, el uso de cualquiera de estos métodos paso-a-paso no garantiza obtener un modelo óptimo.

6.2.2.4 Efecto de valores extremos

Los valores extremos o atípicos (en inglés, *outliers*) pueden tener un efecto importante sobre un modelo de regresión. Además, este efecto es mayor en la medida en que el tamaño muestral sea más reducido.

Ejemplo 5.12. La tabla siguiente muestra la información de cinco pares de datos, donde se observa una relación directa entre X e Y. Sin embargo, el dato 5 no sigue esta tendencia.

[TABLA 6.6]

Dato	X	Y
1	2	15,1
2	4	16,7
3	8	26,4
4	11	32,3
5	14	24,4

Cinco pares de datos (X, Y),
con una observación influyente (dato 5).

El dato 5 es muy influyente en la relación de X e Y. Si se incluye esa observación en el análisis, la correlación entre X e Y es $r = 0{,}78$ ($p = 0{,}12$, no significativa) y si no se incluye $r = 0{,}99$ ($p = 0{,}0078$, muy significativa). Los modelos de regresión ajustados se observan en la figura siguiente:

[FIGURA 6.12]

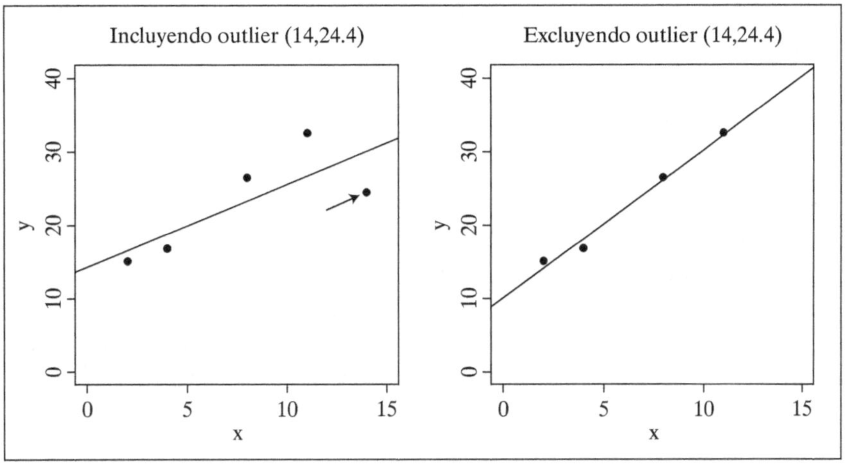

Modelo de regresión lineal incluyendo y excluyendo un valor extremo.

Una forma de determinar la presencia de valores extremos en el modelo es calcular los residuos estandarizados, es decir, los residuos divididos por su desviación estándar:

$$e_i^* = \frac{e_i}{\sigma_e} = \frac{y_i - \hat{y}_i}{\sigma_e}$$

Se considera que un valor es extremo si $|e_i^*| >$(en algunos casos, si es mayor que 3).

Los valores extremos pueden excluirse del análisis cuando corresponden a errores de cálculo, medición o registro; o bien, cuando no pertenecen a la población que está siendo estudiada. Si no hay motivos para eliminarlos, y esos datos influyen en las conclusiones, se debe ampliar el tamaño muestral o recurrir a métodos de estimación que sean robustos ante la presencia de valores extremos (regresión robusta).

6.3 Modelos de regresión logística

Un modelo de regresión logística binaria se utiliza para analizar la relación entre una variable explicada categórica Y, con dos niveles, y una o más variables explicatorias $X_1, \ldots, X_k$, categóricas y/o numéricas.

Al igual que en regresión lineal, un investigador puede requerir ajustar este tipo de modelos en tres situaciones:

- Para determinar la asociación conjunta e independiente de una variable explicada dicotómica, con una o más variables explicatorias.

- Para determinar la asociación de una variable explicada dicotómica y una variable explicatoria, controlando el efecto de una o más variables confundentes.
- Para construir un modelo que permita predecir la ocurrencia de una variable explicada dicotómica, en función de un conjunto de variables explicatorias.

Ejemplo 6.13. Se quiere analizar la relación entre litiasis vesicular (Litiasis, codificada como 0 = no y 1 = sí) y colesterol HDL (COL. HDL, en mg%). Sin embargo, se sabe que la litiasis vesicular se asocia con sexo (Sexo, codificada como M = masculino y F = femenino), edad (Edad, en años) y obesidad (Obesidad, definida como IMC > 30 kg/mt^2). Por esta razón, se quiere controlar el efecto de estas variables. La tabla siguiente muestra parte de los datos disponibles:

[TABLA 6.7]

Id	Sexo	Edad	Col. HDL	Obesidad	Litiasis
1	M	46	39	0	0
2	M	26	47	0	0
3	F	25	29	1	1
4	M	45	22	0	0
5	F	25	59	0	1
6	F	49	47	1	0
7	F	43	26	1	1
8	F	20	34	0	1
9	M	53	34	1	0
10	M	61	56	0	1
11	M	23	34	0	1
12	F	25	49	0	0

Presencia o ausencia de litiasis vesicular (Y) y algunas variables explicatorias.

Para estos datos, podemos ajustar un modelo de regresión logística para explicar la variable binaria Y = Litiasis vesicular, en función de X_1 = Colesterol HDL, X_2 = Sexo, X_3 = Edad y X_4 = Obesidad. El modelo con estas cuatro variables explicatorias entregará la asociación de litiasis y colesterol HDL, ajustada por las otras variables consideradas en el modelo.

Al igual que en la regresión lineal, dividiremos los modelos en **regresión logística simple** (cuando hay solo una variable explicatoria X) y **regresión logística múltiple** (cuando hay dos o más variables explicatorias $X_1,..., X_k$).

6.3.1 Modelo de regresión logística simple

Supongamos que es de interés estudiar los factores asociados a la presencia de cierta enfermedad. Sea Y la variable binaria definida como:

$$Y = \begin{cases} 0 & \text{sin la enfermedad} \\ 1 & \text{con la enfermedad} \end{cases}$$

Con esta definición de Y, no es posible plantear un modelo lineal de la forma:

$$Y = \alpha + \beta x$$

ya que $\alpha + \beta x$ puede tomar cualquier valor en los números reales, pero Y toma solo valores 0 o 1.

Definamos p = P(Y = 1), es decir, p es la probabilidad de que la enfermedad esté presente. Entonces la probabilidad de que la enfermedad esté ausente es P(Y = 0) = 1-p. Aunque con esta definición se tiene una variable con un rango de valores más amplio que Y, no es posible plantear un modelo de la forma:

$$p = \alpha + \beta x$$

ya que $\alpha + \beta x$ puede arrojar resultados negativos o mayores que 1, lo que no es consistente con los valores que puede tomar *p* (que es una probabilidad).

Para solucionar este problema, se define una función de *p* llamada **logito** de *p*, dada por:

$$\text{logito}(p) = \log\left(\frac{p}{1-p}\right)$$

El logito(p) se calcula usando logaritmo natural (base I). Esta función puede tomar cualquier valor en $(-\infty,\infty)$, como se muestra en la figura siguiente:

[FIGURA 6.13]

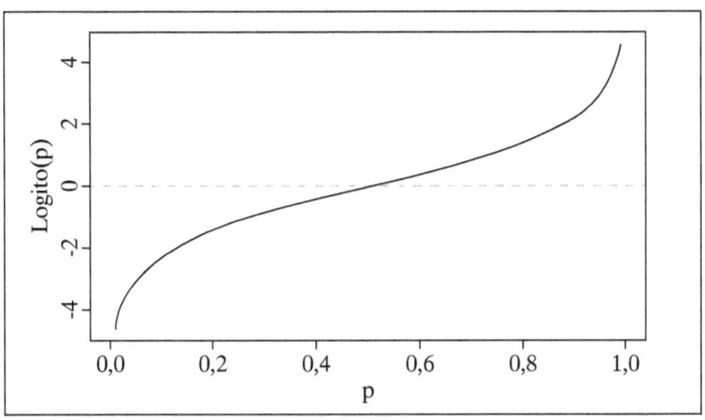

Logito(p) en función de p = P(Y = 1).

Luego, usando esta transformación se puede plantear el modelo de regresión logística:

$$\log\left(\frac{p}{1-p}\right) = \alpha + \beta x$$

En el modelo logístico, ambos lados de la igualdad toman valores en $(-\infty,\infty)$. Nótese que al despejar la probabilidad p en el modelo logístico, se obtiene:

$$p = \frac{e^{\alpha+\beta x}}{1+e^{\alpha+\beta x}}$$

Luego, el modelo permite analizar el cambio que se produce en la probabilidad de ocurrencia del evento, que corresponde a un cambio dado en las variables explicatorias. Al estimar los parámetros del modelo, α y β, se puede estimar la probabilidad de que la enfermedad esté presente, para un determinado valor de X:

$$\hat{p} = \frac{e^{\hat{\alpha}+\hat{\beta} x}}{1+e^{\hat{\alpha}+\hat{\beta} x}}$$

La figura siguiente muestra un ejemplo de probabilidad estimada de litiasis vesicular en función de la edad, en un modelo de regresión logística.

[FIGURA 6.14]

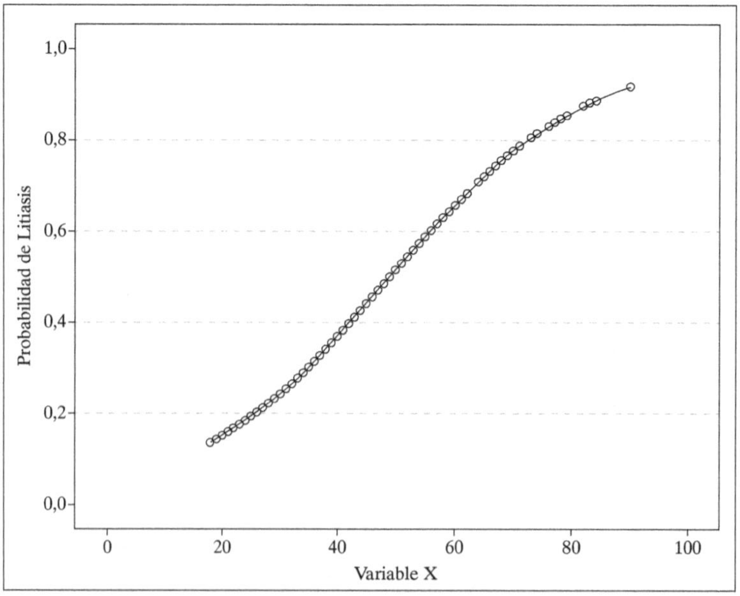

Probabilidad estimada de litiasis en función de la edad.

6.3.1.1 Test de hipótesis para la pendiente

Como en regresión lineal, la pendiente es el coeficiente más importante del modelo, ya que $\beta = 0$ equivale a plantear que X no hace un aporte significativo para explicar la probabilidad de ocurrencia de Y. Luego, las hipótesis de interés son:

H_0: $\beta = 0$

H_1: $\beta \neq 0$

Hay dos test estadísticos que pueden usarse para la dócima: un test z (normal estándar) y un test chi-cuadrado (llamado test de Wald):

$$z_0 = \frac{\hat{\beta} - \beta_0}{\hat{s}e(\hat{\beta})} \sim N(0,1) \qquad \chi_0^2 = \left(\frac{\hat{\beta} - \beta_0}{\hat{s}e(\hat{\beta})}\right)^2 \sim \chi_{(1)}^2$$

Para la hipótesis H_0: $\beta = 0$, se debe usar $\beta_0 = 0$. La principal diferencia entre los test es que z_0 se puede usar para hipótesis unilaterales y bilaterales, mientras que χ^2_0 solo puede usarse para hipótesis bilaterales.

6.3.1.2 Estimación de OR en modelos de regresión logística

Una característica importante de los modelos de regresión logística es que la pendiente permite estimar el riesgo de enfermar, medido como razón de chances, según el valor de una variable numérica o nivel de una categórica.

Dado que *p* es la probabilidad de enfermar, entonces p/(1-p) es una chance, ya que es la probabilidad de enfermar dividido por la probabilidad de no enfermar. Luego, el lado izquierdo del modelo de regresión logística es el logaritmo de la chance de enfermar respecto de no enfermar.

Nótese que al despejar p/(1-p) del modelo logístico se tiene:

$$\log\left(\frac{p}{1-p}\right) = \alpha + \beta x$$

$$\Rightarrow \quad odds_x = \frac{p}{1-p} = e^{\alpha + \beta x}$$

Luego, si X representa la exposición de un individuo a un factor de riesgo (1 = Expuesto; 0 = No expuesto), para X = 1 la razón **p/(1-p)** representa la chance de enfermar cuando el factor de riesgo está presente y, para X = 0, representa la chance cuando el factor está ausente. Escribiendo los *odds* en términos de los parámetros α y β se tiene:

$$odds_{x=1} = e^{\alpha+\beta\times 1} = e^{\alpha+\beta}$$
$$odds_{x=0} = e^{\alpha+\beta\times 0} = e^{\alpha}$$

Luego, la razón de chances (OR) es:

$$OR = \frac{odds_{x=1}}{odds_{x=0}} = \frac{e^{\alpha+\beta}}{e^{\alpha}} = e^{\beta}$$

De manera que el coeficiente de regresión asociado a X se puede interpretar como el logaritmo de la razón de chances.

Si X es una variable numérica, entonces e^{β} se puede interpretar como el riesgo adicional de enfermar por cada unidad de aumento de la variable X. Por ejemplo, si X se mueve de un valor x_1 a un nuevo valor x_2, entonces:

$$OR = \frac{odds_{x_2}}{odds_{x_1}} = \frac{e^{\alpha+\beta x_2}}{e^{\alpha+\beta x_1}} = e^{\beta(x_2-x_1)}$$

De todo lo anterior se puede deducir que si Y = 1 indica la presencia de la enfermedad, entonces, para una variable explicatoria X determinada, la relación entre OR y el parámetro β se puede resumir como:

[TABLA 6.8]

Signo de β	Valor de OR	Efecto de X sobre Y
$\beta > 0$	OR > 1	X es factor de riesgo
$\beta < 0$	OR < 1	X es factor protector
$\beta = 0$	OR = 1	X no está asociado con Y

Relación de la pendiente β y OR en modelo de regresión logística.

La estimación de parámetros de un modelo de regresión logística se hace mediante procedimientos iterativos, como el método de Newton-Raphson u otros, los cuales están fuera del alcance de este texto.

6.3.1.3 Intervalo de confianza para β y para un OR

Con la pendiente estimada del modelo regresión logística y su error estándar, para una muestra de tamaño *n*, un intervalo con confianza 1-α para la pendiente β está dado por:

$$\hat{\beta} - z_{1-\alpha/2} \times se(\hat{\beta}) < \beta < \hat{\beta} + z_{1-\alpha/2} \times se(\hat{\beta})$$

donde $z_{1-\alpha/2}$ es el percentil 1-α/2 de la distribución normal estándar. Luego, exponenciando el intervalo anterior, se obtiene un intervalo con confianza 1-α para el OR, de la forma:

$$e^{\hat{\beta}-z_{1-\alpha/2}\times se(\hat{\beta})} < e^{\beta} < e^{\hat{\beta}+z_{1-\alpha/2}\times se(\hat{\beta})}$$

Dada la relación entre los intervalos de confianza de β y del OR, si el intervalo para β no es significativo (es decir, el intervalo incluye al cero), entonces el intervalo para el OR tampoco será significativo (es decir, el intervalo incluirá al 1).

Ejemplo 6.14. En un centro de neonatología se estudia la mortalidad de los recién nacidos en función de tres indicadores: peso al nacer (variable Peso, en gramos), edad gestacional (EG, en semanas) y malformaciones congénitas (Malform., con categorías 1 = Sí y 0 = No).

El modelo ajustado para la variable respuesta Y = muerte (1 = Sí y 0 = No), usando como explicatoria X = Peso al nacer, usando SPSS, fue el siguiente:

[TABLA 6.9]

Variables en la ecuación

	B	E.T.	Wald	gl	Sig.	Exp(B)
Paso 1[a] PESO	-0,0047	0,00036	-13,06	1	0,000	0,995
Constante	3,6611	0,3488	10,49	1	0,000	

[a] Variable(s) introducida(s) en el paso 1: PESO.

Regresión logística para muerte (Y) en función de peso al nacer (X).

Se observa que el peso al nacer es protector de mortalidad (la pendiente $\hat{\beta}$ = –0,0047 es negativa: a mayor peso al nacer, menor probabilidad de morir). Además, es muy significativo como factor asociado a mortalidad (el test de Wald arroja un valor-p < 0,001).

De acuerdo al modelo ajustado, la probabilidad estimada de morir es:

$$\hat{p} = \frac{e^{3.6611-0,0047\times peso}}{1+e^{3.6611-0,0047\times peso}}$$

Los resultados muestran también que:

$$OR = e^{\hat{\beta}} = e^{-0,0047} = 0,995$$

Lo que indica que, por cada gramo adicional de peso al nacer, el riesgo de morir disminuye en 0,5%. Aunque quizás sea más razonable calcular la razón de chances de morir al disminuir en 100 gramos el peso al nacer, de la forma:

$$\frac{odds_{x-100}}{odds_x} = \frac{e^{\alpha+\beta(x-100)}}{e^{\alpha+\beta x}} = e^{-100\beta} = e^{0,47} = 1,6$$

Se observa que, al disminuir en 100 gramos el peso de nacimiento, el riesgo de morir aumenta en 60%. Un intervalo de confianza de 95% para este riesgo está dado por:

$$e^{-100\hat{\beta} - z_{1-\alpha/2} \times 100 \times se(\hat{\beta})} < e^{-100\beta} < e^{-100\hat{\beta} + z_{1-\alpha/2} \times 100 \times se(\hat{\beta})}$$

Luego, el riesgo de morir, al disminuir 100 gramos el peso al nacer, varía entre 1,49 y 1,72, con una confianza de 95%.

Ejemplo 6.15. En el estudio de litiasis vesicular mencionado al inicio de este capítulo, se incluyeron 836 personas, de las cuales 126 tenían la enfermedad (15,1% de los casos). Se quiere determinar la asociación entre litiasis (1 = Sí; 0 = No) y dos indicadores: obesidad (1 = Sí; 0 = No) y colesterol HDL (numérica, en mg%), usando el programa Minitab.

La figura siguiente muestra el ajuste del modelo para Y = Litiasis usando como explicatoria X = Obesidad. Se observa que la asociación con obesidad es significativa (p < 0,001), y por tanto aporta información a la explicación de la probabilidad de litiasis. Dado que la pendiente asociada a obesidad es positiva ($\hat{\beta}$=1,0), entonces la presencia de obesidad aumenta la probabilidad de litiasis. Finalmente, el riesgo de litiasis es 2,72 veces más alto cuando hay obesidad (OR = e^1 = 2,72), y este riesgo es entre 1,78 y 4,16 veces mayor, con una confianza de 95%.

[FIGURA 6.15]

```
Regresión logística binaria: Litiasis vs. Obesidad

Función de enlace: Logit

Información de respuesta

Variable  Valor  Conteo
Litiasis  1         126  (Evento)
          0         710
          Total     836


Tabla de regresión logística
                                                                    IC de
                                                   Relación de       95%
Predictor      Coef   SE Coef       Z      P  probabilidades  Inferior  Superior
Constante  -1,95927  0,115858  -16,91  0,000
Obesidad
 1          1,00001  0,217161    4.60  0,000            2,72      1,78      4,16
```

Regresión logística para litiasis (Y) en función de obesidad (X).

La figura siguiente muestra el ajuste usando como explicatoria X = COLHDL. Se observa que la variable es significativa (p = 0,001), y la pendiente asociada a COLHDL es negativa ($\hat{\beta}$ = –0,029); luego, a mayor colesterol HDL, menor es la probabilidad de litiasis. El riesgo de litiasis disminuye en 3% por cada unidad adicional del colesterol HDL (OR = 0,97), y este riesgo disminuye entre 1% y 5% por cada unidad, con una confianza de 95%.

[FIGURA 6.16]

```
Regresión logística binaria: Litiasis vs. COLHDL

Función de enlace: Logit

Información de respuesta

Variable  Valor  Conteo
Litiasis  1         126  (Evento)
          0         710
          Total     836

Tabla de regresión logística
                                                                IC de
                                                 Relación de     95%
Predictor       Coef    SE Coef      Z      P  probabilidades  Inferior  Superior
Constante  -0,47072   0,39050   -1,21  0,228
COLHDL     -0,02906  0,008951   -3,23  0,001            0,97      0,95      0,99
```

Regresión logística para litiasis (Y) en función de colesterol HDL (X).

Se debe tener precaución al interpretar el parámetro estimado de una variable dicotómica, como obesidad. Como está codificada 1 = Sí y 0 = No, entonces $\hat{\beta}$=1,0 indica un aumento de riesgo cuando obesidad = 1 (cuando la persona es obesa). Si la codificación fuese 1 = No y 0 = Sí, el parámetro $\hat{\beta}$ habría resultado -1,0 y el OR sería 1/2.72 = 0,37 y sería interpretado al revés: hay menos riesgo cuando obesidad = 1 (cuando la persona no es obesa).

6.3.2 Regresión logística múltiple

Un modelo de regresión logística múltiple permite analizar la relación entre una variable explicada categórica Y con dos niveles y dos o más variables explicatorias $X_1,..., X_k$, categóricas y/o numéricas, en forma conjunta.

Supongamos nuevamente que es de interés analizar el efecto conjunto de las explicatorias sobre cierta enfermedad, definida como:

$$Y = \begin{cases} 0 & \text{sin la enfermedad} \\ 1 & \text{con la enfermedad} \end{cases}$$

Y definiendo p = P(Y = 1), es decir, *p* es la probabilidad de que la enfermedad esté presente, entonces el modelo logístico múltiple es de la forma:

$$\log\left(\frac{p}{1-p}\right) = \alpha + \beta_1 x_1 + \cdots + \beta_k x_k$$

Este modelo permite analizar el efecto conjunto de dos o más variables explicatorias, construir modelos predictivos y controlar variables confundentes. En este último caso, algunas de las *k* variables explicatorias son consideradas variables de exposición de interés y las otras son variables confundentes.

En este modelo múltiple, varios elementos son una extensión del caso univariado. Por ejemplo, una vez estimados los parámetros del modelo, se puede estimar la probabilidad de que Y esté presente de la forma.

$$\hat{p} = \frac{e^{\hat{\alpha}+\hat{\beta}_1 x_1+\ldots+\hat{\beta}_k x_k}}{1+e^{\hat{\alpha}+\hat{\beta}_1 x_1+\ldots+\hat{\beta}_k x_k}}$$

6.3.2.1 *Cálculo e interpretación de OR*

La estimación de la razón de chances (OR) para una variable X categórica o numérica, se hace en la forma descrita para el modelo logístico simple, aunque cambia la interpretación: lo que se obtiene es el riesgo de enfermar ajustado por las restantes variables incluidas en el modelo.

Por ejemplo, si la variable X_1 es dicotómica, el cálculo de la razón de chances es de la forma:

$$OR = \frac{odds_{x_1=1}}{odds_{x_1=0}} = \frac{e^{\alpha+\beta_1\times 1+\beta_2 x_2+\ldots+\beta_k x_k}}{e^{\alpha+\beta_1\times 0+\beta_2 x_2+\ldots+\beta_k x_k}} = \frac{e^{\alpha+\beta_1+\beta_2 x_2+\ldots+\beta_k x_k}}{e^{\alpha+\beta_2 x_2+\ldots+\beta_k x_k}} = e^{\beta_1}$$

Donde $X_2,\ldots, X_k$ toman valores fijos y solo la variable X_1 puede tomar valores 0 o 1. Por lo tanto, la razón de chances se interpreta como el riesgo para X_1 manteniendo fijos los valores de las otras variables en el modelo (es decir, controlando el efecto de las otras variables).

6.3.2.2 *Test de hipótesis e intervalos de confianza en regresión logística múltiple*

Las hipótesis estadísticas relevantes en regresión logística múltiple son las relacionadas con las pendientes β_1 hasta β_k (como en logística simple):

H_0: $\beta_j = 0$

H_1: $\beta_j \neq 0$

Los test estadísticos son los mencionados en regresión logística simple: test z (normal estándar) y test de Wald:

$$z_0 = \frac{\hat{\beta}_j - \beta_0}{\hat{s}e(\hat{\beta}_j)} \sim N(0,1) \qquad \chi_0^2 = \left(\frac{\hat{\beta}_j - \beta_0}{\hat{s}e(\hat{\beta}_j)} \right)^2 \sim \chi_{(1)}^2$$

Para la hipótesis H_0: $\beta_j = 0$, se debe usar $\beta_0 = 0$.

Un intervalo de confianza para β y para una razón de chances se construye de la misma manera que en regresión logística simple:

$$\hat{\beta}_j - z_{1-\alpha/2} \times se(\hat{\beta}_j) < \beta_j < \hat{\beta}_j + z_{1-\alpha/2} \times se(\hat{\beta}_j)$$

Y:

$$e^{\hat{\beta}_j - z_{1-\alpha/2} \times se(\hat{\beta}_j)} < e^{\beta_j} < e^{\hat{\beta}_j + z_{1-\alpha/2} \times se(\hat{\beta}_j)}$$

Ejemplo 6.16. En el **Ejemplo 6.14**, interesaba estudiar la mortalidad de recién nacidos en función de tres indicadores: peso al nacer (Peso, en gramos), edad gestacional (EG, en semanas) y malformaciones congénitas (Malform., 1 = Sí y 0 = No).

Al ajustar un modelo con las tres variables explicatorias simultáneamente, se obtuvo el siguiente resultado, usando SPSS:

[TABLA 6.10]

Variables en la ecuación

	B	E.T.	Wald	gl	Sig.	Exp(B)
Paso 1ª PESO	-0,0032	0,00046	48,44	1	0,000	0,997
EG	-0,2181	0,04343	25,22	1	0,000	0,804
MALFORM	0,5941	0,15607	14,49	1	0,000	1,81
Constante	8,2449	1,00634	67,12	1	0,000	

a Variable(s) introducida(s) en el paso 1: PESO, EG, MALFORM.

Regresión logística para muerte (Y) en función de peso al nacer, edad gestacional y malformaciones congénitas.

Luego, al ajustar por edad gestacional y malformaciones congénitas, el peso del recién nacido sigue siendo significativo ($p < 0,001$). La razón de chances de morir al disminuir en 100 gramos el peso al nacer, ajustado por edad gestacional y malformaciones congénitas, es:

$$\frac{odds_{x-100}}{odds_x} = e^{-100\hat{\beta}_1} = e^{0,32} = 1,38$$

Por otra parte, un intervalo de 95% de confianza para β_2 (coeficiente de la edad gestacional, EG), basado en una aproximación normal es:

$$\hat{\beta}_2 - z_{1-\alpha/2} \times se(\hat{\beta}_2) < \beta_2 < \hat{\beta}_2 + z_{1-\alpha/2} \times se(\hat{\beta}_2)$$

$$-0{,}128 - 1{,}96 \times 0{,}043 < \beta_2 < -0{,}128 + 1{,}96 \times 0{,}043$$

$$-0{,}303 < \beta_2 < -0{,}133$$

Finalmente, si aplicamos antilogaritmo al intervalo anterior, tenemos un intervalo de confianza de 95% de confianza para el riesgo (OR) de morir:

$$\left(e^{-0{,}303}, e^{-0{,}133}\right) = (0{,}738; 0{,}875)$$

Por lo tanto, como la razón de chances para edad gestacional es OR = $e^{-0{,}2181}$ = 0,80, se concluye que el 20% de reducción de la chance de morir, al aumentar en una semana la edad gestacional, tiene un intervalo de confianza de 95% de (12%; 26%), ajustado por peso y malformaciones congénitas.

6.3.2.3 Métodos de selección de variables

Como en regresión lineal, entre las estrategias para encontrar el "mejor" modelo, destacan:

- **Ajustar todos los modelos posibles y elegir el mejor.**
- **Selección de variables con algún método paso-a-paso:** hacia adelante (forward), hacia atrás (backward), o paso-a-paso (stepwise, mezcla de forward y backward).

Nuevamente se destacan los métodos paso-a-paso como los más utilizados. Para una descripción de estos métodos, vea "Métodos de selección de modelos", en el **punto 6.2.2**.

6.3.2.4 Variables categóricas con más de dos niveles

Cuando una variable categórica X tiene más de dos niveles hay dos opciones para el ajuste del modelo logístico: (i) determinar si el programa estadístico tiene la posibilidad de ingresar una variable categórica con más de dos niveles; o (ii) construir una variable dicotómica para cada nivel de la variable X, como se describe para modelos de regresión lineal, en el **punto 6.2**.

En ocasiones, las variables dicotómicas se conocen por el anglicismo dummy (tonta o boba).

Ejemplo 6.17. En un estudio de factores asociados a bajo peso de nacimiento (definido en el estudio como peso de nacimiento < 3.000 gramos), en una muestra de 1.000 recién nacidos, se quiere estimar el riesgo de bajo peso según edad gestacional obstétrica en rangos < 38, 39-40, 41-más semanas de gestación (variable EG rangos con tres niveles).

La tabla siguiente muestra la distribución del bajo peso según edad gestacional en rangos para los 1.000 recién nacidos:

[TABLA 6.11]

EG RANGOS	Peso < 3.000 g (%)
1 = < 38 sem.	43/147 (29,3)
2 = 39-40 sem.	78/632 (12,3)
3 = 41 + sem.	19/221 (8,6)
Total	**140/1.000 (14,0)**

Bajo peso al nacer (< 3.000 gramos), según edad gestacional en rangos.

El ajuste del modelo de regresión logística para Bajo peso (1 = Sí y 0 = No) en función de EG rangos, usando el último nivel (EG > 40) como celda de referencia, es el siguiente:

[TABLA 6.12]

Variables en la ecuación

	B	E.T.	Wald	gl	Sig.	Exp(B)	IC 95% para EXP(B)	
							Inferior	Superior
Paso 1[a] EGRANGOS			32,414	2	,000			
EGRANGOS(1)	1,481	,301	24,236	1	,000	4,396	2,438	7,925
EGRANGOS(2)	,403	,259	2,253	1	,133	1,497	,884	2,585
Constante	-2,364	,240	97,039	1	,000	,094		

[a] Variable(s) introducida(s) en el paso 1: EGRANGOS.

Regresión logística para bajo peso al nacer (Y) según edad gestacional en rangos (X).

En el modelo, EG rangos (1) y EG rangos (2) es el riesgo de bajo peso de nacimiento para EG < 38 y entre 38-39 semanas, respecto a EG > 40 semanas, respectivamente.

El modelo anterior también puede ajustarse definiendo las variables dummy EG rango 1 (con valores 1 si EG < 38 semanas y 0 en otro caso) y EG rango 2 (con valores 1 si EG está entre 38-39 semanas y 0 en otro caso). Si se usan estas dos variables en el modelo en vez de la variable categórica EG rangos, el resultado es el siguiente:

[TABLA 6.13]

Variables en la ecuación

		B	E.T.	Wald	gl	Sig.	Exp(B)	I.C. 95% para EXP(B)	
								Inferior	Superior
Paso 1[a]	EGRANGOS1(1)	1,481	,301	24,236	1	,000	4,396	2,438	.7,925
	EGRANGOS2(1)	0,403	,259	2,253	1	,133	1,497	,884	2,535
	Constante	-2,364	,240	97,039	1	,000	0,094		

a Variable(s) introducida(s) en el paso 1: EGRANGOS1, EGRANGOS2.

Regresión logística para bajo peso al nacer (Y) según variables dummy para edad gestacional.

El modelo usando variables dummies muestra el mismo resultado que utilizando una variable categórica con tres niveles.

Se debe tener la precaución de saber cuál es la categoría de X que el programa usa como referencia. En este último modelo, se tuvo la precaución de usar la categoría con valor 0 de cada variable dummy como referencia para el cálculo de la razón de chances.

6.3.2.5 Evaluación del modelo (bondad de ajuste)

Si se quiere ajustar un modelo para predecir una variable respuesta, es necesario determinar la bondad de ajuste del modelo. Para esto, se crearon medidas para estimar qué tan bien ajustado están los datos. Uno de estas medidas es el **residuo de Pearson.**

La bondad de ajuste es la capacidad del modelo para estimar correctamente la probabilidad de que un individuo esté enfermo, P(Y = 1). Esta capacidad se mide usando la probabilidad estimada por el modelo:

$$\hat{p} = \frac{e^{\hat{\alpha}+\hat{\beta}_1 x_1 + \ldots + \hat{\beta}_k x_k}}{1+e^{\hat{\alpha}+\hat{\beta}_1 x_1 + \ldots + \hat{\beta}_k x_k}}$$

Dado que conocemos el verdadero estado de la enfermedad de cada paciente (el valor de la variable respuesta Y, que es 0 o 1 en la base de datos), podemos comparar el valor empírico de la presencia de la enfermedad (valor de Y) con la probabilidad pronosticada de enfermar (valor de $\hat{p}$).

Una forma de medir la distancia entre Y y $\hat{p}$ es el residuo de Pearson, que se calcula para cada individuo en la muestra, de la forma:

$$r_i = \frac{Y_i - \hat{p}_i}{\sqrt{\hat{p}_i(1-\hat{p}_i)}} \qquad i = 1,\ldots,n$$

Si $Y_i = 1$ (el individuo está enfermo), entonces se espera que la probabilidad estimada del i-ésimo individuo sea cercana a 1, y si $Y_i = 0$ (el individuo no está enfermo), entonces $\hat{p}_i$ debiera ser cercano a 0. Luego, valores grandes de r_i indican falta de ajuste para esos sujetos. Mientras mayor es el valor de r_i, peor es el ajuste.

Nótese que si la diferencia entre Y_i y $\hat{p}_i$ es muy grande, el individuo podría ser considerado un valor extremo (*outlier*). Luego, los residuos de Pearson también sirven para identificar observaciones que tienen mucha influencia en la estimación de los parámetros (como se vio en la regresión lineal).

Ejemplo 6.18. En el estudio de litiasis vesicular, mencionado al inicio de este capítulo, se ajustó un modelo de regresión logística paso-a-paso con método de selección "hacia adelante" (forward) para explicar litiasis (1 = Sí y 0 = No) en función del sexo (codificado como M = masculino y F = femenino), edad (en años), índice de masa corporal (IMC, en kg/m^2) y obesidad (definida como IMC > 30 kg/m^2). Se fijó la significancia en $\alpha = 5\%$ para ingresar o eliminar variables del modelo.

El modelo paso-a-paso incluyó tres de las cuatro variables: sexo, edad e índice de masa corporal. La variable obesidad fue excluida, ya que no aporta información en presencia de índice de masa corporal.

[TABLA 6.14]

Variables en la ecuación

		B	E.T.	Wald	gl	Sig.	Exp(B)	IC 95% para EXP(B) Inferior	IC 95% para EXP(B) Superior
Paso 1[a]	SEXO(F)	1,369	,263	27,144	1	,000	3,932	2,349	6,581
	EDAD	,035	,007	23,402	1	,000	1,036	1,021	1,050
	IMC	,064	,019	11,117	1	,001	1,066	1,027	1,107
	Constante	-5,821	,609	91,231	1	,000	,003		

[a] Variable(s) introducida(s) en el paso 1: SEXO, EDAD, IMC.

Regresión logística paso-a-paso para litiasis (Y) según sexo, edad e IMC

Se observa que las tres variables son significativas en forma conjunta, y entre otros hallazgos, las mujeres tienen 3,9 veces más riesgo de litiasis vesicular que los hombres, ajustado por edad e índice de masa corporal.

El modelo anterior nos permitió identificar variables asociadas con litiasis vesicular, pero en base a la significancia no podemos determinar la capacidad predictiva del modelo. Para esto, podemos calcular las probabilidades estimadas para cada individuo, como:

$$\hat{p} = \frac{e^{-5,82+1.369\times SexoFemenino+0,035\times Edad+0,064\times IMC}}{1+e^{-5,82+1.369\times SexoFemenino+0,035\times Edad+0,064\times IMC}}$$

Con la probabilidad evaluada, podemos estimar la capacidad predictiva del modelo mediante una curva ROC (curva de sensibilidad-especificidad) usando la variable respuesta (litiasis) como Gold Standard y como test diagnóstico la probabilidad estimada. El resultado (usando SPSS) es el siguiente:

[FIGURA 6.17]

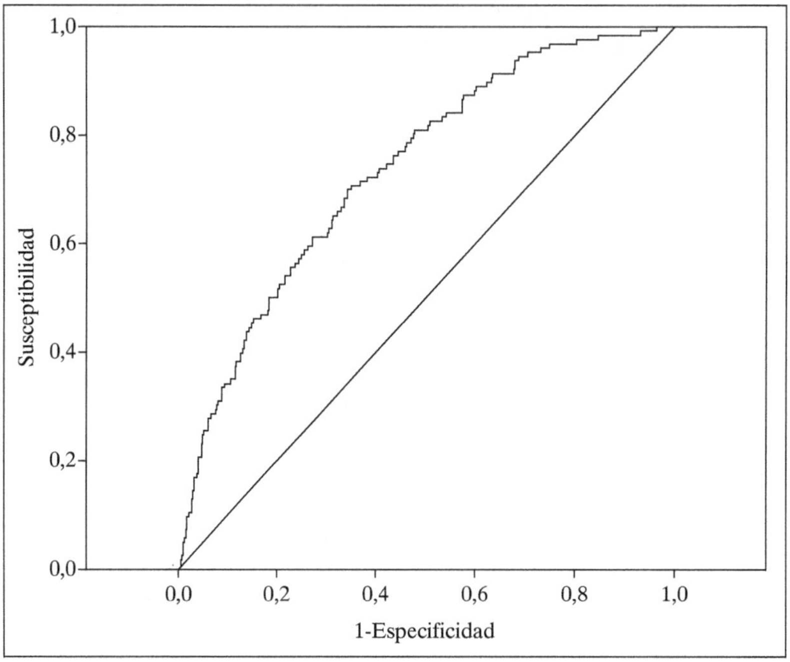

Curva ROC (sensibilidad en función de 1-especificidad).

El área bajo la curva ROC es 0,73, con un error estándar de 0,023. Esta área indica que el modelo es relativamente bueno, pero no es un excelente predictor de litiasis vesicular. Sin embargo, el intervalo de confianza de 95% para el área bajo la curva ROC varía entre 0,69 y 0,78, lo cual indica que el modelo es mejor que el azar para clasificar las personas con litiasis vesicular.

Ejercicios

6.1 En un estudio sobre lactancia materna, se quiere determinar si la ocupación del padre se asocia con lactancia materna de sus hijos por menos de tres meses. Para esto se tomó una muestra de 50 obreros y 55 granjeros. La distribución de lactancia dada a los hijos por las esposas de estos trabajadores según ocupación fue la siguiente:

		Lactancia < 3 meses		
		< 3 meses	> =3 meses	Total
Ocupación	Obrero	36	14	50
	Granjero	30	25	55
Total		66	39	105

Fuente: Adaptado de Campbell M., Statistics at Square Two. 2nd ed. BMJ Books, Garsington Road, Oxford, Reino Unido 2006.

Se ajustó un modelo de regresión logística para Y = lactancia (1: < 3 meses 0: ≥3 meses), usando como explicatoria X = ocupación (1: obrero o 0: granjero). El modelo usando SPSS es el siguiente:

	B	E.T.	Wald	gl	Sig.	Exp(B)
Ocupación(1)	0,762	0,415	3.367	1	0,067	2.143
Constante	0,182	0,271	0,453	1	0,501	1.200

i) Interprete la pendiente para la variable ocupación. Indique cómo afecta la elección de los niveles de X e Y sobre su interpretación.

ii) Interprete el valor de Exp(B).

iii) Si construyera un intervalo de confianza de 95% para Exp(B), ¿el intervalo incluiría el valor 1,0?

iv) Si calculara el riesgo en la tabla de contingencia, ¿esperaría que fuera igual al obtenido por el modelo de regresión logística? ¿Qué podría hacer que los valores fueran diferentes?

6.2 Una compañía farmacéutica está interesada en determinar si el gasto en avisos en televisión (TV ads) y en periódicos (Newsp ads) se asocian en forma conjunta con la venta de uno de sus productos (Sales, en US$ miles). Al analizar estas tres variables en 20 diferentes zonas del país, se ajustó un modelo de regresión lineal múltiple, con el siguiente resultado (usando Minitab):

The regression equation is
Sales = 5.267 + 0,162 TV ads + 0,249 Newsp ads

Predictor	Coef	SE Coef	T	P
Constant	5.2574	0,4984	10,55	0,000
TV ads	0,1621	0,01319	12,29	0,000
Newsp ads	0,2489	0,1245	0,5	0,861

i) Interprete la pendiente para la variable TV ads.

ii) Indique si en este caso la constante del modelo tiene una interpretación coherente.

iii) ¿Qué puede decir de la correlación muestral de Pearson entre Sales y TV ads?

6.3 Una muestra de 412 mujeres fue incluida en un estudio de cohorte que analiza la relación entre dieta y salud. Entre otras asociaciones, interesa identificar las variables que se asocian en forma conjunta con el índice de masa corporal (IMC). Para esto, se ajustó un modelo de regresión lineal paso-a-paso con método Forward, encontrándose tres variables asociadas con índice de masa corporal: diámetro de la cadera (CAD, en cms), circunferencia de cintura (CINT, en cms) y edad (en años).

Step	Variable en el modelo	Parámetro estimado	Valor-p	R^2
1	Constante	-8,362	0,000	61,4%
	CAD	0,351	0,000	
2	Constante	-9,645	0,000	63,7%
	CAD	0,261	0,000	
	CINT	0,105	0,000	
3	Constante	-12,425	0,000	64,0%
	CAD	0,289	0,000	
	CINT	0,125	0,001	
	EDAD	-0,024	0,024	

Fuente: Bowers D. Medical Statistics from Scratch. 2nd Ed. John Wiley & Sons. Southern Gate, Chichester, Reino Unido 2008.

i) Indique todo lo que pueda acerca de la correlación de Pearson entre IMC y CAD en no más de tres líneas.

ii) ¿Qué puede decir sobre la correlación de Pearson entre IMC y EDAD?

iii) Interprete el resultado para CAD en el step 3.

iv) Comente sobre la significancia y el aporte que hace EDAD a la predicción de IMCen el modelo del paso 3.

6.4 En un estudio caso control sobre cáncer de mama, se seleccionó un grupo de 106 mujeres con cáncer y un grupo control de 226 mujeres que presentaron un tumor benigno. Para observar el efecto de la edad, se ajustó un modelo de regresión logística para Y = Diagnóstico (1 = cáncer de mama; 0 = tumor benigno), en función de la edad de las mujeres (en años). El resultado fue el siguiente:

Logistic Regression Table. Dependent variable is Diagnosis.

Predictor	Coef	SE Coef	Z	P	Odds Ratio	95% CI Lower	95% CI Upper
Constan	–6.4672	0.7632	–8.47	0.000			
Age	0.10231	0.01326	7.72	0.000	1.11	1.08	1.14

Fuente: Bowers D. Medical Statistics from Scratch 2nd Ed. John Wiley & Sons. Southern Gate, Chichester, Reino Unido 2008

i) Interprete el parámetro estimado para la edad.

ii) Calcule la probabilidad de que el diagnóstico sea maligno, para una mujer de 50 años.

iii) Los investigadores consideran que hay dos variables que deben ser incluidas en el modelo: el índice de masa corporal BMI (debido a que con la edad se producen cambios importantes en el peso) y uso de anticonceptivos orales OCP (debido a que su uso con la edad y podría relacionarse con cáncer). El modelo resultante, usando Minitab, es el siguiente:

Tabla de regresión logística

Predictor	Coef	SE Coef	Z	P	Relación de probabilidades	IC de 95% Inferior	IC de 95% Superior
Constante	-9,2481	1,3039	-7,09	0,000			
OCP	0,35677	0,32915	1,08	0,278	1,43	0,75	2,72
Age	0,11167	0,01644	6,79	0,000	1,12	1,08	1,15
BMI	0,081274	0,02759	2,95	0,003	1,08	1,03	1,14

Interprete el resultado mostrado en la tabla, en relación al efecto de la edad sobre el diagnóstico.

[7]
Introducción a SPSS 24

7.1 Introducción

El programa estadístico SPSS (Statistical Package for Social Sciences) es uno de los de mayor uso en medicina, enfermería y psicología. Su popularidad se debe a dos características principales: (i) es un programa muy poderoso, que implementa la mayoría de los métodos estadísticos de mayor utilización; y (ii) su facilidad de uso.

Para comenzar, en el **punto 7.2** se explica la estructura básica de este programa estadístico, para luego, en los **puntos 7.3** y **7.4** mostrar la lectura de datos, la manipulación de datos y variables, y la construcción de nuevas variables y comandos básicos de SPSS. En los **puntos 7.5** y **7.6** se presenta cómo describir variables según su tipo (categórica o numérica). En los **puntos 7.7** a **7.9** se muestra cómo determinar si existe asociación entre dos variables (si las dos variables son categóricas, una categórica y una numérica, o las dos variables son numéricas). En los **puntos 7.10** y **7.11** se exhibe cómo ajustar modelos de regresión lineal y logística, respectivamente. Finalmente, en el **punto 7.12** se estudia brevemente el uso de sintaxis en SPSS.

7.2 Estructura de SPSS

7.2.1 Ventana de inicio

Cuando se ingresa a SPSS, aparece la ventana de inicio, con un cuadro de diálogo que pide elegir una base de datos leída antes para ser usada en la sesión actual, una nueva base de datos, o cancelar esta ventana para ingresar a una planilla vacía de SPSS.

[FIGURA 7.1]

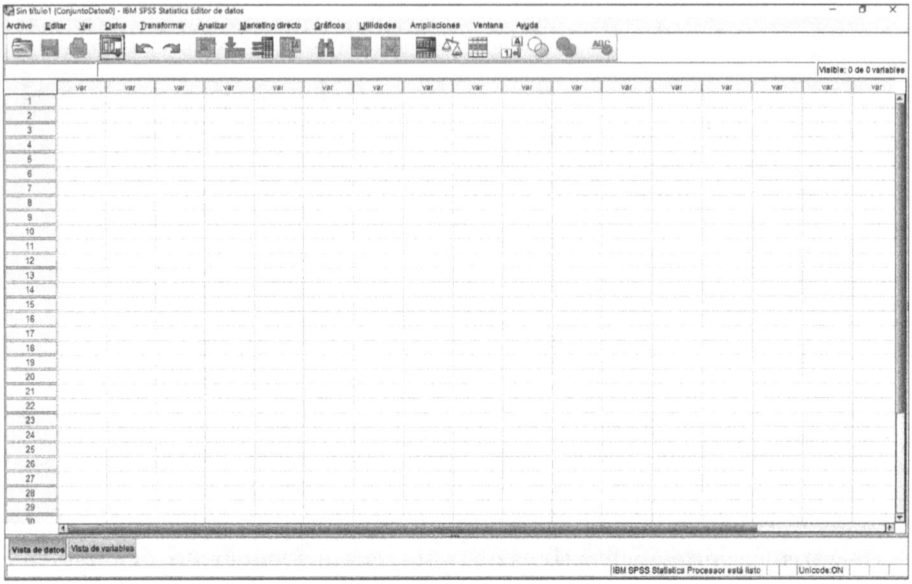

Ventana de inicio de SPSS.

7.2.2 Ventana de comando

Una vez dentro del programa, cuando se pide un análisis específico, el programa muestra una ventana de comando donde deben indicarse las variables a analizar y las opciones que sean necesarias para controlar lo que SPSS debe hacer. Por ejemplo, abajo se muestra la ventana que aparece cuando se quiere hacer una tabla de frecuencias.

[FIGURA 7.2]

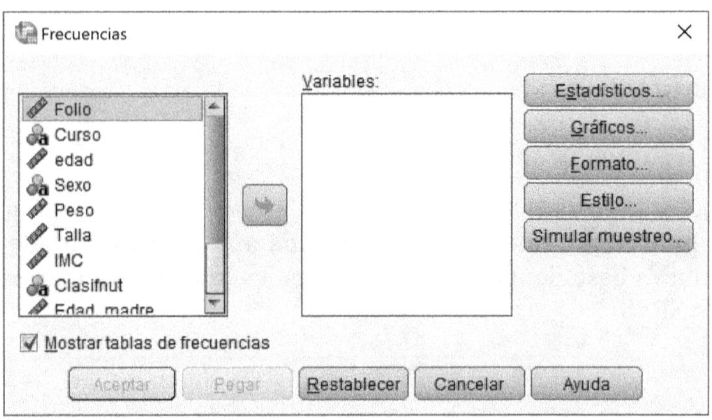

Ventana de comandos de SPSS (comando frecuencias).

La ventana anterior es la forma estándar como SPSS solicita las variables sobre las cuales se realizará un análisis. Esta tiene las siguientes características:

- Una ventana a la izquierda con las variables disponibles para el análisis.
- Una ventana a la derecha donde pasar las variables por analizar (mediante la flecha entre ambas ventanas).
- Botones con opciones pertinentes al análisis (en el ejemplo: estadísticos por incluir en la tabla, gráficos por agregar para las variables, formato de salida, bootstrap para muestreo e intervalos de confianza con bootstrap).
- Botones para aceptar y hacer el análisis, pegar para copiar el comando en un archivo de sintaxis (ver más adelante), restablecer para borrar todas las opciones y variables mencionadas, cancelar el comando y ayuda sobre el comando.

7.2.3 Ventana de salida (output)

Una vez ejecutado un comando en SPSS, el resultado aparece en la ventana de salida. Por ejemplo, la imagen siguiente muestra el resultado de una tabla de frecuencias pedida para una variable llamada Clasif. Nut, la clasificación nutricional de 30 niños.

Esta ventana se divide en dos partes: a la derecha se ve el resultado; en este caso, el nombre de la base de datos activa, un resumen de datos válidos y ausentes, y la tabla de frecuencias. A la izquierda se exhibe un árbol donde cada elemento del resultado es mostrado como un objeto. Estos objetos pueden borrarse, copiarse, cambiarse de orden, etc.

[FIGURA 7.3]

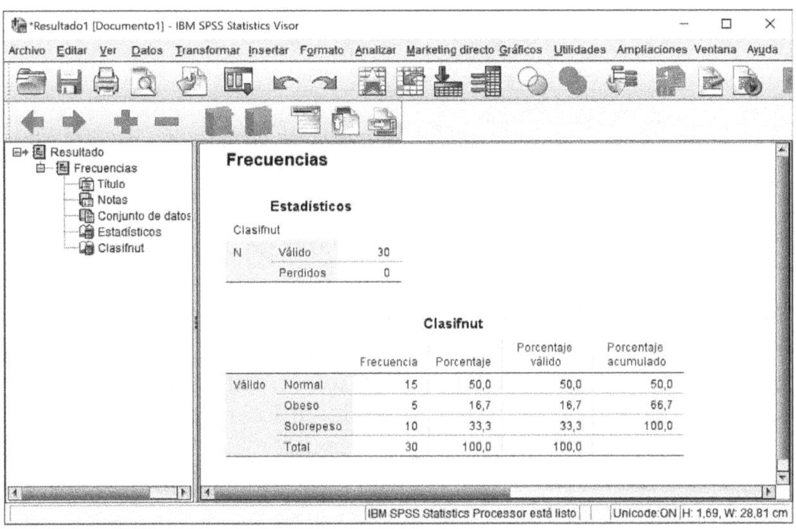

Ventana de salida de SPSS.

Cada vez que se pide un nuevo análisis a SPSS, se agrega una nueva rama al árbol en la ventana de salida.

7.3 Lectura y manipulación de datos y variables

Las bases de datos de SPSS tienen extensión.SAV. Como se verá más adelante, SPSS maneja también otros dos tipos de archivos importantes: los archivos de resultados (Viewer Document) y los archivos de sintaxis (Syntax Document).

Para leer datos con SPSS, se debe pulsar "Abrir archivo" o usar el menú **Archivo | Abrir** y luego la opción **Datos.** Además de archivos.SAV, se pueden leer archivos en formato Excel, dBase, texto, Stata y SAS, entre otros. Para leer una planilla Excel, se debe cambiar "Archivos de tipo:" a Excel (*.xls).

[FIGURA 7.4]

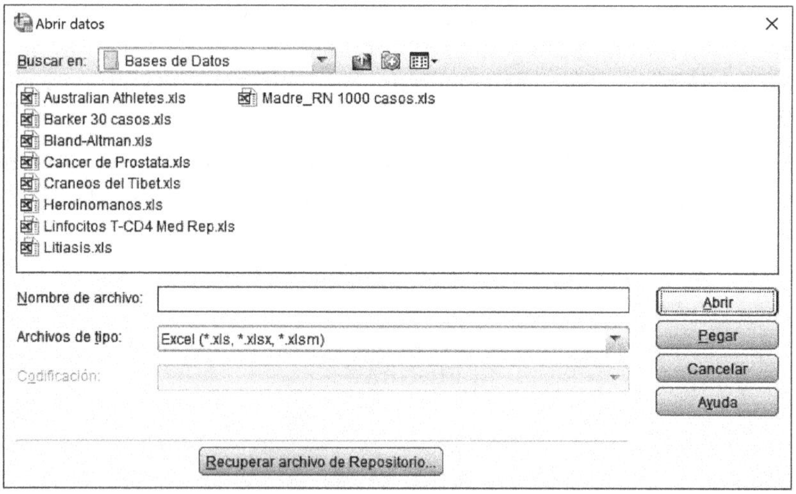

Ventana de lectura de datos.

Para ilustrar los comandos en SPSS, se utilizarán dos bases de datos:

- **BARKER.XLS.** Base de 30 niños escolares de quinto y sexto años de enseñanza básica, para los cuales se registró su edad, sexo, peso, talla, estado nutricional (normal, sobrepeso u obeso), la edad que tenía la madre al momento de nacer el niño en estudio, el peso y talla que tuvo el niño al nacer, y la edad gestacional. Interesa determinar si las variables al nacer se asocian con el estado nutricional del niño entre los 10 y 14 años.

[TABLA 7.1]

Folio	Edad	Sexo	Peso	Talla	Clasif. Nut	Edad madre	Peso RN	Talla RN	Edad ges.
1	10	F	29,9	139,5	Normal	32	3.350	49	38
2	10	M	48,6	144,5	Obeso	31	3.750	52	41
3	10	F	37,7	138,5	Normal	23	2.500	47	38
4	11	M	38,9	145,5	Normal	25	3.220	50	40
5	11	F	40,1	143,5	Normal	37	3.990	50	40
6	11	F	46,1	140,5	Sobrepeso	23	3.570	48	39
7	11	M	31,5	142,5	Normal	41	2.670	47	35
8	11	M	30,7	134,0	Normal	41	4.240	53	40
9	11	M	37,8	136,0	Sobrepeso	19	3.310	49	40
10	11	F	36,8	148,0	Normal	32	3.650	52	40
11	11	M	45,1	148,0	Sobrepeso	24	3.500	52	37
12	11	M	34,3	137,5	Normal	40	2.630	45	37
13	11	F	58,8	148,0	Obeso	22	3.010	48	37
14	11	F	65,8	157,0	Obeso	27	2.930	50	37
15	11	F	42,2	144,0	Normal	19	2.510	48	38
16	12	F	56,4	159,5	Sobrepeso	39	3.540	51	40
17	12	M	38,8	143,5	Normal	28	3.240	48	37
18	12	M	28,6	138,0	Normal	20	3.630	50	39
19	12	M	58,0	164,0	Sobrepeso	22	3.460	51	38
20	12	M	47,1	155,0	Normal	14	4.150	53	40
21	12	F	30,6	144,0	Normal	40	2.750	49	38
22	12	F	38,2	147,0	Normal	32	2.950	48	38
23	12	F	53,4	148,5	Sobrepeso	23	3.230	50	40
24	12	M	38,9	135,5	Sobrepeso	22	3.110	50	40
25	12	M	54,9	159,0	Sobrepeso	22	2.980	48	36
26	12	F	69,0	156,5	Obeso	23	3.160	49	39
27	12	M	40,4	147,5	Normal	40	2.160	44	32
28	13	M	65,2	160,0	Obeso	28	3.490	51	38
29	13	M	54,1	156,0	Sobrepeso	26	2.600	48	34
30	15	M	63,7	157,5	Sobrepeso	22	3.330	48	39

Clasificación nutricional y datos de nacimiento para 30 escolares de 5to y 6to básico.

- **LITIASIS.XLS.** Estudio en base a 963 personas adultas, diseñado para determinar factores asociados a la presencia de cálculos vesiculares. La variable en estudio es la conclusión ecotomográfica (llamada Conclus., que toma valores 1 = Sano; 2 = Colecistectomizado; 3 = Litiasis).

  Otras variables incluidas en el estudio son: sexo (1 = Masculino y 2 = Femenino), edad, antecedentes de tabaquismo (1 = Sí, 0 = No), diabetes (1 = Sí, 0 = No), HTA (1 = Sí; 0 = No), presión arterial sistólica y diastólica, colesterol total y HDL, triglicéridos, peso y talla.

Al leer una planilla de datos (o al digitar datos directamente en SPSS), la base resultante se muestra en la "Vista de datos". Esta vista es similar a una planilla de cálculo, pero a diferencia de esta, en SPSS se asume que el archivo leído es una base de datos, por lo que cada fila representa una observación o registro, y cada columna representa una variable.

[FIGURA 7.5]

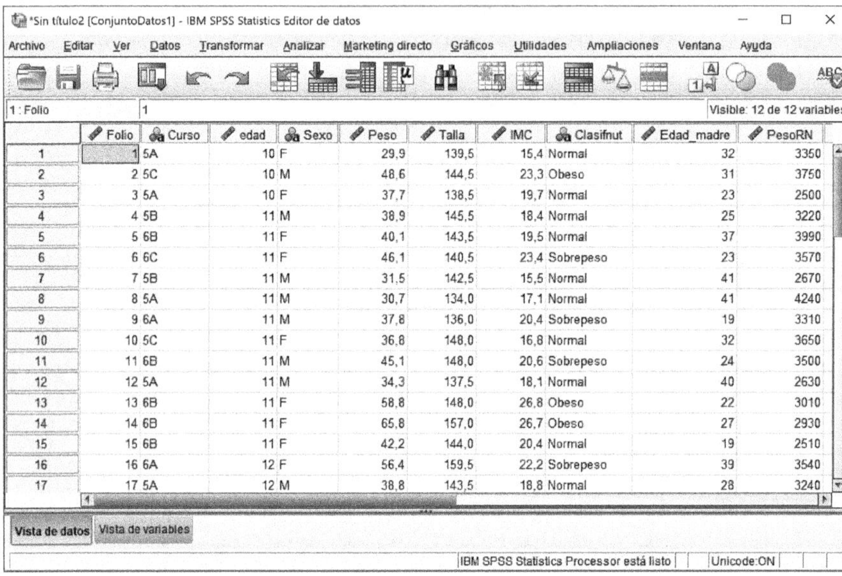

	Folio	Curso	edad	Sexo	Peso	Talla	IMC	Clasifnut	Edad_madre	PesoRN
1	1	5A	10	F	29,9	139,5	15,4	Normal	32	3350
2	2	5C	10	M	48,6	144,5	23,3	Obeso	31	3750
3	3	5A	10	F	37,7	138,5	19,7	Normal	23	2500
4	4	5B	11	M	38,9	145,5	18,4	Normal	25	3220
5	5	6B	11	F	40,1	143,5	19,5	Normal	37	3990
6	6	6C	11	F	46,1	140,5	23,4	Sobrepeso	23	3570
7	7	5B	11	M	31,5	142,5	15,5	Normal	41	2670
8	8	5A	11	M	30,7	134,0	17,1	Normal	41	4240
9	9	6A	11	M	37,8	136,0	20,4	Sobrepeso	19	3310
10	10	5C	11	F	36,8	148,0	16,8	Normal	32	3650
11	11	6B	11	M	45,1	148,0	20,6	Sobrepeso	24	3500
12	12	5A	11	M	34,3	137,5	18,1	Normal	40	2630
13	13	6B	11	F	58,8	148,0	26,8	Obeso	22	3010
14	14	6B	11	F	65,8	157,0	26,7	Obeso	27	2930
15	15	6B	11	F	42,2	144,0	20,4	Normal	19	2510
16	16	6A	12	F	56,4	159,5	22,2	Sobrepeso	39	3540
17	17	5A	12	M	38,8	143,5	18,8	Normal	28	3240

Vista de datos (una vez ingresados los datos o leído un archivo).

Operaciones básicas en vista de datos:

- Se puede recorrer la planilla con las teclas de flecha, *page-up* y *page-down*.
- Para modificar un dato basta sobrescribir el valor en una celda.
- Para borrar una fila completa, haga clic sobre el número de la fila que quiere borrar (con esto se selecciona la fila completa) y pulse la tecla Delete (o suprimir).
- Para borrar una columna, haga clic sobre el nombre de la columna y pulse la tecla Delete (o suprimir).
- Para trasladar una variable a otra posición, haga clic sobre el nombre, haga clic nuevamente y, sin soltar el botón del mouse, mueva la columna a la nueva posición.
- Para trasladar un registro a otra posición, haga clic sobre el número del registro, cliquee nuevamente y, sin soltar el botón del mouse, mueva la fila a la nueva posición.

- Para deshacer el último cambio realizado, pulse el ícono, o bien las teclas Control + Z o a través del menú **Edición | Deshacer.**

Al hacer clic con el botón derecho sobre el nombre de una variable, se accede a otras opciones: la opción **cortar** permite eliminar la variable (columna); las opciones **copiar** y **pegar** permiten copiar y pegar una columna, respectivamente; la opción **insertar variable** posibilita insertar una nueva columna; y las opciones **ordenar de forma ascendente** y **descendente** pueden ordenar la base de datos ascendente o descendentemente de acuerdo a la variable seleccionada.

La vista de variables, a la cual se accede pulsando la pestaña inferior izquierda en la ventana de SPSS, permite modificar algunas características de las variables.

[FIGURA 7.6]

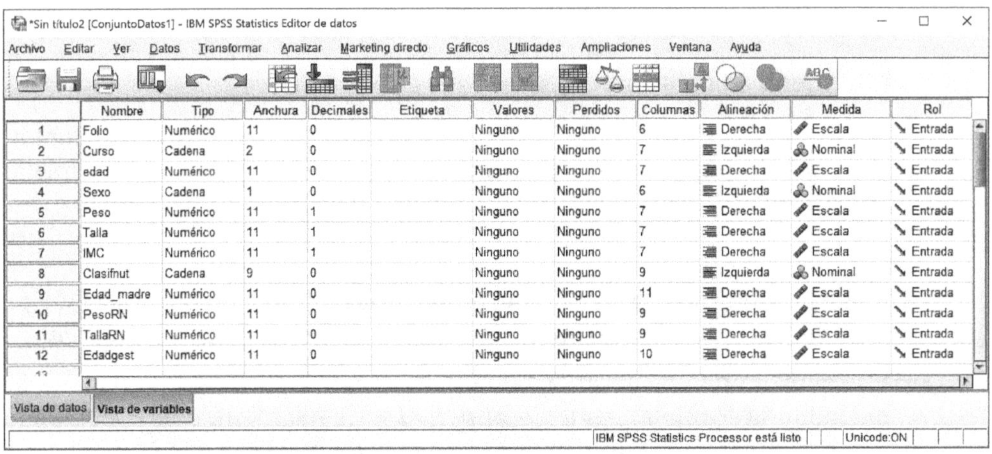

	Nombre	Tipo	Anchura	Decimales	Etiqueta	Valores	Perdidos	Columnas	Alineación	Medida	Rol
1	Folio	Numérico	11	0		Ninguno	Ninguno	6	Derecha	Escala	Entrada
2	Curso	Cadena	2	0		Ninguno	Ninguno	7	Izquierda	Nominal	Entrada
3	edad	Numérico	11	0		Ninguno	Ninguno	7	Derecha	Escala	Entrada
4	Sexo	Cadena	1	0		Ninguno	Ninguno	6	Izquierda	Nominal	Entrada
5	Peso	Numérico	11	1		Ninguno	Ninguno	7	Derecha	Escala	Entrada
6	Talla	Numérico	11	1		Ninguno	Ninguno	7	Derecha	Escala	Entrada
7	IMC	Numérico	11	1		Ninguno	Ninguno	7	Derecha	Escala	Entrada
8	Clasifnut	Cadena	9	0		Ninguno	Ninguno	9	Izquierda	Nominal	Entrada
9	Edad_madre	Numérico	11	0		Ninguno	Ninguno	11	Derecha	Escala	Entrada
10	PesoRN	Numérico	11	0		Ninguno	Ninguno	9	Derecha	Escala	Entrada
11	TallaRN	Numérico	11	0		Ninguno	Ninguno	9	Derecha	Escala	Entrada
12	Edadgest	Numérico	11	0		Ninguno	Ninguno	10	Derecha	Escala	Entrada

Vista de variables (una vez ingresados los datos o leído un archivo).

Operaciones básicas en vista de variables:

- **Nombre.** Permite modificar el nombre de la variable, que puede tener hasta 58 caracteres de largo. Se debe comenzar con una letra y puede contener letras, números o ".".
- **Tipo/Anchura/Decimales.** Permiten cambiar el tipo de variable (Numeric, String, Date y otros), el número de dígitos y el número de decimales, respectivamente.
- **Etiqueta.** Posibilita agregar una etiqueta (o **label**) a la variable. Es el nombre con el que aparecerá la variable en los análisis. Esto no cambia el nombre original de la variable.
- **Valores.** Permite añadir etiquetas o nombres a los **valores** de una variable categórica. Por ejemplo, si la variable Sexo tomara valores 1 = Hombre y

2 = Mujer, al hacer una tabla de frecuencias sería deseable que aparezca Hombre y Mujer en vez de 1 y 2.

- **Perdidos.** Permite dar los valores que deben ser considerados como ausentes (missing). Por ejemplo, si se usó el código 9 para indicar la ausencia de un dato, este valor debiera indicarse como missing, de modo que no sea incluido en los análisis.
- **Columnas/Alineación.** Para indicar el ancho de la columna (**columnas**) en la vista de datos, y si los valores deben mostrarse indentados a la derecha o la izquierda en la celda (**alineación**).
- **Medida.** Señala la escala de medida de la variable. Es decir, si debe ser tratada como nominal, ordinal o de escala (intervalar).

7.4 Comandos básicos de SPSS

7.4.1 Menú transformar

- **Calcular variable.** Permite generar nuevas variables a partir de las existentes. Este comando puede usarse para generar variables lógicas o para aplicar fórmulas.

  Ejemplo 7.1.

  i) Use este menú para generar la variable índice muscular corporal (IMC) a partir del peso y talla del niño, mediante la fórmula: $IMC = peso/talla^2$

  ii) Use el menú para generar la variable Peso bajo a partir del peso al nacer, mediante la fórmula: *pesobajo = pesorn < 3.000.* Note que el comando anterior genera una variable que toma el valor 1 si Peso RN < 3.000 y 0 si Peso RN ≥ 3.000.

- **Recodificar en distintas variables.** Para generar una variable categórica a partir de otra categórica o de una numérica.

  Ejemplo 7.2. Use esta opción para generar la variable IMC_Rangos, a partir del IMC, con valores 1 = < 20, 2 = 20,1-25, 3 = 25,1-30 y 4 = 30,1-más.

- **Recodificación automática.** Posibilita generar una nueva variable que tome valores consecutivos (1, 2, 3, etc.) a partir de una variable categórica.

  Ejemplo 7.3. Use esta opción para generar una variable Clasif, que tome valores categóricos 1, 2 y 3 a partir de Clasif. Nut.

7.4.2 Menú datos

- **Fundir archivos.** Permite unir dos bases de datos. Esta unión puede hacerse añadiendo casos o añadiendo variables.

Ejemplo 7.4.

i) El archivo **Madres** contiene la edad, peso y talla de cinco madres, y el archivo **Hijos** contiene la edad gestacional, peso y talla de los hijos de las madres número 1, 3 y 5. Use el comando **Fundir archivos | Añadir variables** para unir las bases, usando la variable Ident. como variable común.

[TABLA 7.2]

Madres

Ident.	Edad	Peso	Talla
1	23	48	153
2	26	54	157
3	34	45,8	140
4	28	51	163
5	31	49	158

Hijos

Ident.	EG	Peso RN	Talla RN
1	39	3.430	50
3	31	1.920	43
3	31	1.890	44
5	38	3.070	51

Archivos Madres (izquierda) e Hijos (derecha).

ii) El archivo **Madres 2** contiene la edad y peso de cuatro madres no incluidas en el archivo Madres. Use el comando **Fundir archivos | Añadir casos** para unir las bases Madres y Madres 2, de modo que la base resultante tenga un total de nueve registros.

[TABLA 7.3]

Ident.	Edad	Peso
6	28	55
7	34	58,9
8	19	47
9	21	51

Archivo Madres 2, con datos adicionales para archivo Madre.

- **Seleccionar casos.** Permite seleccionar un subconjunto de observaciones para ser analizadas. Por defecto, SPSS analiza **Todos los casos.** Las restantes opciones disponibles se muestran en la imagen siguiente:

[FIGURA 7.7]

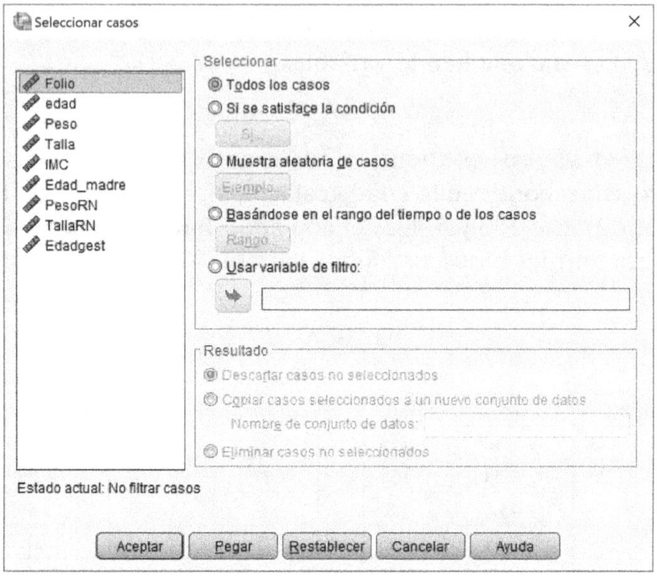

Ventana Seleccionar casos.

Ejemplo 7.5.

i) Use la opción **Si se satisface condición** para seleccionar observaciones utilizando los siguientes criterios:

[TABLA 7.4]

Criterio	Comando
Sexo Femenino	Sexo = F
Sexo Femenino y edad mayor a 11	Sexo = F & Edad > 11
Niños con sobrepeso y obesidad	Clasif.Nut. = Sobrepeso | Clasif.Nut. = Obeso
Niños que no sean normopeso	Clasif. Nut. ~= Normal
Edad gestacional no mayor a 39	~(Edad gest. > 39)

Selección de casos (derecha) para distintas condiciones (izquierda).

ii) Use la opción **Muestra aleatoria** de casos para seleccionar:

a. Aproximadamente 50% de los casos en la base de datos.

b. Exactamente 10 de los primeros 30 casos de la base de datos.

- **Ordenar casos.** Posibilita ordenar la base de acuerdo a una o más variables. Se puede indicar si se quiere un orden ascendente o descendente para cada variable de ordenación.

- **Segmentar archivo.** Permite indicar una o más variables categóricas, de modo que todos los resultados que muestre SPSS aparezcan separados para cada nivel de la variable o combinación de las variables de segmentación. También se puede usar el ícono siguiente:

7.5 Estadística descriptiva para variables categóricas

El análisis descriptivo adecuado para una variable categórica es una tabla de frecuencias. Para hacer esto en SPSS se usa el comando **Analizar | Estadísticos descriptivos** y luego la opción **Frecuencias.** Por ejemplo, las figuras siguientes muestran la obtención de una tabla de frecuencias para la clasificación nutricional (Clasif. Nut.) de la base Barker.XLS descrita en el **punto 7.3.**

[FIGURA 7.8]

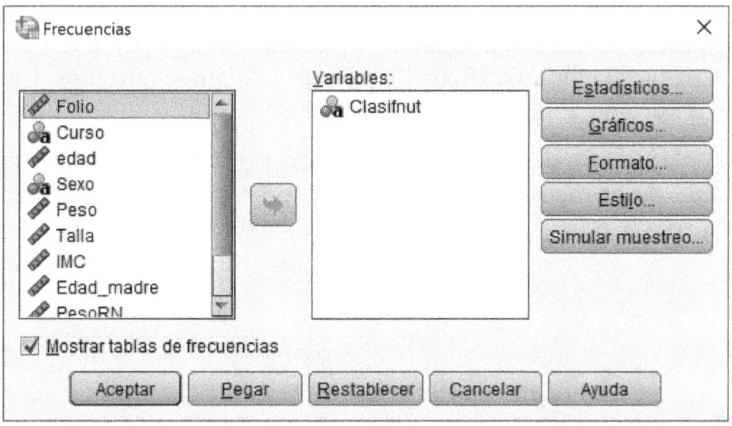

Comando para descripción de variables categóricas.

La tabla resultante es la siguiente. La columna "Porcentaje válido" muestra los porcentajes sin considerar los valores ausentes que tenga la variable. Esta columna es la que habitualmente debe usarse cuando haya valores ausentes.

[TABLA 7.5]

Clasifnut

		Frecuencia	Porcentaje	Porcentaje válido	Porcentaje acumulado
Válido	Normal	15	50,0	50,0	50,0
	Obeso	5	16,7	16,7	66,7
	Sobrepeso	10	33,3	33,3	100,0
	Total	30	100,0	100,0	

Tabla de frecuencias de clasificación nutricional.

Las opciones disponibles en el menú "Frecuencias" son las siguientes:

- **Estadísticos:** Permite indicar estadísticas descriptivas de las variables: medidas de tendencia central (promedio, mediana, moda), de dispersión (varianza, desviación estándar, error estándar, mínimo, máximo) y percentiles.
- **Gráficos:** Posibilita obtener gráficos de las variables: de barras, circulares e histogramas.
- **Formato:** Para ordenar las categorías en forma ascendente o descendente según valores de las variables (o alfabéticamente si son variables alfanuméricas) o categorías ordenadas según la frecuencia con que se presenta cada categoría.
- **Bootstrap:** Permite hacer muestreo e intervalos de confianza usando bootstrap.

Para graficar variables categóricas, existen varias opciones en SPSS. Para esto, debe ingresar al menú **Gráficos | Cuadros de diálogo antiguos.** En este menú, las opciones más importantes son:

Barras. Puede ser de número de casos o porcentajes. Asimismo se puede hacer un panel de gráficos. Por ejemplo, abajo se muestra un gráfico de Clasif. Nut. según sexo.

[FIGURA 7.9]

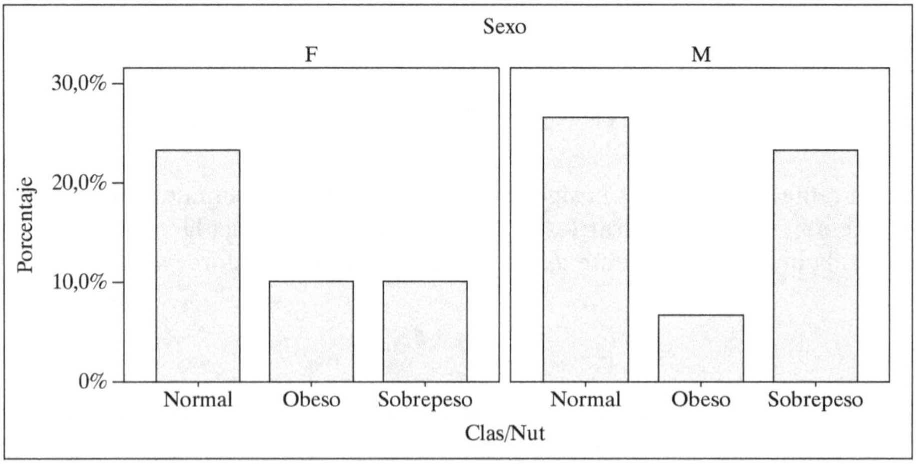

Gráfico de barras.

Circular. Para obtener un gráfico circular (o "pie"). En el gráfico de ejemplo se incluyeron etiquetas para el porcentaje que representa cada sector.

[FIGURA 7.10]

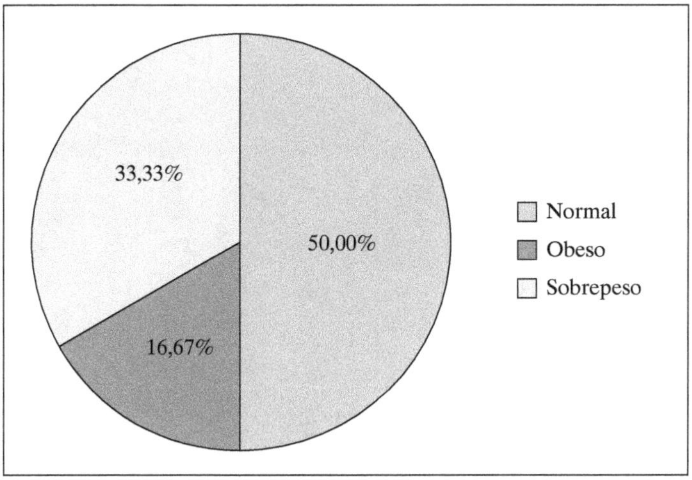

Gráfico circular.

Barras 3-D. Permite observar barras con profundidad. También se puede hacer un panel de gráficos 3D, como en Barras.

[FIGURA 7.11]

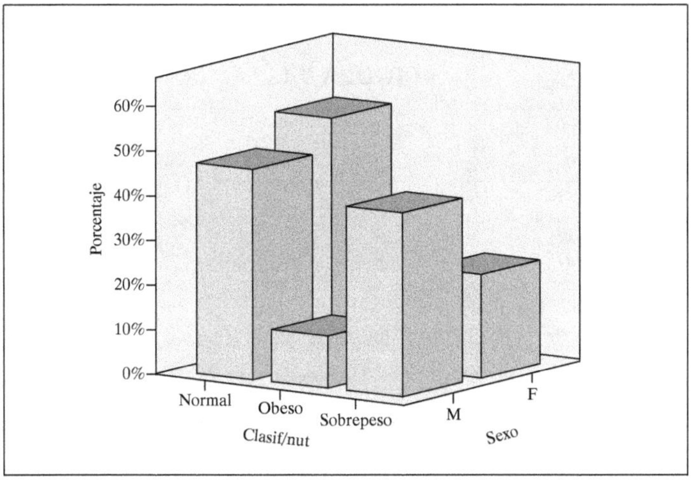

Gráfico de barras 3D.

Áreas. Posibilita hacer un gráfico que muestra información similar al gráfico de barras.

[FIGURA 7.12]

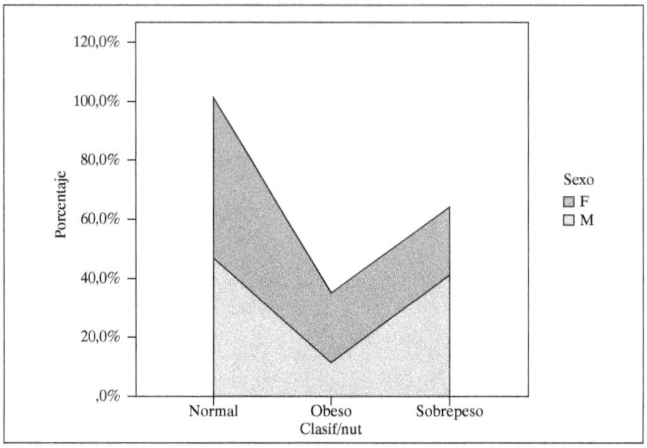

Gráfico de áreas.

7.6 Estadística descriptiva para variables numéricas

Comando Descriptivos

El análisis descriptivo adecuado para una variable numérica es una descripción que incluye medidas de tendencia central y de dispersión. Para hacer esto en SPSS se usa el comando **Analizar | Estadísticos descriptivos** y luego la opción **Descriptivos.** Por ejemplo, las figuras siguientes muestran la estadística descriptiva de algunas variables numéricas.

[FIGURA 7.13]

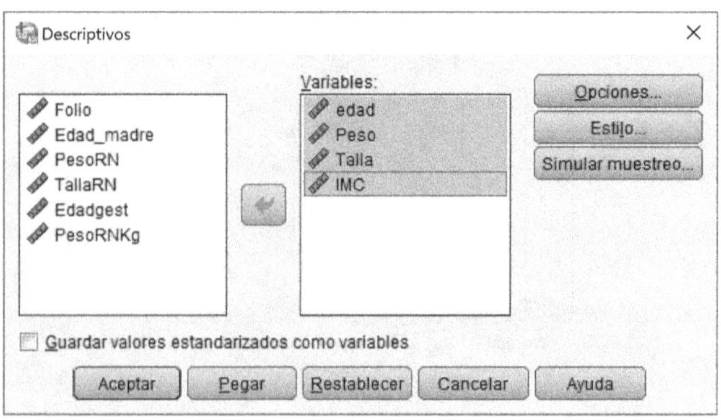

Comando para descripción simple de variables numéricas.

El resultado es el siguiente. Por defecto, SPSS muestra el número de casos válidos en cada variable, valor mínimo y máximo, el promedio y la desviación estándar.

[TABLA 7.6]

Estadísticos descriptivos

	N	Mínimo	Máximo	Media	Desviación estándar
Edad	30	10	15	11,57	1,006
Peso	30	28,6	69,0	45,387	11,9067
Talla	30	134,0	164,0	147,283	8,3920
IMC	30	14,8	28,2	20,628	3,6845
N válido (por lista)	30				

Descripción de variables numéricas.

Las opciones disponibles en el menú **Descriptivos** son las siguientes:

- **Opciones:** Permite indicar las medidas resumen de interés. Además de las mencionadas antes, se puede incluir la varianza, rango, error estándar y algunas medidas de simetría.
- **Estilo:** Permite aplicar un formato condicional al texto y fondo, dependiendo de los valores que contengan las casillas.
- **Simular muestreo:** Llamado Bootstrap en versiones anteriores, permite obtener estimaciones robustas e intervalos de confianza para estimaciones muestrales.

Finalmente, si se marca el casillero "Guardar valores estandarizados como variables", se generarán nuevas variables estandarizadas Z, calculadas como: $Z = \frac{x_i - \overline{x}}{s}$. Vea el capítulo dedicado a Distribución Normal Estándar para conocer las propiedades de Z.

Comando Explorar

Este comando se usa para obtener una descripción más completa que la dada por el comando **Descriptivos.** Para esto se usa **Analizar | Estadísticos descriptivos** y la opción **Explorar.**

[FIGURA 7.14]

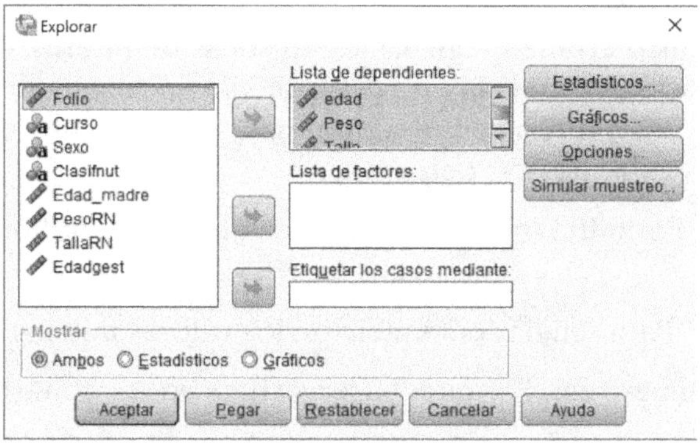

Comando para descripción detallada de variables numéricas.

El resultado para edad es el siguiente:

[TABLA 7.7]

Descriptivos

			Estadístico	Error estándar
Edad	Media		11,57	,184
	95% de intervalo de confianza para la media	Límite inferior	11,19	
		Límite superior	11,94	
	Media recortada al 5%		11,50	
	Mediana		11,50	
	Varianza		1,013	
	Desviación estándar		1,006	
	Mínimo		10	
	Máximo		15	
	Rango		5	
	Rango intercuartil		1	
	Asimetría		1,219	,427
	Curtosis		3,576	,833

Descripción de la edad.

[TABLA 7.8]

Percentiles

		Percentiles						
		5	10	25	50	75	90	95
Promedio ponderado (Definición 1)	edad	10,00	10,10	11,00	11,50	12,00	12,90	13,90
Bisagras de Tukey	edad			11,00	11,50	12,00		

Percentiles de la edad.

Las opciones disponibles en el menú Explorar son las siguientes:

- **Estadísticos:** Permite elegir las estadísticas de interés: "descriptivos" (similar a opción "Descriptivos" descrita antes), "estimadores robustos" (de tendencia central resistentes a outliers), "valores atípicos" (identificación de valores extremos) y "percentiles".
- **Gráficos:** Posibilita indicar los gráficos de interés (tallo y hoja o histogramas).
- **Opciones:** Para señalar el manejo de los valores missing en el análisis.
- **Simular muestreo:** Permite hacer estimaciones robustas usando Bootstrap.

Para graficar variables numéricas se debe ingresar al menú **Gráficos | Cuadros de diálogo antiguos**. Las opciones más importantes son:

Histograma. Muestra la distribución y grado de simetría de los datos. Se puede superponer una curva normal para comparación.

[FIGURA 7.15]

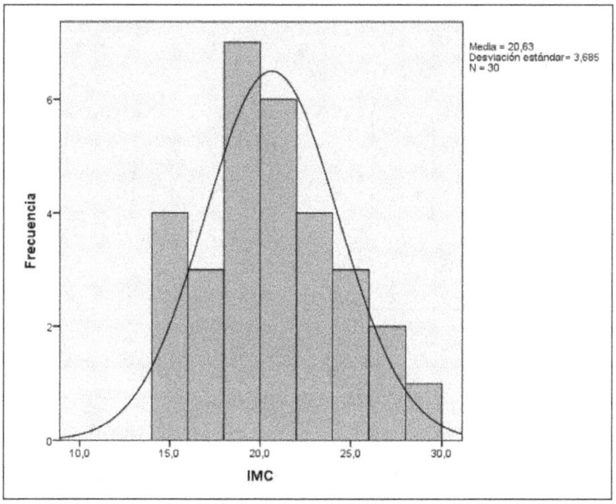

Histograma.

Barras de error. Este gráfico se puede hacer con promedio ± desviación estándar, ± error estándar o con un intervalo de confianza.

[FIGURA 7.16]

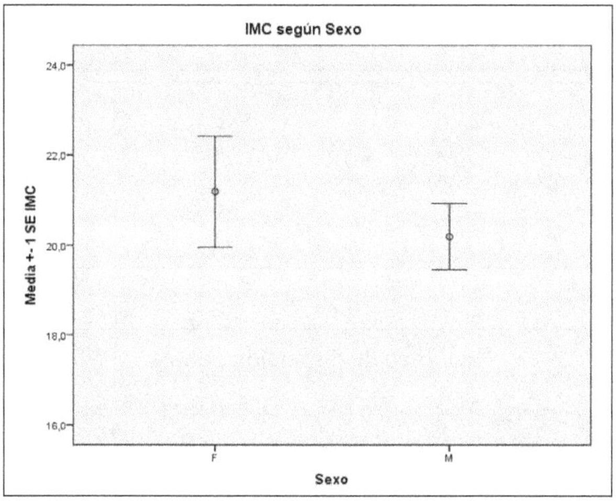

Barras de error.

Diagramas de caja. Es un gráfico de cuartiles (percentiles 25, 50 y 75) y valores mínimo y máximo.

[FIGURA 7.17]

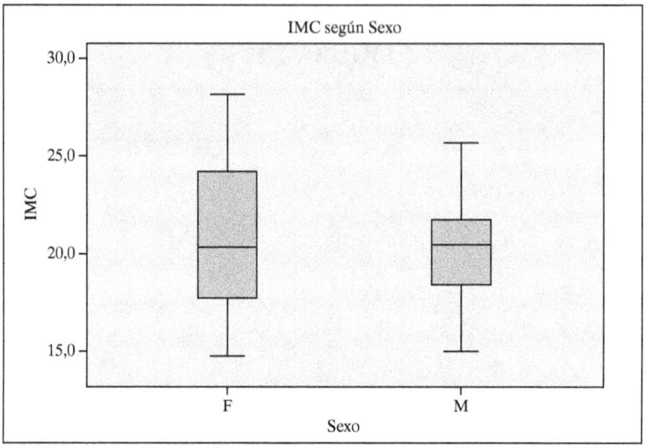

Cajón con bigotes.

Dispersión/Puntos. Conocido como dot-plot, permite comparar la distribución de una variable numérica según una categórica.

[FIGURA 7.18]

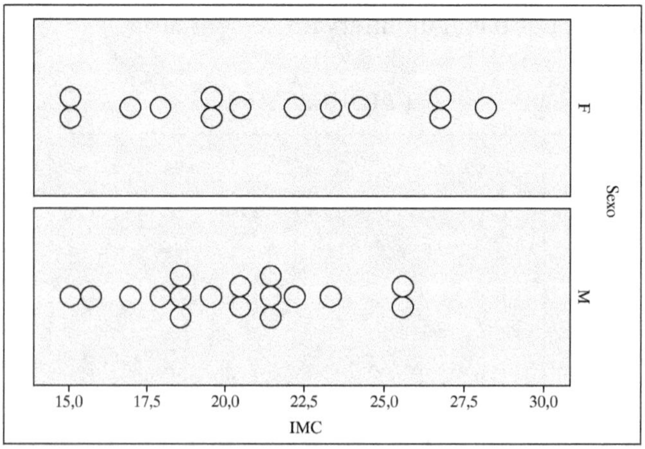

Gráfico de dispersión/puntos.

7.7 Asociación de variables: Categórica-categórica

La asociación de dos variables categóricas se determina mediante una tabla de contingencia y calculando el test chi-cuadrado o el test exacto de Fisher. Para esto, se debe utilizar el comando **Analizar | Estadísticos descriptivos | Tablas cruzadas.**

Por ejemplo, para la base de datos Litiasis.XLS, las imágenes de abajo muestran la asociación de conclusión ecotomográfica (Conclus., con niveles 1 = Sano; 2 = Colecistectomizado; 3 = Litiasis) y sexo (Sexo, 1 = Masculino y 2 = Femenino).

[**FIGURA 7.19**]

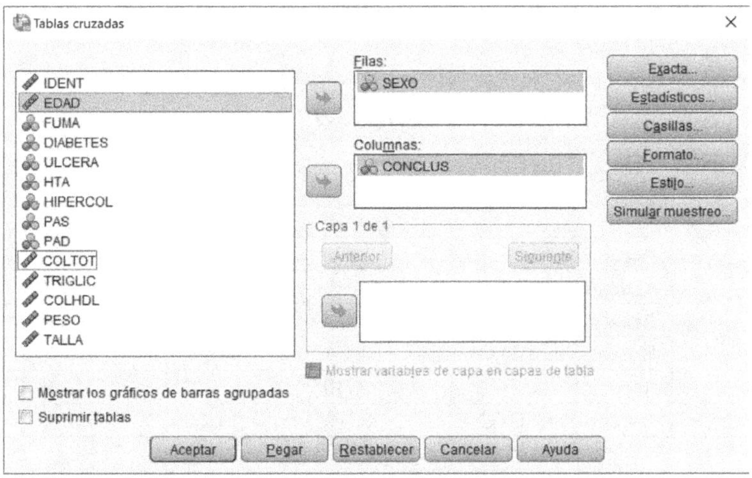

Comando para asociación de dos variables categóricas.

En "Filas" y "Columnas", se debe indicar la variable que se quiere poner como fila y columna en la tabla, respectivamente. Si se indica más de una variable, SPSS hará el cruce de todas las combinaciones de variables.

Las opciones disponibles en el menú Tablas de contingencia son las siguientes:

- **Exacta:** Posibilita obtener niveles de significancia exacta y de Monte Carlo. Para esto es necesario solicitar un análisis estadístico, en la opción siguiente.
- **Estadísticos:** Permite indicar los test estadísticos para la tabla de contingencia: chi-cuadrado, test para variables nominales (Coef. de contingencia, Phi y V de Cramer, etc.), test para variables ordinales (Gamma, D de Sommers, Tau de Kendall), medidas de concordancia (Kappa, McNemar) y medidas de riesgo (Riesgo, OR de Mantel-Haenszel).
- **Casillas:** Se usa para señalar elementos por mostrar en las celdas de la tabla. Por defecto, se muestra solo el número de casos en cada celda, y se

puede agregar valores esperados, residuos y porcentajes por fila, columna y respecto al total de casos tabulados.

- **Formato:** Posibilita indicar el orden de las filas (ascendente o descendente).
- **Estilo:** Permite modificar texto y fondo de casillas según los valores que contengan.
- **Simular muestreo:** Llamado Bootstrap en versiones anteriores, permite hacer estimaciones robustas de errores estándar de estimadores.

El resultado al asociar Conclus. y Sexo es el siguiente. Los porcentajes mostrados en la tabla se obtuvieron con opción "Casillas"y el test chi-cuadrado con "Estadísticos".

[TABLA 7.9]

Tabla cruzada SEXO*CONCLUS

			CONCLUS			
			Sano	Colecistec.	Litiasis	Total
SEXO	Masc	Recuento	296	9	20	325
		% dentro de SEXO	91,1%	2,8%	6,2%	100,0%
	Fem	Recuento	414	118	106	638
		% dentro de SEXO	64,9%	18,5%	16,6%	100,0%
Total		Recuento	710	127	126	963
		% dentro de SEXO	73,7%	13,2%	13,1%	100,0%

Tabla de contingencia de sexo versus conclusión.

[TABLA 7.10]

Pruebas de chi-cuadrado

	Valor	df	Significación asintótica (bilateral)
Chi-cuadrado de Pearson	78,411[a]	2	,000
Razón de verosimilitud	91,574	2	,000
Asociación lineal por lineal	57,734	1	,000
N de casos válidos	963		

a. 0 casillas (0,0%) han esperado un recuento menor que 5. El recuento mínimo esperado es 42,52.

Test estadísticos para la asociación sexo-conclusión.

Igualmente es posible hacer tablas en más de dos dimensiones, indicando variables en el recuadro "Capa". Por ejemplo, abajo se muestra nuevamente el cruce de Sexo y Conclus., indicando a Fuma como variable "Capa". En este caso se omitió el porcentaje y test estadístico.

[TABLA 7.11]

Tabla cruzada SEXO*CONCLUS*FUMA

Recuento			CONCLUS			
FUMA			Sano	Colecistec.	Litiasis	Total
No	SEXO	Masc	74	6	5	85
		Fem	183	63	55	301
	Total		257	69	60	386
Sí	SEXO	Masc	222	3	15	240
		Fem	231	55	51	337
	Total		453	58	66	577
Total	SEXO	Masc	296	9	20	325
		Fem	414	118	106	638
	Total		710	127	126	963

Tabla de sexo versus conclusión separado por fuma.

Se pueden seguir agregando dimensiones indicando más variables categóricas en "Capa". Una forma alternativa de obtener tablas separadas (por ejemplo, de Sexo versus Conclus. separado por Fuma), es usando la opción **Segmentar archivo** del menú **Datos.**

7.8 Asociación de variables: categórica-numérica

7.8.1 Variable numérica versus categórica con dos niveles

Si la variable categórica tiene dos niveles, se puede hacer un test t de Student para muestras independientes, con la opción **Analizar | Comparar medias | Prueba T para muestras independientes.**

Por ejemplo, abajo se muestra el comando para comparar el promedio de colesterol total (COLTOT) según litiasis vesicular (Litiasis, con niveles 1 = Sí; 0 = No).

[FIGURA 7.20]

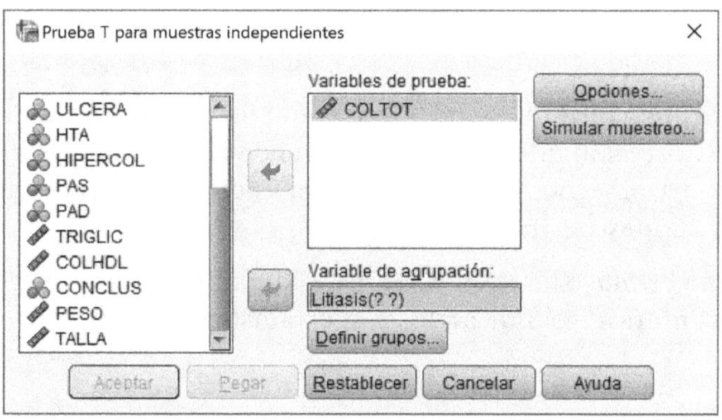

Comando para asociación numérica-categórica (con dos niveles).

En la ventana "Variables de prueba" se indica la o las variables cuyo promedio se quiere comparar. En "Variable de agrupación" se indica la variable con dos niveles. Con el botón "Definir grupos" se indican los niveles por comparar (en este caso: 0 y 1).

El resultado de la comparación de medias de COLTOT según litiasis es el siguiente. Los promedios de cada grupo se muestran en la primera tabla y en la segunda se detalla la comparación estadística (además de la comparación de las varianzas).

[TABLA 7.12]

Estadísticas de grupo

	Litiasis	N	Media	Desviación estándar	Media de error estándar
COLTOT	No	710	182,18	41,790	1,568
	Sí	126	180,76	36,304	3,234

Promedio de colesterol total (COLTOT) según litiasis vesicular.

[TABLA 7.13]

Prueba de muestras independientes

		Prueba de Levene de igualdad de varianzas		Prueba t para la igualdad de medias						
		F	Sig.	t	gl	Sig. (bilateral)	Diferencia de medias	Diferencia de error estándar	95% de intervalo de confianza de la diferencia	
									Inferior	Superior
COLTOT	Se asumen varianzas iguales	4,037	,045	,357	834	,721	1,414	3,965	-6,368	9,196
	No se asumen varianzas iguales			,393	188,9	,694	1,414	3,594	-5,676	8,505

Test para comparación de varianzas (Prueba de Levene) y de medias (t de Student. El valor-p es la columna "Sig. (bilateral)").

Cuando los tamaños muestrales son pequeños y la variable numérica no tiene distribución normal al interior de cada nivel de la variable categórica, se puede hacer el test no paramétrico de Wilcoxon con el comando **Analizar | Pruebas no paramétricas | 2 Muestras independientes.**

La ventana es muy similar a la de T de Student para muestras independientes. En la parte inferior, se indican los test estadísticos disponibles.

- El test de Mann-Whitney U entrega el test del mismo nombre, además del test de Wilcoxon (cuando se comparan dos grupos ambos son equivalentes).
- El test de Kolmogorov-Smirnov compara la distribución de la edad entre ambos grupos.
- El test de Wald-Wolfowitz es similar al test de Mann-Whitney (ambos se basan en los rangos de los datos para hacer el test).
- El test de Moses compara la dispersión de los datos mediante una metodología fuera del alcance de este texto.

Ejemplo 7.6. Al comparar la Edad según Litiasis usando test de Mann-Whitney, el resultado es el siguiente:

[TABLA 7.14]

Rangos

	Litiasis	N	Rango promedio	Suma de rangos
EDAD	No	710	399,63	283734,00
	Sí	126	524,86	66132,00
	Total	836		

Rangos de edad según litiasis vesicular.

[TABLA 7.15]

Estadísticos de prueba[a]

	Edad
U de Mann-Whitney	31329,000
W de Wilcoxon	283734,000
Z	-5,367
Sig. asintótica (bilateral)	,000

a. Variable de agrupación: Litiasis.

Test de Wilcoxon para edad según litiasis vesicular.

7.8.2 Variable numérica versus categórica con más de dos niveles

Cuando se quiere comparar el promedio de una variable numérica entre más de dos grupos (definidos por una variable categórica con más de dos niveles), se debe hacer un análisis de la varianza (Anova) en una vía. El comando es **Analizar | Comparar medias | ANOVA de un factor.**

Por ejemplo, abajo se muestra la comparación del promedio de índice de masa corporal (IMC) según conclusión ecotomográfica (Conclus) usando Anova.

[FIGURA 7.21]

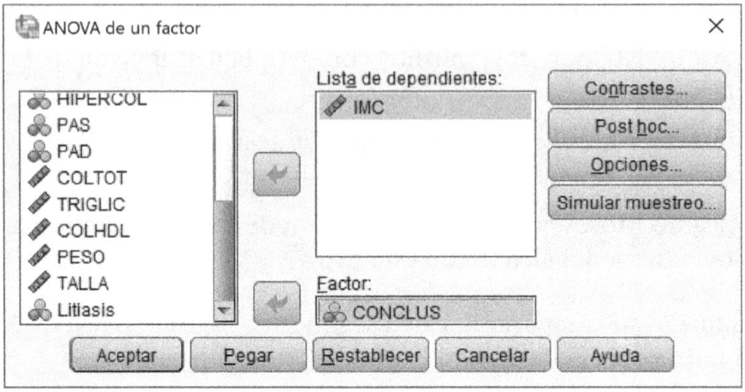

Comando para asociación numérica-categórica (con más de dos niveles).

En la ventana "Lista de dependientes" se indica la o las variables cuyo promedio se quiere comparar. En "Factor" se indica la variable categórica con más de dos niveles.

Las opciones disponibles en el menú "Anova de un factor" son las siguientes:

- **Contrastes:** Permite indicar grupos específicos entre los cuales hacer una comparación de promedios usando t de Student. Por ejemplo, como el factor Conclus toma valores 1 = Sano; 2 = Colecistectomizado y 3 = Litiasis, para comparar sanos y litiásicos, la hipótesis de interés es:

$$1\times \;_{\text{sanos}} + 0\times \;_{\text{colecistec}} - 1\times \;_{\text{litiásicos}}$$

Luego, en "Contrastes" se debe indicar el contraste: 1, 0, -1 para obtener la comparación de interés.

- **Post hoc:** Posibilita obtener una comparación múltiple de promedios, cuando la Anova arroja resultados estadísticamente significativos. Entre los métodos disponibles están Bonferroni, Student-Newmann-Keuls (S-N-K), GT2 de Hochberg y Gabriel. También se incluyen test más antiguos, como Tukey y Scheffé.

- **Opciones:** Se usa para solicitar algunos estadísticos específicos. El más importante es "Descriptivos", que entrega los promedios de las variables numéricas en comparación, para cada nivel del factor.

- **Simular muestreo:** Permite hacer estimaciones robustas de errores estándar usando bootstrap.

A continuación se muestra el resultado de la comparación de promedios de IMC según Conclus. Los promedios de cada grupo se obtuvieron con la opción "Descriptivos" en botón "Opciones".

[TABLA 7.16]

Descriptivos
IMC

	N	Media	Desviación estándar	Error estándar	95% del intervalo de confianza para la media		Mínimo	Máximo
					Límite inferior	Límite superior		
Sano	710	25,8904	4,66328	,17501	25,5468	26,2340	15,06	71,13
Colecistec.	127	28,6647	4,61760	,40975	27,8538	29,4756	19,30	44,26
Litiasis	126	28,3860	5,41894	,48276	27,4305	29,3414	18,96	46,56
Total	963	26,5828	4,89768	,15783	26,2730	26,8925	15,06	71,13

Descripción de IMC según litiasis vesicular.

La tabla Anova siguiente es el único resultado que el comando arroja por defecto. Se observa que hay diferencias significativas entre los promedios de IMC ($p < 0,001$).

[TABLA 7.17]

ANOVA
IMC

	Suma de cuadrados	gl	Media cuadrática	F	Sig.
Entre grupos	1300,562	2	650,281	28,669	,000
Dentro de grupos	21775,234	960	22,683		
Total	23075,795	962			

Tabla Anova de IMC según litiasis vesicular.

La comparación múltiple de promedios se hizo utilizando el test de Bonferroni, que se obtuvo con la opción "Post hoc". Se observa que hay diferencias significativas en el promedio de IMC entre sanos y colecistectomizados y entre sanos y litiásicos, y no hay diferencias entre litiásicos y colecistectomizados.

[TABLA 7.18]

Comparaciones múltiples
Variable dependiente: IMC
Bonferroni

(I) CONCLUS	(J) CONCLUS	Diferencia de medias (I-J)	Error estándar	Sig.	Intervalo de confianza al 95%	
					Límite inferior	Límite superior
Sano	Colecistec.	-2,77436*	,45886	,000	-3,8748	-1,6739
	Litiasis	-2,49559*	,46040	,000	-3,5997	-1,3915
Colecistec.	Sano	2,77436*	,45886	,000	1,6739	3,8748
	Litiasis	,27877	,59885	1,000	-1,1574	1,7149
Litiasis	Sano	2,49559*	,46040	,000	1,3915	3,5997
	Colecistec.	-,27877	,59885	1,000	-1,7149	1,1574

* La diferencia de medias es significativa en el nivel 0.05.

Comparaciones múltiples de promedios de IMC según litiasis vesicular con test de Bonferroni.

7.8.3 Caso especial: Medidas repetidas

Cuando la variable numérica se mide en los mismos sujetos en dos o más tiempos o condiciones distintas, no se cumple el supuesto de independencia necesario para usar test t de Student para muestras independientes o análisis de la varianza en una vía.

En este caso, si la variable numérica se mide en dos tiempos o condiciones, se usa test t de Student para muestras pareadas, y cuando se mide en más de dos tiempos o condiciones distintas, se utiliza análisis de la varianza para medidas repetidas.

En este capítulo solo se muestra el cálculo del test t de Student para muestras pareadas.

Test t de Student para muestras pareadas

Ejemplo 7.8. Interesa comparar la concentración de zinc (mg/L) entre la superficie y el fondo de un río, medida en seis zonas diferentes. Los datos disponibles son:

[TABLA 7.19]

Localización	Fondo	Superficie	Diferencia
1,00	0,430	0,415	0,015
2,00	0,266	0,238	0,028
3,00	0,567	0,390	0,177
4,00	0,531	0,410	0,121
5,00	0,707	0,605	0,102
6,00	0,716	0,609	0,107

Concentración de zinc entre superficie y fondo de un río (Fuente: Chap Le. "Introductory Biostatistics. Hoboken, NJ: Wiley, 2003. Página 250).

Este test se puede hacer de dos maneras en SPSS: usando las mediciones de fondo y superficie o utilizando la diferencia entre ambas mediciones, cuando está calculada.

Usando los valores de fondo y superficie, el comando es **Analizar | Comparar Medias | Prueba T para muestras relacionadas.** El botón "Opciones" permite cambiar el nivel de confianza del intervalo que muestra SPSS para la diferencia promedio entre las mediciones.

[FIGURA 7.22]

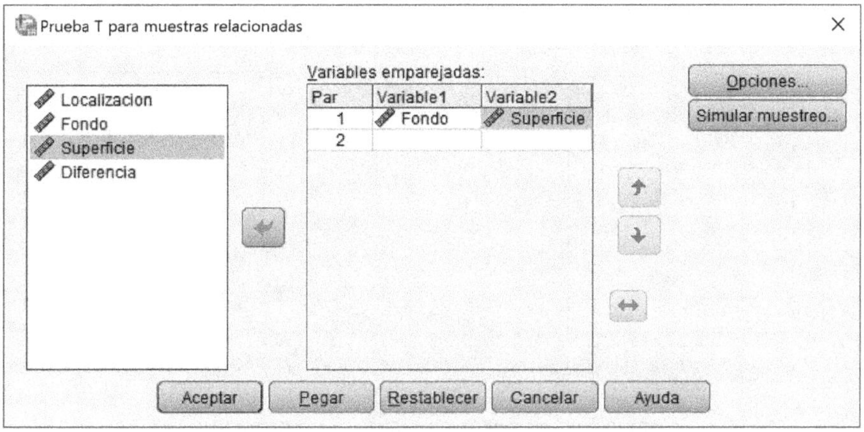

Comando para asociación numérica-categórica (con dos niveles) para muestras pareadas.

El resultado de la comparación es el siguiente. En la segunda tabla se observa que hay diferencias significativas entre ambas mediciones (p = 0,014).

[TABLA 7.20]

Estadísticas de muestras emparejadas

		Media	N	Desviación estándar	Media de error estándar
Par 1	Fondo	,5362	6	,17133	,06994
	Superficie	,4445	6	,14177	,05788

Descripción de concentración de zinc en la superficie y el fondo de un río.

[TABLA 7.21]

Prueba de muestras emparejadas

		Diferencias emparejadas					t	gl	Sig. (bilateral)
		Media	Desviación estándar	Media de error estándar	95% de intervalo de confianza de la diferencia				
					Inferior	Superior			
Par 1	Fondo - Superficie	,09167	,06069	,02478	,02798	,15536	3,700	5	,014

Comparación de concentración promedio de zinc (t de Student para muestras pareadas).

Si se usa la variable Diferencia (diferencia fondo-superficie), en vez de las variables originales, el comando es **Analizar | Comparar Medias | Prueba T para una muestra.**

[FIGURA 7.23]

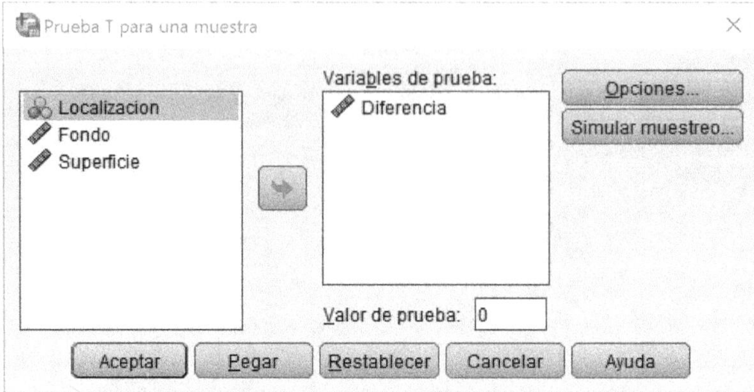

Comando para hacer un test para un promedio.

Por defecto, SPSS hace un test para determinar si el promedio es distinto de cero (que es el valor por defecto en "Valor de prueba"). En este caso, el resultado es:

[TABLA 7.22]

Estadísticas de muestra única

	N	Media	Desviación estándar	Media de error estándar
Diferencia	6	,0917	,06069	,02478

Descripción de diferencia promedio de concentración de zinc.

TABLA 7.23

Prueba de muestra única

	Valor de prueba = 0					
	t	gl	Sig. (bilateral)	Diferencia de medias	95% de intervalo de confianza de la diferencia	
					Inferior	Superior
Diferencia	3,700	5	,014	,09167	,0280	,1554

Comparación de concentración promedio de zinc (test para un promedio).

7.9 Asociación de variables: Numérica-numérica

Para determinar si existe asociación entre dos variables numéricas, se debe calcular el coeficiente de correlación muestral de Pearson (si las dos variables son de origen intervalar) o de Spearman (si al menos una de las variables es de origen ordinal). Ambos test se obtienen con el comando **Analizar | Correlacionar | Bivariadas.**

[FIGURA 7.24]

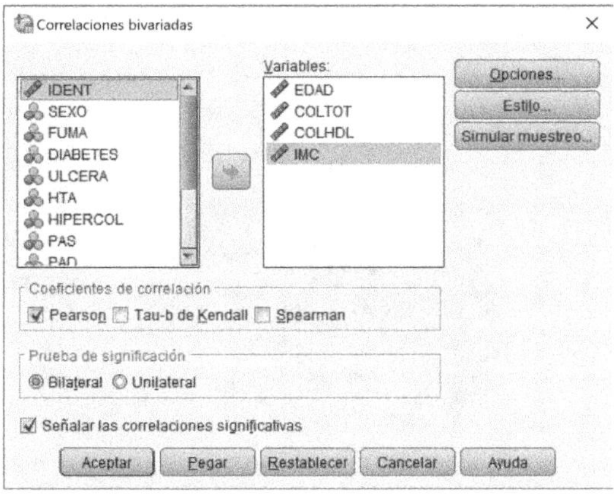

Comando para asociación de dos variables numéricas.

Por ejemplo, para la base de datos Litiasis se obtuvo la correlación entre edad, colesterol total, colesterol HDL e índice de masa corporal. La matriz de correlaciones resultante muestra, para cada par de variables, la correlación, el valor-p y el número de observaciones usadas en el cálculo.

[TABLA 7.24]

Correlaciones

		EDAD	COLTOT	COLHDL	IMC
EDAD	Correlación de Pearson	1	,372*	,042	,260*
	Sig. (bilateral)		,000	,190	,000
	N	963	963	963	963
COLTOT	Correlación de Pearson	,372*	1	,197*	,281*
	Sig. (bilateral)	,000		,000	,000
	N	963	963	963	963
COLHDL	Correlación de Pearson	,042	,197*	1	-,150*
	Sig. (bilateral)	,190	,000		,000
	N	963	963	963	963
IMC	Correlación de Pearson	,260*	,281*	-,150*	1
	Sig. (bilateral)	,000	,000	,000	
	N	963	963	963	963

* La correlación es significativa en el nivel 0,01 (bilateral).

Matriz de correlaciones muestrales de Pearson.

Siempre conviene hacer un **gráfico de dispersión** de las variables en estudio, para observar si hay alguna forma de asociación no lineal (lo cual no sería detectado por los test), o para detectar valores extremos que afecten la correlación. El gráfico se obtiene con **Gráficos | Cuadros de diálogo antiguos | Dispersión/Puntos**, con opción "Dispersión simple". Por ejemplo, abajo se muestra el gráfico de colesterol total en función de edad.

[FIGURA 7.25]

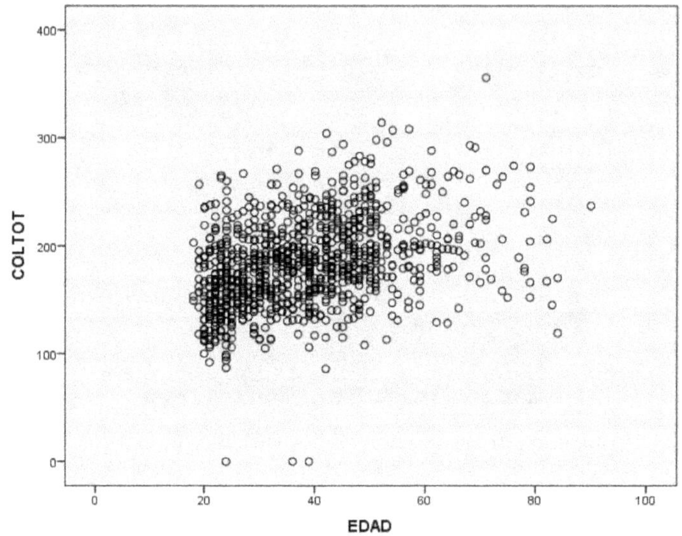

Gráfico de dispersión de colesterol total (Y) en función de edad (X).

7.10 Modelo de regresión lineal

Dado un conjunto de variables $X_1, X_2, \ldots, X_k$, interesa determinar cuáles de ellas se asocian en forma conjunta e independiente con una variable respuesta Y.

El modelo de regresión lineal se usa cuando la variable respuesta Y es numérica y las variables explicatorias son todas numéricas y/o dicotómicas.

Para ajustar un modelo de regresión lineal en SPSS, se usa el comando **Analizar | Regresión | Lineales.**

Ejemplo 7.9. Consideremos la base completa de datos Barker.XLS, con 1.550 observaciones. Las variables en estudio siguen siendo medidas cuando el niño tenía entre 10 y 14 años, y cuando el niño nació. Interesa determinar si las variables al nacer se asocian con el estado nutricional del niño entre los 10 a 14 años (**Ver en punto 7.3 un listado de 30 registros**).

A continuación se muestra el ajuste de índice de masa corporal (IMC), en función del peso (Peso RN kg, en kilos) y la estatura al nacer (Talla RN).

[**FIGURA 7.26**]

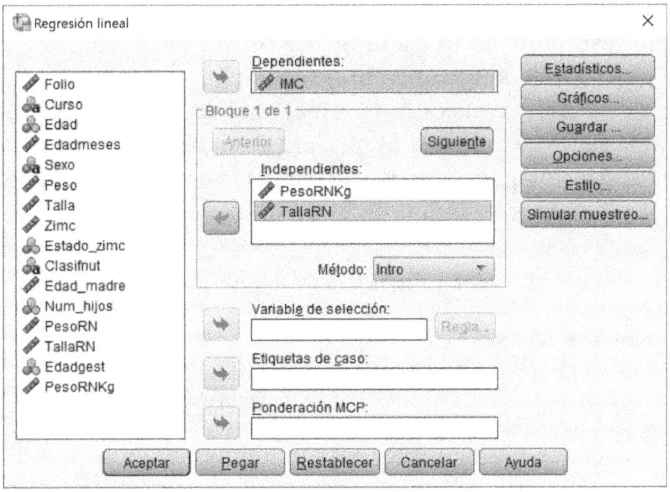

Comando para obtener un modelo de regresión lineal.

En la ventana “Dependientes”, se indica la variable respuesta y en la ventana “Independientes”, se señala la o las variables explicatorias.

Por defecto, el método es “Introducir”, lo cual ajusta el modelo con todas las variables indicadas en la ventana de explicatorias. En el botón “Método”, alternativamente se puede indicar un método paso-a-paso.

Las opciones disponibles en el menú **Lineales** son las siguientes:

- **Estadísticos**: Permite solicitar algunos análisis estadísticos: intervalos de confianza de los parámetros estimados, matriz de covarianzas, estadístico de Durbin-Watson, etc.
- **Gráficos**: Posibilita indicar gráficos de interés, principalmente para el análisis de residuos. Además, se puede indicar, marcando un casillero, si se quiere un histograma o un gráfico de probabilidad normal de residuos.
- **Guardar**: Permite guardar, como nuevas columnas de datos, los valores pronosticados (estimados), residuos o distancias (Mahalanobis, Cook). También se pueden guardar intervalos de confianza para la variable respuesta promedio o para valores individuales.
- **Opciones**: Se usa para indicar valor-p de entrada y salida de variables (cuando se hace un análisis paso-a-paso) y la forma como deben ser tratados los valores ausentes.

- **Estilo:** Permite modificar texto y fondo de casillas según los valores que contengan.
- **Simular muestreo:** Permite hacer estimaciones robustas de errores estándar de estimadores usando Bootstrap.

El modelo resultante en el **Ejemplo 7.9** previo para índice de masa corporal en función de peso y talla al nacer se muestra en las tablas siguientes. La primera tabla muestra las variables consideradas en el análisis, la segunda el R^2 del modelo, la tercera la tabla Anova (indica si el modelo es significativo en su conjunto), y la última tabla muestra los parámetros estimados, el error estándar y significancia estadística de las variables incluidas en el modelo.

[TABLAS 7.25 A 7.28]

Variables entradas/eliminadas[a]

Modelo	Variables entradas	Variables eliminadas	Método
1	PesoRNKg, TallaRN[b]	.	Entrar

a. Variable dependiente: IMC.
b. Todas las variables solicitadas introducidas.

Resumen del modelo

Modelo	R	R cuadrado	R cuadrado ajustado	Error estándar de la estimación
1	,181[a]	,033	,032	3,8694

a. Predictores: (Constante), PesoRNKg, TallaRN.

ANOVA[a]

Modelo		Suma de cuadrados	gl	Media cuadrática	F	Sig.
1	Regresión	784,329	2	392,164	26,193	,000b
	Residuo	23162,085	1547	14,972		
	Total	23946,413	1549			

a. Variable dependiente: IMC.
b. Predictores: (Constante), PesoRNKg, TallaRN.

Coeficientes[a]

Modelo		Coeficientes no estandarizados		Coeficientes estandarizados	t	Sig.
		B	Error estándar	Beta		
1	(Constante)	28,339	2,763		10,256	,000
	TallaRN	-,315	,072	-,189	-4,351	,000
	PesoRNKg	2,257	,328	,300	6,883	,000

a. Variable dependiente: IMC.

Resultado del ajuste de un modelo de regresión lineal.

Para ajustar un modelo paso-a-paso (Stepwise), basta con cambiar el "Método" a uno de los métodos disponibles: "Por pasos", "Eliminar", "Hacia atrás" y "Hacia adelante".

Por ejemplo, se ajustó un modelo para el índice de masa corporal, en función del peso y estatura al nacer, edad gestacional y edad de la madre, usando método "Por pasos". Se indicó en "Opciones" un nivel $\alpha = 5\%$ para ingresar y para sacar una variable del modelo.

Las tablas de resultados que muestra SPSS son las mismas indicadas en el modelo de regresión múltiple ajustado en el **punto 7.9**, aunque ahora se muestran para cada uno de los pasos en que se llegó al mejor modelo. A continuación se presentan dos de estas tablas: el R^2 de cada modelo y los parámetros estimados.

[TABLA 7.29]

Resumen del modelo

Modelo	R	R cuadrado	R cuadrado ajustado	Error estándar de la estimación
1	,145a	,021	,020	3,8917
2	,181b	,033	,032	3,8694
3	,190c	,036	,034	3,8637

a. Predictores: (Constante), PesoRNKg.
b. Predictores: (Constante), PesoRNKg, TallaRN.
c. Predictores: (Constante), PesoRNKg, TallaRN, Edad_madre.

R^2 en tres pasos del ajuste de regresión lineal paso-a-paso.

[TABLA 7.30]

Coeficientesa

Modelo		Coeficientes no estandarizados		Coeficientes estandarizados	t	Sig.
		B	Error estándar	Beta		
1	(Constante)	16,641	,641		25,948	,000
	PesoRNKg	1,089	,189	,145	5,751	,000
2	(Constante)	28,339	2,763		10,256	,000
	PesoRNKg	2,257	,328	,300	6,883	,000
	TallaRN	-,315	,072	-,189	-4,351	,000
3	(Constante)	29,592	2,810		10,531	,000
	PesoRNKg	2,349	,330	,312	7,123	,000
	TallaRN	-,329	,073	-,198	-4,531	,000
	Edad_madre	-,033	,014	-,059	-2,357	,019

a. Variable dependiente: IMC.

Parámetros estimados en tres pasos del ajuste de regresión lineal paso-a-paso.

7.11 Modelo de regresión logística binaria

Dado un conjunto de variables X_1, X_2,..., X_k, interesa determinar cuáles de ellas se asocian en forma conjunta e independiente con una variable respuesta Y dicotómica (es decir, de dos niveles).

Para ajustar un modelo de regresión logística binaria, se usa el comando **Analizar | Regresión | Logística binaria.**

Ejemplo 7.10. Consideremos la base Litiasis.XLS. Interesa determinar factores asociados a la presencia de cálculos vesiculares (Litiasis, con niveles 1 = Sí; 0 = No). A continuación se muestra el ajuste de litiasis en función de edad (Edad, en años) y estado nutricional (Estado Nut., con niveles 1 = < 25, 2 = 25-29,9 y 3 = 30-más).

[FIGURA 7.27]

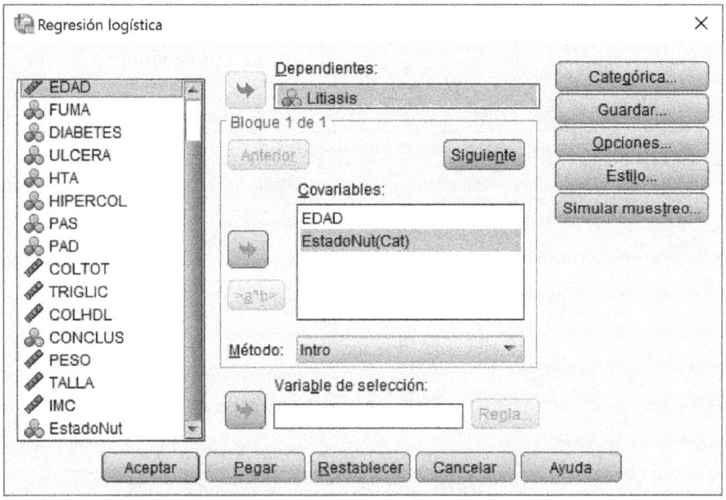

Comando para obtener un modelo de regresión logística binaria.

La variable respuesta se señala en la ventana "Dependientes" y la o las variables explicatorias se indican en "Covariables".

Las opciones disponibles en el menú **Logística binaria** son las siguientes:

- **Categórica**: Permite indicar las variables del análisis que son categóricas (las variables con niveles definidos con letras, como sexo "M" y "F", por ejemplo, se definen automáticamente como categóricas). También indica el nivel que debe usarse como referencia para el cálculo de parámetros y estimadores de riesgo. Por defecto, se utiliza la última categoría.
- **Guardar**: Posibilita guardar las probabilidades estimadas de ocurrencia del evento, además del grupo de pertenencia (definido según si la probabilidad es mayor o menor a 0,5).

- **Opciones:** Se usa para solicitar varios análisis complementarios: un gráfico de clasificación según la probabilidad estimada, estimador de bondad de ajuste de Hosmer-Lemeshow, intervalo de confianza para los riesgos estimados (odds ratio) y valor-p de entrada y salida de variables (cuando se hace un análisis paso-a-paso).
- **Estilo:** Permite modificar texto y fondo de casillas según los valores que contengan.
- **Simular muestreo:** Permite hacer estimaciones robustas de errores estándar de estimadores usando Bootstrap.

A continuación se muestra el resultado del ajuste. Dado que Estado Nut. es categórica, esta condición se indicó con la opción "Categórica", y se cambió la categoría de referencia a "primera", de modo que use el grupo con IMC < 25 como referencia.

[TABLAS 7.31 Y 7.32]

Resumen del modelo

Paso	Logaritmo de la verosimilitud -2	R cuadrado de Cox y Snell	R cuadrado de Nagelkerke
1	667,856a	,047	,083

a. La estimación ha terminado en el número de iteración 5 porque las estimaciones de parámetro han cambiado en menos de ,001.

Variables en la ecuación

		B	Error estándar	Wald	gl	Sig.	Exp(B)	95% C.I. para EXP(B)	
								Inferior	Superior
Paso 1[a]	EDAD	,029	,007	17,100	1	,000	1,030	1,016	1,044
	EstadoNut			14,875	2	,001			
	EstadoNut(1)	,383	,238	2,595	1	,107	1,466	,920	2,335
	EstadoNut(2)	1,003	,262	14,672	1	,000	2,726	1,632	4,555
	Constante	-3,266	,326	100,440	1	,000	,038		

a. Variables especificadas en el paso 1: EDAD, EstadoNut.

Pseudo R^2 y parámetros estimados del modelo de regresión logística.

En menú "Opciones" se solicitó un intervalo de confianza de 95% para "Exp(β)", la estimación del riesgo de que Y ocurra (medido como razón de chances, OR) por unidad de cada variable explicatoria en el modelo.

Se observa que las variables edad y estado nutricional son estadísticamente significativas. Además, en presencia de la edad, el nivel de referencia IMC < 25 se diferencia del nivel IMC > 30, el que tiene un riesgo 2,7 veces más alto de litiasis que el nivel < 25, ajustado por edad.

Por defecto, el método de ajuste es "Introducir", lo cual ajusta el modelo con todas las explicatorias indicadas. Con opción "Método", se puede indicar un método paso-a-paso. Los métodos disponibles son "Adelante" y "Atrás".

Por ejemplo, a continuación se muestra el ajuste de litiasis en función de edad, sexo, estado nutricional, peso, talla e IMC, ajustando con método Adelante: Wald. El modelo converge en tres pasos, y las variables seleccionadas fueron edad, sexo e IMC.

[TABLA 7.33]

Variables en la ecuación

		B	Error estándar	Wald	gl	Sig.	Exp(B)	95% C.I. para EXP(B)	
								Inferior	Superior
Paso 1[a]	SEXO(1)	1,337	,255	27,402	1	,000	3,808	2,308	6,282
	Constante	-2,695	,231	136,029	1	,000	,068		
Paso 2[b]	EDAD	,039	,007	30,867	1	,000	1,040	1,025	1,054
	SEXO(1)	1,461	,261	31,284	1	,000	4,309	2,583	7,189
	Constante	-4,306	,390	121,832	1	,000	,013		
Paso 3[c]	EDAD	,035	,007	23,105	1	,000	1,035	1,021	1,050
	SEXO(1)	1,371	,263	27,243	1	,000	3,941	2,355	6,595
	IMC	,064	,019	11,074	1	,001	1,066	1,027	1,107
	Constante	-5,808	,609	90,870	1	,000	,003		

a. Variables especificadas en el paso 1: SEXO.
b. Variables especificadas en el paso 2: EDAD.
c. Variables especificadas en el paso 3: IMC.

Parámetros estimados en tres pasos del ajuste de regresión logística paso-a-paso.

7.12 Uso de sintaxis en SPSS

Sintaxis es el nombre que se da en SPSS a una versión escrita de los comandos. El usuario puede guardar este texto en un archivo y ejecutar estos comandos posteriormente, sin necesidad de recurrir nuevamente al uso de ventanas o menús.

La mayoría de las ventanas de comando de SPSS tienen una opción "Pegar", que permite almacenar el comando en un archivo de sintaxis. Por ejemplo, abajo se muestra el comando "Frecuencias", para obtener una tabla de frecuencias de Clasif. Nut., y el comando "Descriptivos", para obtener el promedio y desviación estándar de las variables peso, talla e IMC, todas de la base Barker.XLS.

[FIGURA 7.28]

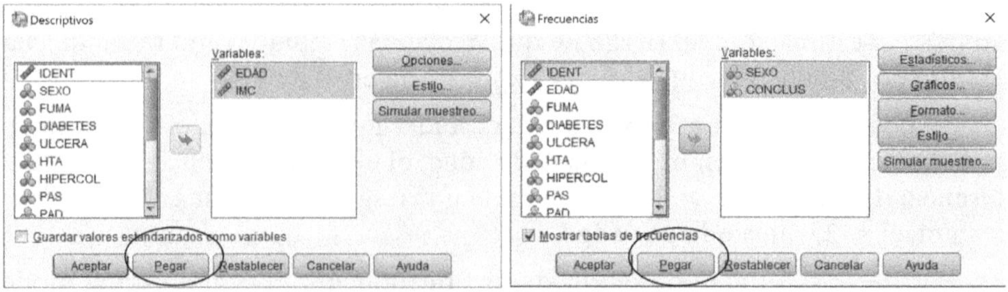

Comandos para estadística descriptiva. Use botón "pegar" para agregar el comand a un archivo de sintaxis.

Si en vez de "Aceptar" (lo que ejecutaría los comandos) se pulsa "Pegar" en los comandos de la **Figura 7.28**, aparece una ventana de sintaxis como la siguiente, donde se copió cada comando: la ventana "Frecuencias" empieza con la instrucción Frequencies y "Descriptivos" comienza con la instrucción Descriptives. Para ejecutar los comandos, se debe seleccionar el set de instrucciones de interés y pulsar el botón "Play": ▶.

[FIGURA 7.29]

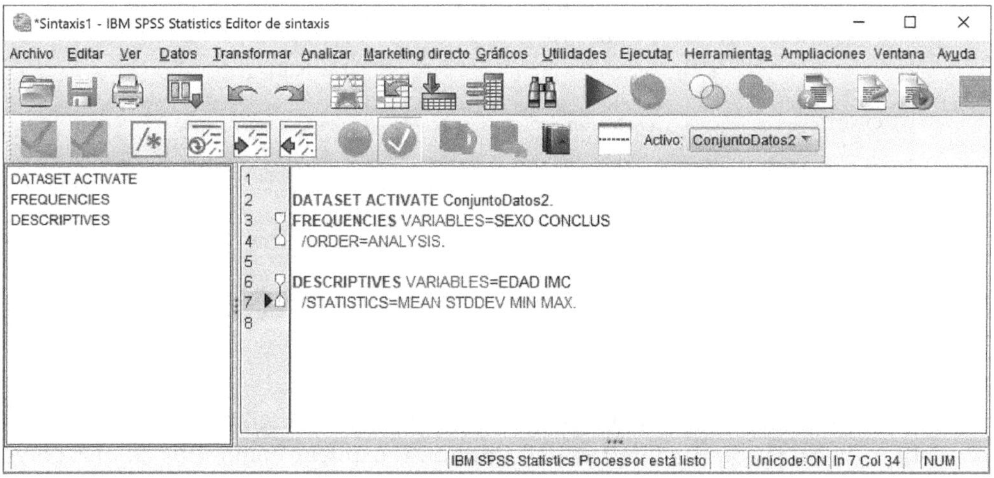

Ventana de sintaxis.

La ventana de sintaxis puede guardarse para ser usada en otra sesión de SPSS. Por defecto, los archivos de sintaxis tienen extensión.SPS.

También se pueden escribir los comandos directamente en la ventana de sintaxis. En algunos casos es la única forma de agregar instrucciones, como cuando se quiere añadir una etiqueta a una variable o a los valores de una variable, definición de valores ausentes, etc.

Para ilustrar el uso de la sintaxis, consideremos las siguientes variables, para las cuales se indica la etiqueta que debieran tener y su unidad de medida, si es una variable numérica, o sus códigos, si es categórica.

[TABLA 7.34]

Variable	Etiqueta	Valor o categorías
SEXO	Sexo	1 = Masc 2 = Fem
EDAD	Edad	Años
FUMA	¿Fuma?	1 = Sí 0 = No
HTA	¿Tiene hipertensión?	1 = Sí 0 = No
PAS	PA Sistólica	mm Hg
PAD	PA Diastólica	mm Hg
COLTOT	Colesterol total	mg%
COLHDL	Colesterol HDL	mg%
CONCLUS	Conclusión ecotomográfica	1 = Normal 2 = Colecistecomizado 3 = Litiasis 4 = WES 5 = Pólipos
PESO	Peso	kilos
TALLA	Estatura	centímetros

Variables para ilustrar el uso de la sintaxis de SPSS.

- **Insertar comentarios (Comment)**

  Un comentario es un texto que no debe producir ningún efecto si es ejecutado en SPSS. Su finalidad es documentar o explicar comandos en el archivo de sintaxis. Este puede comenzar con la palabra Comment, o se puede escribir el comentario entre /* y */.

  Comment Este es un comentario

  /* **Este también es un comentario** */

  El comentario que usa /* */ tiene la ventaja de que puede ser insertado en cualquier parte del archivo de sintaxis (incluso al lado de un comando ejecutable).

- **Agregar etiqueta para variables (Variable Label)**

  Una etiqueta reemplaza el nombre de una variable en los resultados de SPSS, lo que permite identificar más fácilmente su contenido. Por ejemplo, la variable Conclus es más fácil de entender si se reemplaza en las salidas por una etiqueta que diga, por ejemplo, “Conclusión ecotomográfica”.

  Variable Label variable ‘label’.

  Variable Label variable 1 ‘label’ / variable 2 ‘label.

  Ejemplo: Variable Label edad ‘Edad (años)’ / pas ‘PA sistólica’.

- **Agregar etiqueta para valores (Value Label)**

  Las etiquetas para los valores cumplen una función similar a variable Label, pero para los valores de una variable categórica. Por ejemplo, como sexo toma valores 1 para sexo masculino y 2 para sexo femenino, en las salidas es preferible que aparezcan las etiquetas masculino y femenino en vez de los valores 1 y 2.

  Value Label variable 'label'.

  Value Label variable 1 variable 2... 'label'.

  Value Label variable 1 'label' / variable 2 'label'.

  Ejemplo: Value Label sexo 1 'Masc' 2 'Fem' / fuma hta 0 'No' 1 'Sí' .

- **Definición de valores ausentes (Missing value)**

  Para definir los valores ausentes, basta con dejar vacías las celdas correspondientes a los datos faltantes. Sin embargo, si se definieron los códigos de valores ausentes (típicamente 888, 999 o valores similares), es necesario indicarlo, para que no sean incluidos en los análisis.

  Missing value variable (valor).

  Missing value variable (valor 1, valor 2...).

  Missing value variable1 (valor) / variable 2 (valor).

  Missing value v1 to v5 (valor).

  Missing value variable1 variable 2 (valor).

  Ejemplo: Missing value conclus (9).

- **Comando Compute**

  Este comando permite definir nuevas variables, ya sea a través de la aplicación de fórmulas, como en el cálculo del índice de masa corporal (peso/talla^2), o mediante operaciones lógicas. Como un ejemplo de operación lógica, la variable Edad 60, definida más abajo, toma valores 1 si la edad es mayor que 60 o 0 en caso contrario. Es necesario terminar uno o más Compute con el comando Execute (o EXE) para que el comando sea ejecutado.

  Compute imc = peso / talla**2. /* Aplicación de una fórmula */

  Compute edad 60 = edad > 60. /* Variable lógica (V o F) */

  Compute numfac = (edad > 60) + fuma + hta.

  Compute numfac = SUM((edad > 60), fuma, hta).
  /* Uso de función interna de SPSS */

  Execute.

- **Comando IF**

  El comando IF permite hacer operaciones solo para los registros que cumplan una condición. Al igual que el comando Compute, se debe terminar con Execute (o EXE) para que el IF sea ejecutado.

```
IF sexo = 2 sexo = 0.            /* Cambiar el valor de una variable */
IF talla > 180 talla = $SYSMIS.  /* Valores ausentes: $SYSMIS */
Execute.

IF Conclus = 1 litiasis = 0.     /* Creación de variable Litiasis */
IF (Conclus = 3 or conclus = 4) litiasis = 1.
IF (Conclus = 2 or conclus = 5) litiasis = $sysmis.
Execute.

Compute etario = $sysmis.        /* Creación de variable Etario */
IF edad < = 30 etario = 1.
IF edad > 30 and edad < = 60 etario = 2.
IF edad > 60 etario = 3.
Execute.
```

- **Creación de nuevas variables (String y Numeric)**

  Usando sintaxis se pueden definir nuevas variables, para luego darles valores con Compute, IF, etc. A continuación se muestra la forma de definir variables numéricas y alfanuméricas.

```
Numeric etario (F1).             /* Creación de variable Etario */
IF edad < = 30 etario = 1.
IF edad > 30 and edad < = 60 etario = 2.
IF edad > 60 etario = 3.
Execute.

String grupo (A13).
if sexo = 1 and edad < 60 grupo = "Hombre joven".
if sexo = 1 and edad > = 60 grupo = "Hombre adulto".
```

if sexo = 2 **and** edad < 60 grupo = "Mujer joven".

if sexo = 2 **and** edad > = 60 grupo = "Mujer adulta".

EXE.

Note que cuando se usa el comando Compute o el comando IF no es necesario definir previamente la variable. Sin embargo, al utilizar Numeric o String se está definiendo la variable y, al mismo tiempo, el número de caracteres o dígitos de largo.

- **Comando Recode**

Este comando permite recodificar una variable categórica o construir rangos de una variable numérica. Por ejemplo, abajo se muestra la recodificación de las variables Conclus (en una nueva variable Litiasis) y Edad (en la variable Etario), con los mismos resultados obtenidos con el comando IF usado antes.

Recode conclus (1 = 0) (3 **thru** 4 = 1) (**else** = sysmis) **Into** litiasis.

Recode edad (**Lowest thru** 30 = 1) (31 **thru** 60 = 2) (61 **thru Highest** = 3) **Into** etario.

[8]

Introducción a R y RStudio

8.1 Introducción

El programa estadístico R es uno de los más utilizado del mundo, gracias a sus grandes capacidades de análisis (quizás superado solo por SAS), además de ser un programa gratuito y "open source". Una de sus desventajas es que es un programa difícil de usar, ya que, a diferencia de SPSS u otros similares que se manejan casi completamente mediante menús colgantes y ventanas emergentes, el programa R muestra un "prompt" a la espera de que se introduzcan comandos escritos (el prompt usado por R es el símbolo ">" con el cursor parpadeante al lado; no confundir con el prompt usado para dar instrucciones a una inteligencia artificial).

Esta necesidad de escribir los comandos es una dificultad importante para muchos usuarios, y es en este punto donde cobra importancia el programa RStudio, que es lo que en lenguaje de programación se denomina un "entorno de desarrollo integrado" (IDE), pero para los usuarios de R es una interfaz que facilita el uso del programa estadístico. Algunas de esas facilidades son la lectura de archivos (principalmente Excel), manejo de gráficos, la facilidad de instalación y uso de packages (o librerías) y el autocompletado de comandos.

El programa R está disponible para Windows, MacOS y Linux. Se puede bajar del sitio: https://cran.r-project.org.

El programa RStudio, que también tiene versiones gratuitas para PC, Mac y Linux, se puede bajar del sitio: https://posit.co/downloads/

8.2 Presentación de R y RStudio

Al ingresar al programa R se muestra una ventana llamada Consola ("R Console" en la figura 8.1) y se muestra el prompt ">", a la espera de que el usuario ingrese un comando. Es fácil darse cuenta de que sin un manual o una guía de comandos es imposible hacer algún análisis o cualquier operación en R.

[FIGURA 8.1]

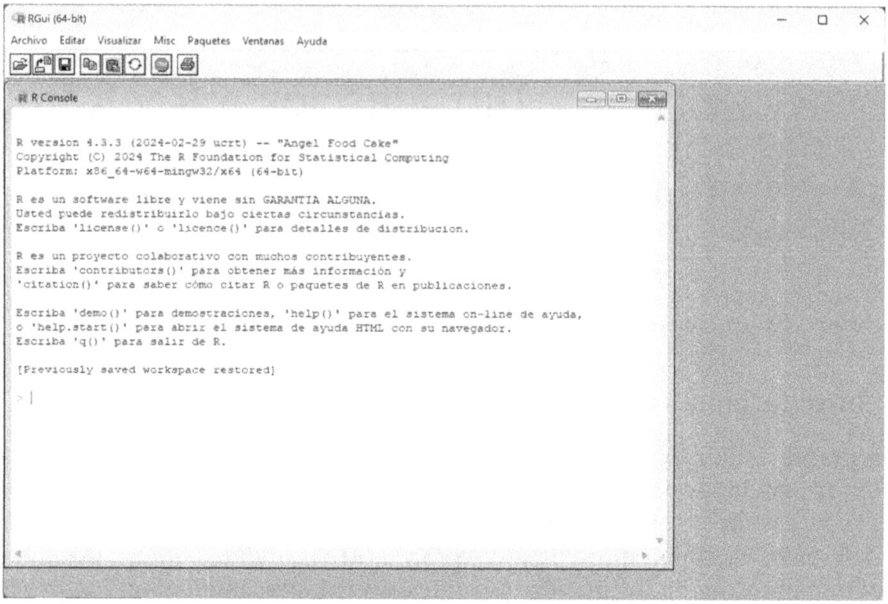

Ventana de inicio de R 4.3.3.

Por otra parte, al ingresar a RStudio se muestra la ventana de la figura 8.2. El entorno incluye la consola de R a la izquierda (en la pestaña "Console") y un par de ventanas a la derecha, las que a su vez se organizan en pestañas, algunas de las cuales revisaremos más adelante.

[FIGURA 8.2]

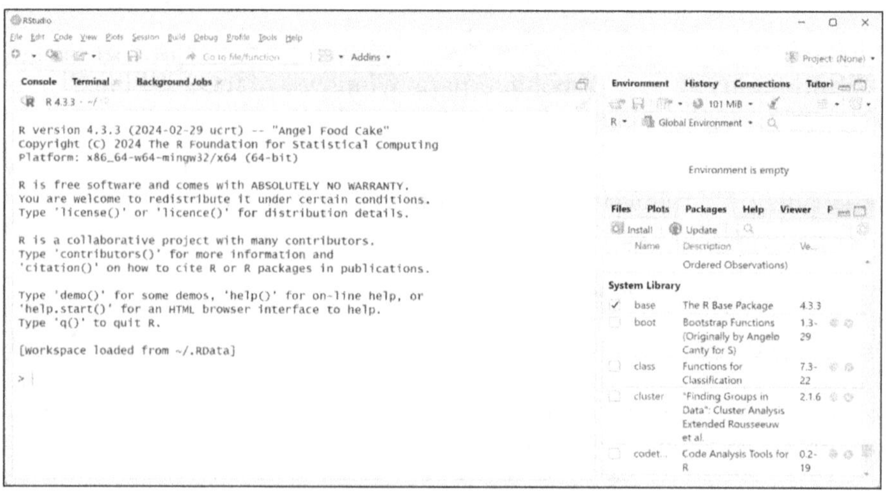

Ventana de inicio de RStudio 2023.06.0

En los puntos siguientes solo se mostrará el uso de R dentro del entorno RStudio, ya que los comandos que podemos usar en el programa R son los mismos que podemos usar en la consola de R mostrada en la figura 8.2, y además contamos con el entorno de la interfaz RStudio que facilita el uso de muchos comandos y operaciones que quiera realizar el usuario.

8.3 Comandos y funciones básicas en R

Al escribir en la consola, hay que tener en cuenta que R es sensible a mayúsculas y minúsculas, lo que se debe considerar al momento de crear objetos y escribir comandos. Por otra parte, la consola se puede usar para evaluar expresiones aritméticas, como si fuera una calculadora.

```
> x, X, z1, Z1, Y.star          # nombres válidos para objetos en R
> 2+1                           # evaluación de expresiones aritméticas
[1] 3
> 3*(5/21 + log(3.3))           # operadores aritméticos básicos: +, -, *, /, ^
[1] 4.296053
```

Todo texto que comience con un signo "#" es considerado como un comentario por R y RStudio, por lo que pueden usarse para documentar lo que se está haciendo sin afectar los comandos. En los comandos siguientes se muestra cómo asignar valores a un escalar.

```
> a <- 6                        # a la variable "a" se le asignó el valor 6
> a = 6                         # asignación igual a la anterior
> a <- 6; b <- a+1              # con ";" puede tipear varios comandos por línea
> texto = "the quick brown fox jumps over the lazy dog"
```

Al usar un objeto como comando en la consola, se muestra el contenido del objeto.

```
> texto
[1] "the quick brown fox jumps over the lazy dog"
```

Para crear variables, basta escribir la fórmula directamente en la línea de comando de R. Por ejemplo, si ya se crearon las variables *a, b, c, e, f* y *g*, una nueva variable *newvar* puede ser:

```
> newvar = a + log(b)/sqrt(c) – e*(f + g)^2
```

La expresión anterior muestra los operadores aritméticos básicos: +, -, *, /, ^. Y se muestran también algunas funciones. La figura 8.3 muestra una lista de algunas funciones de uso frecuente en R:

[FIGURA 8.3]

Función	Significado o Acción
log(x)	log base e de x
log10(x)	log base 10 de x
log(x, n)	log base n de x
exp(x)	antilogaritmo de x (e^x)
sqrt(x)	raíz cuadrada de x
factorial(x)	x!
choosen(n, x)	coeficiente binomial $n!/(x!\,(n-x)!)$
floor(x)	mayor entero < x
ceiling(x)	menor entero > x
trunx(x)	entero más cercano a x
round(x, digits=0)	redondear del valor de x a un entero
round(x, digits=6)	redondear x a 6 dígitos en notación científica
runif(n)	generar n números aleatorios entre 0 y 1
abs(x)	valor absoluto de x

Funciones de uso frecuente en R.

8.4 Operadores relacionales y lógicos

Además de los operadores aritméticos básicos, los **operadores relacionales** que se pueden usar en R son: **==** (igual), **>** (mayor que), **<** (menor que), **<=** (menor o igual que), **>=** (mayor o igual que), **!=** (distinto).

```
> 2==3                    # comparación. arroja resultado TRUE o FALSE
[1] FALSE
```

Por otra parte, los **operadores lógicos** son: **&** (and), **|** (or), **!** (not)

```
> (2==3) | (4==2*2)       # mezclas de operadores relacionales y lógicos
[1] TRUE
> !(3 != 2)               # ¿cuál es el resultado de esta operación?
```

Los operadores relacionales y lógicos pueden ser muy útiles en la creación de nuevas variables. Por ejemplo, si tenemos el índice de masa corporal en una variable llamada *imc*, podemos generar una nueva variable llamada *obesidad* como:

```
> obesidad = (imc > 30)
```

El inconveniente de la variable *obesidad* es que toma el valor TRUE cuando el *imc* es mayor que 30 y el valor FALSE cuando el *imc* es menor o igual que 30. Si queremos que la nueva variable tome valores 1=obeso y 0=no obeso, podemos modificar el comando anterior como:

```
> obesidad = 1*(imc > 30)
```

Al haber operaciones relacionales y aritméticas en la misma instrucción, el resultado de la operación debe ser evaluada como un valor numérico. En estos casos RStudio no evalúa las operaciones relacionales como TRUE y FALSE, sino como 1 y 0, respectivamente. De esta forma, la variable *obesidad* tomará el valor 1 si la persona es obesa y 0 en caso contrario.

8.5 Escalares, vectores y dataframes

Un escalar es un valor constante, el cual se almacena en un objeto en R en forma directa usando el signo "=" o los signos "<-".

```
> a = 6                 # almacena un 6 en el objeto "a"
> sexo <- "M"           # almacena una "M" en el objeto "sexo"
> a; sexo
[1] 6
[1] "M"
```

Un vector es un conjunto de valores del mismo tipo (numérico, alfanumérico, fecha o lógica), que deben almacenarse juntos (o "concatenados") en un solo objeto. En el ejemplo siguiente se generan los vectores *sexo* (alfanumérico), *edad* (numérico) e *id* (numérico). Los dos primeros concatenan los valores en una estructura de la forma "c(valor1, valor2, ...valorn) y el tercer vector (*id*) se generó usando la operación valor_inicial : valor_final, que genera el valor inicial (1), el valor final (5) y todos los valores intermedios.

```
> sexo = c("F","F","M","M","M")           # vector 'sexo' para los 5 registros
> peso = c(54, 66.3, 68, 78.4, 76.9)      # vector 'peso' con los 5 pesos indicados
> id = 1:5                                # vector 'id con valores 1, 2, 3, 4 y 5
```

Los vectores anteriores ya pueden utilizarse en análisis básicos. Por ejemplo:

```
> mean(peso)            # promedio de peso
[1] 68.72
> cor(id, peso)         # correlación de Pearson entre id y peso
[1] 0.9347614
```

Con los vectores generados podemos construir una base de datos, la cual en R se denomina dataframe. Para esto, unimos los vectores usando la función *data.frame*, como en el comando siguiente, donde se genera el dataframe "*misdatos*":

```
> misdatos = data.frame(id, sexo, peso)
```

El dataframe generado puede listarse escribiendo *misdatos* en la consola:

```
> misdatos
    id    sexo    peso
1   1      F      54.0
2   2      F      66.3
3   3      M      68.0
4   4      M      78.4
5   5      M      76.9
```

Mostrar el contenido de un dataframe de la forma anterior es práctico solo cuando el dataframe es muy pequeño, como *misdatos*. Alternativamente, se puede usar el comando *head*, el cual muestra por defecto los primeros 6 registros de un dataframe (en este caso no serviría, ya que *misdatos* tiene solo 5 registros).

Finalmente, si el dataframe es muy grande, la mejor alternativa es usar el comando View:

```
> View(misdatos)
```

El comando anterior abre una nueva ventana en RStudio, sobre la consola, para mostrar el dataframe *misdatos*, en una vista similar a una planilla de cálculo (ver figura 8.4). Nótese que el dataframe se muestra en una pestaña de esta nueva ventana. Si se abren otros dataframes o script (archivo de sintaxis de R), estos serán mostrados en pestañas adicionales en esta ventana.

[FIGURA 8.4]

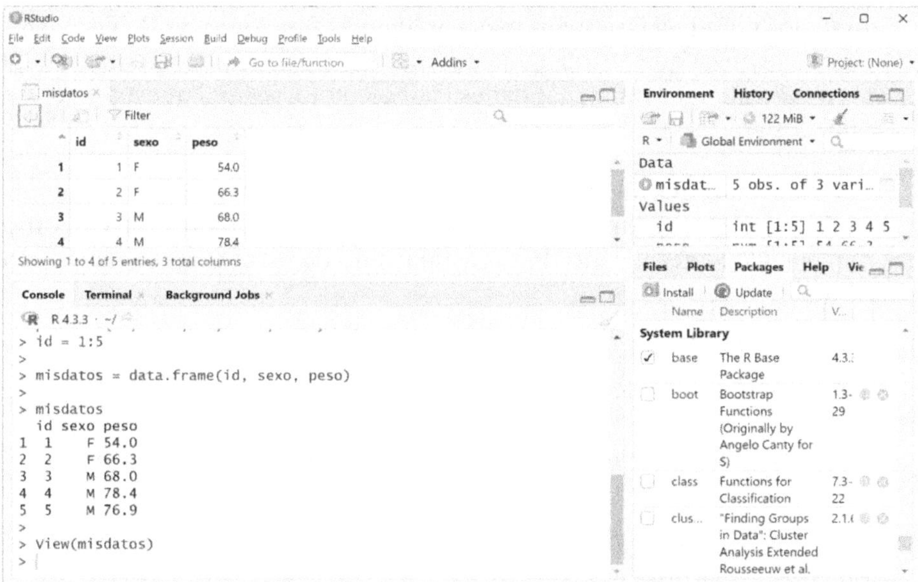

Ventana de RStudio incluyendo vista de un dataframe.

La forma de crear un dataframe descrita en esta sección es muy poco práctica si la base de datos tiene muchos datos o muchas variables. En esos casos (que son la mayoría) es mucho más práctico leer los datos desde un archivo de texto o desde una planilla Excel. También es posible que el dataframe forme parte de un package (paquete) de R, los que se define en el punto siguiente.

8.6. Packages en R

Un paquete es un conjunto de funciones que están diseñadas para hacer una tarea específica. Por ejemplo, el paquete *survival* incluye todas las funciones necesarias para hacer análisis de sobrevivencia: incluye el comando *survfit* para ajustar el modelo de Kaplan – Meier, *survdiff* para comparar curvas de sobrevida, *coxph* para ajustar el modelo de riesgos proporcionales de Cox, etc. Aunque lo más importante son las funciones que hacen la tarea, un paquete también incluye el código el que fue escrito, documentación para su uso y sus funciones, y muchas veces incluyen dataframes que pueden usarse de ejemplo.

En RStudio existen dos conjuntos de packages:

- La **System Library** (librería de sistema) viene con la instalación de R. En este grupo está por ejemplo el paquete *base* (que incluye el comando *mean* usado en el punto 8,5), el paquete *stats* (que incluye el comando *cor* también usado en 8.5), el paquete *survival* (para hacer análisis de sobrevida) y el paquete *datasets* (que incluye el comando *data.frame*).
- La **User Library** (librería del usuario) son packages de terceros que han sido instalados por el usuario para mejorar algunas funciones de R (por ejemplo, el package *psych* que entrega una descripción mejorada de variables numéricas) o para agregar funcionalidades (por ejemplo, *ggplot2* que agrega funcionalidades gráficas).

Todos los packages de terceros están alojados en CRAN (The **C**omprehensive **R** **A**rchive **N**etwork), y pasan por una revisión rigurosa antes de estar disponibles para su uso generalizado. Para instalar uno de estos paquetes existen dos alternativas:

i. usar el comando *install.packages* en la consola de R;
ii. usar el instalador de RStudio (botón "install" en la pestaña "Packages").

Por ejemplo, para instalar el package *psych*, la instrucción en la consola es:

```
> install.packages("psych")
```

Y usando el instalador de RStudio, al pulsar "Install" en la pestaña "Packages", aparecerá una ventana emergente (ver figura 8.5) donde se debe indicar el nombre del paquete a instalar. No hay que modificar nada adicional en la ventana.

[FIGURA 8.5]

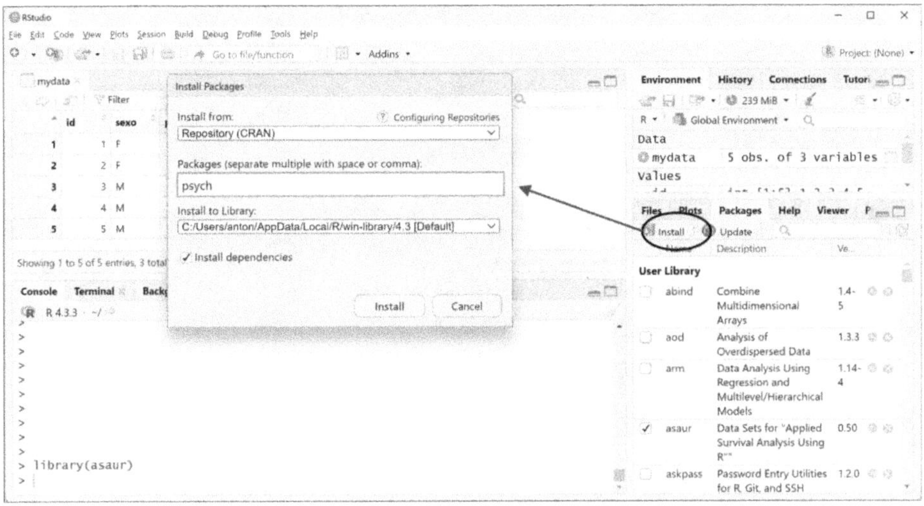

Ventana de RStudio. Instalación y carga de un package.

Finalmente, se debe cargar el package en nuestra sesión de R para acceder a sus comandos, funciones y dataframes. Para esto, también existen dos formas de hacerlo: usando el comando *library* en la consola de R (como se muestra en la consola de la figura 8.5, donde se cargó el paquete "asaur") o marcando el paquete de interés en la pestaña "Packages" (como se muestra a la derecha en la figura 8.5, donde se marcó el casillero a la izquierda del paquete "asaur").

Importante: Los paquetes se instalan una sola vez en RStudio, quedando disponibles en la System Library. Sin embargo, deben cargarse en cada sesión de RStudio para poder utilizarlas.

8.7 Lectura de datos y dataframe a usar de ejemplo

Las bases de datos suelen provenir de dos fuentes: desde un archivo de datos almacenado en el computador o desde un dataframe almacenado en un package.

8.7.1 Lectura de datos desde Excel y otras fuentes externas

La lectura de datos externos para construir un dataframe en RStudio se hace usando el ícono de lectura de datos del menú "Environment", como se muestra en la figura 8.6. Desde este menú se pueden leer archivos de texto (extensión .txt), Excel (.xls o .xlsx), en formato SPSS (.sav), SAS (.sas7bdat) y Stata (.dta).

[FIGURA 8.6]

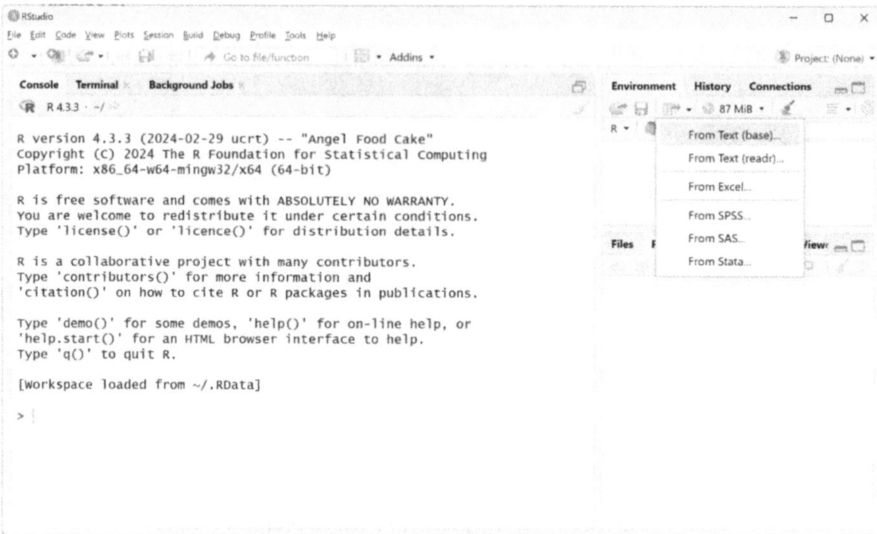

Lectura de datos externos en RStudio.

Para leer un archivo Excel se elige la opción “From Excel…” en la figura 8.6. Esta opción mostrará el menú emergente mostrado en la figura 8.7.

[FIGURA 8.7]

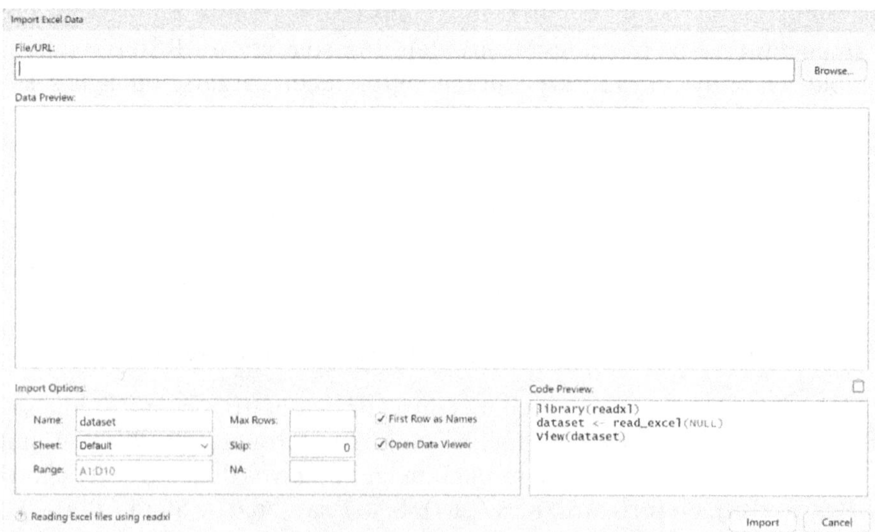

Ventana de lectura de archivo Excel en RStudio.

Se asume que el archivo .xls o .xlsx a leer tiene una estructura similar al ejemplo mostrado en la figura 8.8, en la cual los nombres de las variables están en la primera fila del archivo, cada fila tiene los datos de un individuo y cada columna almacena una variable; además, cada columna debe ser de un tipo específico: numérica (con o sin decimales), alfanumérica (incluye letras u otros símbolos), fecha o lógica (TRUE/FALSE). Finalmente, los valores ausentes deben ser espacios en blanco (o celdas vacías) en las celdas respectivas del archivo.

[FIGURA 8.8]

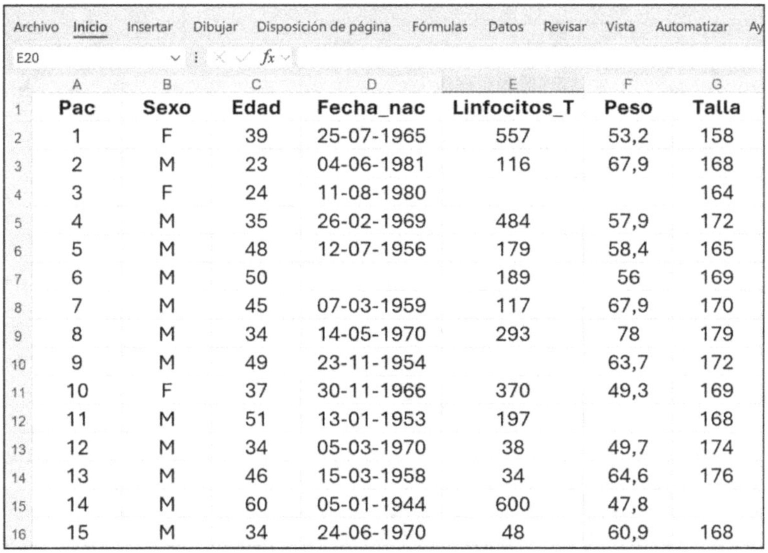

	A	B	C	D	E	F	G
1	Pac	Sexo	Edad	Fecha_nac	Linfocitos_T	Peso	Talla
2	1	F	39	25-07-1965	557	53,2	158
3	2	M	23	04-06-1981	116	67,9	168
4	3	F	24	11-08-1980			164
5	4	M	35	26-02-1969	484	57,9	172
6	5	M	48	12-07-1956	179	58,4	165
7	6	M	50		189	56	169
8	7	M	45	07-03-1959	117	67,9	170
9	8	M	34	14-05-1970	293	78	179
10	9	M	49	23-11-1954		63,7	172
11	10	F	37	30-11-1966	370	49,3	169
12	11	M	51	13-01-1953	197		168
13	12	M	34	05-03-1970	38	49,7	174
14	13	M	46	15-03-1958	34	64,6	176
15	14	M	60	05-01-1944	600	47,8	
16	15	M	34	24-06-1970	48	60,9	168

Datos de ejemplo en Excel.

Supongamos que este archivo se llama "DATOS.XLS". Una vez indicado el archivo de datos desde su ubicación en el computador, se mostrará un "preview" del archivo en la ventana de lectura, como se muestra en la figura 8.9.

Es importante que esté marcada la opción "First Row as Names", de modo que RStudio lea los nombres de las variables desde la primera fila del archivo. En la ventana "Name" se indica el nombre elegido para el dataframe, que en este caso fue "datos_vih" (ya que los datos son de personas con VIH).

[FIGURA 8.9]

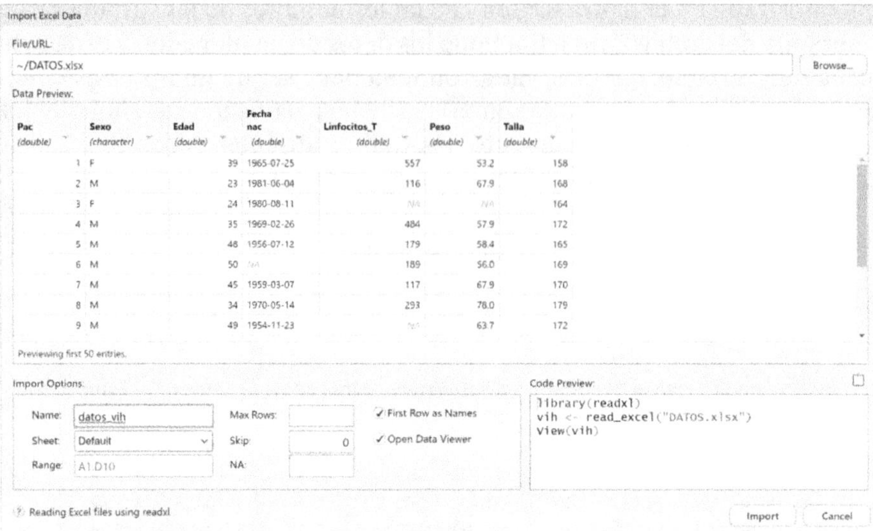

Ventana de lectura de archivo Excel en RStudio (con datos).

Al pulsar el botón "Import" se importará el archivo DATOS.xlsx y se generará el dataframe *datos_vih* a ser analizado en RStudio.

8.7.2 Lectura de datos desde un package y dataframe a usar de ejemplo

Para ilustrar el uso de los comandos estadísticos en RStudio, se utilizará una base de datos llamada *birthwt*, disponible en el paquete *MASS*. Este paquete no requiere ser instalado para su uso, ya que es un paquete de sistema (ver punto 8.6), así que solo se requiere cargarla:

```
> library(MASS)
```

La base de datos *birthwt* se creó con el objetivo de identificar variables asociadas con bajo peso al nacer (peso < 2.5 kilos). El dataframe contiene 189 registros y las 10 variables descritas en la figura 8.10.

[FIGURA 8.10]

Variable	Descripción
low	indicador de peso al nacer < 2500 grs (1=si, 0=no)
age	edad de la madre (años)
lwt	peso materno último período menstrual (libras)
race	raza materna (1=blanca, 2=negra, 3=otra)
smoke	fumadora durante el embarazo (1=si, 0=no)
ptl	número de partos prematuros previos
ht	historia de hipertensión (1=si, 0=no)
ui	irritabilidad uterina (1=si, 0=no)
ftv	número de visitas médicas durante 1er trimestre
bwt	peso al nacer (gramos)

Variables en dataframe *birthwt* del paquete *MASS*.

Una forma de ver los primeros 6 registros del dataframe es usando el comando *head*:

```
> head(birthwt)
   low  age  lwt  race  smoke  ptl  ht  ui  ftv   bwt
85   0   19  182     2      0    0   0   1    0  2523
86   0   33  155     3      0    0   0   0    3  2551
87   0   20  105     1      1    0   0   0    1  2557
88   0   21  108     1      1    0   0   1    2  2594
89   0   18  107     1      1    0   0   1    0  2600
91   0   21  124     3      0    0   0   0    0  2622
```

Nótese que, aunque tengamos acceso al dataframe *birthwt*, las variables del dataframe no están accesibles por su nombre para hacer operaciones con ellas directamente. Por ejemplo, si queremos obtener el promedio de la variable *age*, no podemos usar el comando:

```
> mean(age)
Error: object 'age' not found
```

Para obtener el promedio, tenemos que indicar en el comando *mean* que la variable *age* pertenece al dataframe *birthwt*, de la forma *birthwt$age*:

```
> mean(birthwt$age)
[1] 23.2381
```

Obviamente, si el comando involucra muchas variables la sintaxis *dataframe$variable* puede ser engorrosa. Para evitar tener que usar esta sintaxis, podemos recurrir a la función *attach*, que deja accesibles las variables por sus nombres. Por ejemplo:

```
> attach(birthwt)
> mean(age)
[1] 23.2381
```

Si quedemos dejar de usar el dataframe *birthwt*, podemos usar el comando detach:

```
> detach(birthwt)
```

8.8 Estadística descriptiva para variables categóricas

Para describir una variable categórica, se debe hacer una tabla de frecuencias. Los comandos básicos para esta descripción en R son *table* (que entrega frecuencias) y *prop.table* (que entrega proporciones).

Ejemplo: Usando el dataframe *birthwt*, hacer una descripción de la variable *race* (raza), que toma valores 1=blanca, 2=negra y 3=otra raza, y mostrar gráficamente la variable.

Para hacer esta descripción, los comandos son:

```
> table(race)
race
 1   2   3
96  26  67
> prop.table(table(race))
1          2          3
0.5079365  0.1375661  0.3544974
```

Se observa que en el dataframe hay 96 mujeres de raza blanca, 26 de raza negra y 67 de otras razas, y los porcentajes son 50.8%, 13.8% y 35.4%, respectivamente.

La descripción anterior se puede simplificar usando comandos de librerías de terceros, las cuales se deben instalar en R antes de usarse. Un paquete muy simple de usar es ***janitor*** y su comando *tabyl* para hacer tablas de frecuencias. Para utilizarlo, primero debemos instalarlo (ver detalles en punto 8.6):

```
> install.packages("janitor")
```

Luego cargamos el paquete con el comando *library* y finalmente usamos el comando *tabyl* para hacer la tabla de frecuencias:

```
> library(janitor)
> tabyl(race)
race  n    percent
   1  96  0.5079365
   2  26  0.1375661
   3  67  0.3544974
```

Una forma alternativa de usar el comando *tabyl* es recurriendo a la sintaxis package::command, que evita cargar el paquete *janitor*, pero permite usar sus comandos. Por ejemplo:

```
> janitor::tabyl(race)
race  n    percent
   1  96  0.5079365
   2  26  0.1375661
   3  67  0.3544974
```

Finalmente, para hacer un gráfico de una variable categórica, podemos hacer gráfico circular con el comando *pie* o un gráfico de barras con el comando *barplot*. Por ejemplo, los siguientes comandos permiten hacer gráficos de torta y de barras de la variable *race*:

```
> pie(table(race), main="Distribución según Raza", labels=c("blanca", "negra", "otra"), col=c("red", "blue", "green")
```

[FIGURA 8.11]

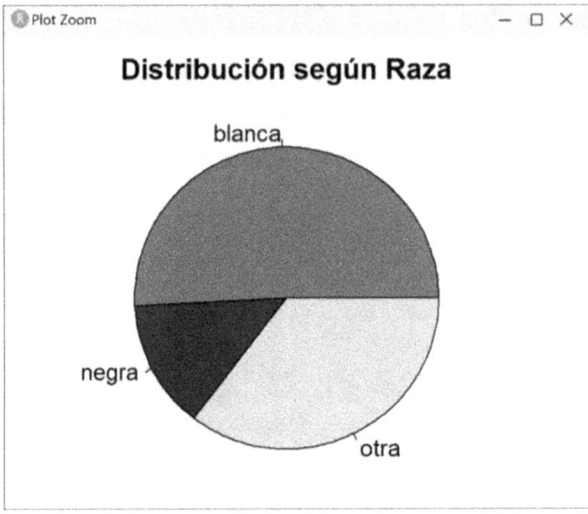

Gráfico circular de una variable categórica.

```
> barplot(100*table(race)/length(race), main="Distribución según Raza", ylab="%", names.arg=c("blanca","negra","otra"), col=c("red", "blue", "green"))
```

[FIGURA 8.12]

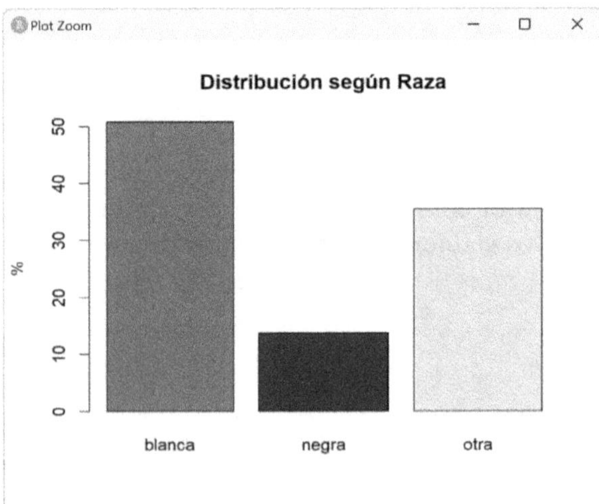

Gráficos de barras de una variable categórica.

8.9 Estadística descriptiva para variables numéricas

Para describir una variable numérica, se debe hacer una estadística basada en medidas de tendencia central (promedio, mediana), de dispersión (varianza, desviación estándar) y percentiles (por ejemplo, los cuartiles). El comando básico para describir variables numéricas es *summary,* que entrega el promedio, los cuartiles, el mínimo y el máximo.

Ejemplo: Usando el dataframe *birthwt*, hacer una descripción de la variable *bwt* (peso del recién nacido) y mostrar gráficamente su distribución.

Para hacer esta descripción el comando es:

```
> summary(bwt)
   Min.  1st Qu.  Median   Mean  3rd Qu.  Max.
    709     2414    2977   2945     3487  4990
```

Los valores ausentes (NA) se excluyen automáticamente de la descripción. Por ejemplo, si *bwt* tuviera 1 missing (el cual fue agregado arbitrariamente para este ejemplo), la salida mostraría el número de NA´s (en este caso, 1 valor perdido).

```
> summary(bwt)
   Min.  1st Qu.  Median   Mean  3rd Qu.  Max.  NA's
    709     2413    2977   2946     3501  4990     1
```

Una importante limitación del comando *summary* es que la descripción no incluye medidas de dispersión (como la varianza y la desviación estándar). Para suplir esta deficiencia, R tiene varios comandos que entregan medidas resumen individuales. Algunas de estas son:

```
> mean(age)          # promedio de age
> sd(age)            # desviación estándar
> var(age)           # varianza
> min(age)           # mínimo
> max(age)           # máximo
> median(age)        # mediana
> range(age)         # rango
> IQR(age)           # rango intercuartil
```

Nota: si el vector contiene valores ausentes (NA), el resultado que entregará cualquiera de estos comandos es NA. Se pueden omitir los NA del cálculo agregando la opción *na.rm=T* al comando. Por ejemplo:

```
> mean(bwt, na.rm=T)
[1] 2946.085
```

Una buena alternativa para obtener una descripción muy completa de una variable numérica es el paquete ***psych*** y su comando *describe*. Primero debemos instalarlo:

```
> install.packages("psych")
```

Luego podemos cargar *psych* con el comando *library(psych)* y posteriormente usar el comando *describe* para obtener la estadística descriptiva. Alternativamente, podemos ejecutar el comando *describe* directamente en la consola, indicando el paquete donde se encuentra este comando:

```
> psych::describe(bwt)
   vars   n   mean    sd median trimmed   mad min  max range  skew kurtosis   se
X1    1 189 2944.6 729.2   2977 2961.76 834.7 709 4990  4281 -0.21    -0.14 53.0
```

Como se observa, el comando incluye todas las medidas resumen de interés. En particular, el peso promedio al nacer es 2945 gramos, con una desviación estándar de 729 gramos.

Respecto a los gráficos de una variable numérica, el más importante es el histograma, que permite observar el grado de simetría o asimetría de la variable, y esto a su vez permite elegir las medidas de tendencia central y de dispersión que sean más adecuadas. Por ejemplo, la figura 8.13 muestra el histograma de *bwt*:

```
> hist(bwt, main="Distribución de Peso RN", xlab="grs", ylab="Frecuencia", col=8)
```

[FIGURA 8.13]

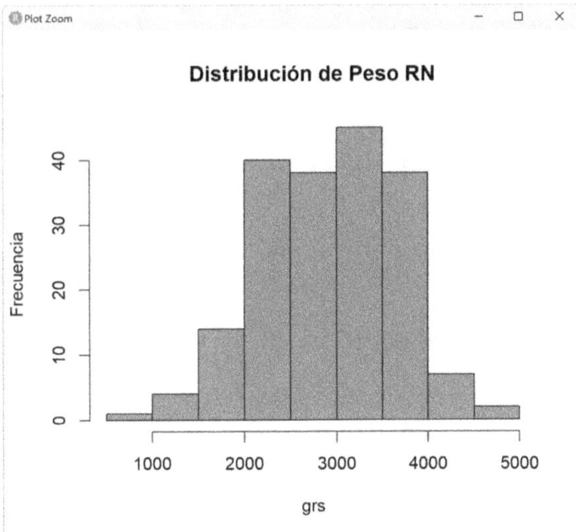

Histograma del peso al nacer.

8.10 Intervalos de confianza para medias y proporciones

En este punto veremos los intervalos de confianza (IC) que se requieren con más frecuencia: para estimar una media poblacional y para estimar una proporción poblacional. En ambos casos, así como en otras situaciones menos frecuentes, los IC se pueden construir con comandos del paquete ***confintr***. En este package externo, los comandos *ci_mean* y *ci_proportion* permiten construir intervalos de confianza para una media y para una proporción poblacional, respectivamente.

Primero, instalamos el paquete y lo cargamos en nuestra sesión de RStudio:

```
> install.packages("confintr")        # Instalación del paquete confintr
> library(confintr)                   # carga del paquete confintr
```

Ejemplo: Usando el dataframe *birthwt*, construir un intervalo de confianza para el peso promedio al nacer en la población (el peso en la muestra es *bwt*, en gramos) y para la proporción de niños que nace con peso menor a 2500 gramos (variable *low*, que toma valores 1 si el peso fue menor a 2500 grs. y 0 en caso contrario).

El IC para el peso promedio se obtiene con el comando:

```
> ci_mean(bwt)
     Two-sided 95% t confidence interval for the population mean
Sample estimate: 2944.587
Confidence interval:
    2.5%       97.5%
2839.952   3049.222
```

Luego, el peso promedio poblacional al nacer varía entre 2840 y 3049 gramos, con una confianza de 95%.

El IC para la proporción de niños que nace con peso menor a 2500 gramos se obtiene con el comando:

```
> ci_proportion(low)
Two-sided 95% Clopper-Pearson confidence interval for the true
proportion
Sample estimate: 0.3121693
Confidence interval:
     2.5%         97.5%
0.2468886   0.3834546
```

Luego, el porcentaje de niños que nace con peso menor a 2500 gramos en la población varía entre 24.7% y 38.3%, con una confianza de 95%.

Es importante consignar que el comando *ci_proportion* requiere que la variable muestral esté codificada como binaria o dummy (es decir, debe tomar valores 0 o 1). Por ejemplo, si se quisiera un IC para el porcentaje de recién nacidos de raza negra en la población (race=2), primero es necesario construir una variable dummy que tome el valor 1 cuando la raza del niño sea negra y 0 en caso contrario.

```
> razanegra = 1*(race==2)
> confintr::ci_proportion(razanegra)
Two-sided 95% Clopper-Pearson confidence interval for the true
proportion
Sample estimate: 0.1375661
Confidence interval:
       2.5%      97.5%
0.09187106 0.19503544
```

8.11 Asociación de variables: categórica-categórica

La asociación de dos variables categóricas se determina calculando el test chi-cuadrado o el test exacto de Fisher, obtenidos en una tabla de contingencia. Los comandos básicos de R para hace el cruce de dos variables son *table*, que entrega las frecuencias, y *prop.table* que entrega las proporciones en cada celda. Adicionalmente, se puede evaluar riesgo (odds ratio o riesgo relativo) usando el paquete *epitools*.

Ejemplo: Usando el dataframe *birthwt*, determinar si existe asociación entre fumar durante el embarazo (variable *smoke*, 1=Si, 0=No) y peso al nacer menor a 2500 gramos (variable *low*, 1=si, 0=no). Adicionalmente, se quiere determinar el riesgo de nacer con bajo peso en el grupo de fumadoras respecto al grupo de no fumadoras.

Para observar la distribución de *low* para cada nivel de *smoke*, los comandos son:

```
> table(smoke, low)
       low
smoke    0   1
    0   86  29
    1   44  30
> prop.table(table(smoke, low), 1)
       low
smoke          0         1
    0  0.7478261 0.2521739
    1  0.5945946 0.4054054
```

En el comando *prop.table*, la opción "1" indica que se quiere calcular proporciones por fila en la tabla. Si se indica "2", se obtienen proporciones por columna y si no se indica ningún valor se obtienen proporciones respecto al total de casos tabulados.

Luego, en el ejemplo, se observa que en el grupo de madres que no fumó durante el embarazo (*smoke*=0), el porcentaje de niños que nació con bajo peso es 25.2%, mientras en el grupo de madres que fumó durante el embarazo (*smoke*=1), el porcentaje es 40.5%.

En el resultado anterior se observa que, aparentemente, el grupo de embarazadas que fumó durante el embarazo tiene un porcentaje mayor de casos con peso menor a 2500 gramos que el grupo que no fumó. Para determinar si hay diferencia entre estos porcentajes (o si hay una asociación estadísticamente significativa), podemos usar los comandos *chisq.test* (test chi-cuadrado) o *fisher.test (test* exacto de Fisher).

```
> chisq.test(smoke, low, correct=F)        # test chi-cuadrado de Pearson
      Pearson's Chi-squared test
data: smoke and low
X-squared = 4.9237, df = 1, p-value = 0.02649
```

El test chi-cuadrado de Pearson muestra que hay una asociación significativa entre *smoke* y *low* (p=0.026). Se concluye que el grupo que fumó durante el embarazo tiene un porcentaje de niños con bajo peso significativamente mayor que el grupo que no fumó durante el embarazo.

En el comando anterior, si no se usa la opción *correct=F*, el comando entrega el test Chi-cuadrado con corrección de Yates. Por otra parte, si se usa el test de Fisher (*fisher.test(smoke, low)*), se obtendría un valor p=0.026, confirmando el resultado entregado por el test Chi-cuadrado de Pearson.

Una alternativa al uso de todos los comandos anteriores lo provee el paquete **descr**, donde el comando más importante es **CrossTable**, que permite obtener la tabla de contingencia y los test estadísticos en un solo comando. Primero debemos instalar y cargar la librería:

```
> install.packages("descr")          # Instalación del paquete descr
> library(descry)                     # carga del paquete descr
```

Ahora podemos usar el comando *CrossTable* para obtener la tabla de *smoke* versus *low* y los test estadísticos. Noten que el orden de las variables en el comando es importante, ya que la primera variable mencionada (*smoke*) es puesta como filas de la tabla y la segunda (*low*) es puesta como columnas. Esto es relevante para la interpretación de los porcentajes que se muestren en la tabla.

```
> CrossTable(smoke, low, prop.c=F, prop.t=F, prop.chisq=F, chisq=T)
===============================
             low
smoke          0        1   Total
-------------------------------
0             86       29     115
           0.748    0.252   0.608
-------------------------------
1             44       30      74
           0.595    0.405   0.392
-------------------------------
Total        130       59     189
===============================
Statistics for All Table Factors
Pearson's Chi-squared test
------------------------------------------------------------
Chi^2 = 4.923705         d.f. = 1        p = 0.0265
Pearson's Chi-squared test with Yates' continuity correction
------------------------------------------------------------
Chi^2 = 4.235929         d.f. = 1        p = 0.0396
```

La tabla resultante incluye las frecuencias obtenidas antes con el comando *table*, las proporciones obtenidas con *prop.table* y el test Chi-cuadrado de Pearson obtenido con *chisq.test*.

Las opciones usadas en CrossTable permitieron eliminar de la tabla el porcentaje por columna (*prop.c=F*), el porcentaje respecto al total (*prop.t=F*) y la colaboración de cada celda al valor del chi-cuadrado (*prop.chisq=F*). Finalmente, la opción *chisq=T* permitió obtener el test Chi-cuadrado de Pearson y el test corregido por Yates.

En la tabla de 2x2 anterior se puede evaluar riesgo usando el paquete *epitools*, con los comandos *risratio.wald* (para calcular riesgo relativo) u *oddsratio.wald* (para calcular la razón de chances).

```
> install.packages("epitools")          # Instalación del paquete epitools
> library(epitools)                     # carga del paquete epitools
```

Por ejemplo, usando *riskratio.wald* se obtiene el siguiente resultado (se muestra solo parte de la salida):

```
> riskratio.wald(table(smoke, low))
$measure
      risk ratio with 95% C.I.
smoke  estimate    lower     upper
    0  1.000000       NA        NA
    1  1.607642 1.057812  2.443262
```

El riesgo de que nazca un niño con peso menor a 2500 gramos en el grupo de mujeres que fumó durante el embarazo es 1.6 veces el riesgo del grupo que no fumó durante el embarazo.

8.12 Asociación de variables: categórica-numérica

Para determinar la asociación de una variable categórica y una numérica, se puede comparar el promedio de la variable numérica entre los niveles de la variable categórica. Los métodos cambian si la variable categórica tiene dos niveles o más de dos niveles.

8.12.1 Asociación categórica (2 niveles) – numérica

Cuando la variable categórica tiene dos niveles, la asociación categórica-numérica se resuelve mediante el test t de Student para muestras independientes, que se obtiene con el comando *t.test*. Si se usa un test no paramétrico, puede ser el test de rangos de Wilcoxon, que se obtiene con el comando *wilcox.test*.

Ejemplo: Usando el dataframe *birthwt*, determinar si existe asociación entre fumar durante el embarazo (variable *smoke*, 1=Si, 0=No) y peso al nacer en gramos (variable *bwt*), mediante un test paramétrico (t de Student) y un test no paramétrico (test de Wilcoxon).

Para observar la distribución de *bwt* para cada nivel de *smoke*, podemos usar nuevamente el paquete *psych* (ver punto 8.9), pero esta vez usaremos el comando *describeBy*, que entrega una descripción de la variable numérica según los niveles de una categórica. Además, esta vez usaremos la opción *skew=F* para mostrar una salida más reducida:

```
> psych::describeBy(bwt, smoke, skew=F)
Descriptive statistics by group
group: 0
   vars   n    mean     sd  median  min  max range    se
X1    1 115  3055.7 752.66    3100 1021 4990  3969 70.19
------------------------------------------------------------
group: 1
   vars   n    mean     sd  median  min  max range    se
X1    1  74 2771.92 659.63  2775.5  709 4238  3529 76.68
```

El peso al nacer promedio ±DS en el grupo de mujeres que no fumó durante el embarazo es 3056±753 gramos, mientras que en el grupo que fumó es 2772±660 gramos. La diferencia entre los promedios es de casi 300 gramos. Para determinar si esta diferencia es significativa, usamos el comando *t.test* (se muestra solo parte de la salida):

```
> t.test(bwt ~ smoke)
     Welch Two Sample t-test
data: bwt by smoke
t = 2.7299, df = 170.1, p-value = 0.007003
alternative hypothesis: true difference in means between group
0 and group 1 is not equal to 0
```

El test t de Student para muestras independientes muestra que hay una asociación significativa entre *smoke* y *bwt* (p=0.007). Se concluye que el grupo que fumó durante el embarazo tiene un promedio de peso significativamente menor que el grupo que no fumó durante el embarazo.

Usando el test de rangos de Wilcoxon, se tiene:

```
> wilcox.test(bwt ~ smoke)
     Wilcoxon rank sum test with continuity correction
data: bwt by smoke
W = 5249.5, p-value = 0.006768
alternative hypothesis: true location shift is not equal to 0
```

Se observa que el test no paramétrico arroja un resultado muy similar al test t de Student.

8.12.2 Asociación categórica (más de 2 niveles) – numérica

Cuando la variable categórica tiene más de dos niveles, la asociación categórica-numérica se resuelve mediante análisis de la varianza en una vía (ANOVA), que se obtiene con el comando *aov*. Si se usa un test no paramétrico, puede ser el test de Kruskal-Wallis, que se obtiene con el comando *kruskal.test*.

Ejemplo: Usando el dataframe *birthwt*, determinar si existe asociación entre la raza de la madre (variable *race*, 1=Blanca, 2=Negra y 3=Otra) y peso al nacer en gramos (variable *bwt*), mediante un test paramétrico (ANOVA) y un test no paramétrico (test de Kruskal-Wallis).

Para observar la distribución de *bwt* para cada nivel de *race*, usamos nuevamente el comando *describeBy* del paquete *psych*:

```
> psych::describeBy(bwt, race, skew=F)
Descriptive statistics by group
group: 1
   vars  n    mean     sd  median  min  max  range     se
X1    1 96 3102.72 727.89    3062 1021 4990   3969  74.29
------------------------------------------------------------
group: 2
   vars  n    mean     sd  median  min  max  range     se
X1    1 26 2719.69 638.68    2849 1135 3860   2725 125.26
------------------------------------------------------------
group: 3
   vars  n    mean     sd  median  min  max  range     se
X1    1 67 2805.28 722.19    2835  709 4054   3345  88.23
```

El peso al nacer promedio ±DS de los niños de raza blanca es al menos 300 gramos mayor que el peso promedio en grupos de raza negra y otras razas. Para determinar si los promedios se diferencian en forma significativas, usamos el comando *aov*, pero antes de usarlo, debemos considerar dos cosas importantes: Primero, el comando es de la forma *aov(numérica ~ categórica)*, donde la numérica es *bwt* y la categórica es *race*. Pero como *race* toma valores numéricos, no podemos escribir *aov(bwt ~ race)*, ya que R considerará a *race* como numérica y ajustará un modelo de regresión lineal simple. Para forzar al programa a considerar a *race* como categórica, debemos escribir *as.factor(race)* en vez de *race*. Segundo, debemos guardar el resultado del comando *aov* en un objeto, para después mostrarlo con el comando *summary*.

```
> mod1 = aov(bwt ~ as.factor(race))
> summary(mod1)
                    Df    Sum Sq  Mean Sq  F value    Pr(>F)
as.factor(race)      2   5015725  2507863    4.913  0.00834**
Residuals          186  94953931   510505
---
Signif. codes: 0 '***' 0.001 '**' 0.01 '*' 0.05 '.' 0.1 ' ' 1
```

La ANOVA muestra que hay una asociación significativa entre *race* y *bwt* (p=0.0083). Se concluye que al menos una de las razas tiene un promedio de peso al nacer distinto a los demás. Para detectar cuál es el grupo distinto, debemos usar un test de comparaciones múltiples (como el test de Bonferroni, test de Hochberg, test de Tukey, etc.). Por ejemplo, si se usa Bonferroni el comando es:

```
> pairwise.t.test(bwt, as.factor(race), p.adjust.method = "bonferroni")
        Pairwise comparisons using t tests with pooled SD
data: bwt and as.factor(race)
  1     2
2 0.049 -
3 0.029 1.000
P value adjustment method: bonferroni
```

Se observa que hay diferencias significativas entre raza 1 vs raza 2 (p=0.049) y entre raza 1 vs raza 3 (p=0.029), sin diferencias entre razas 2 vs 3 (p=1.0). Esto muestra que el promedio de peso de los niños de raza blanca es significativamente distinto a las otras razas.

Usando el test de rangos de Kruskal-Wallis, se tiene:

```
> kruskal.test(bwt ~ race)
        Kruskal-Wallis rank sum test
data: bwt by race
Kruskal-Wallis chi-squared = 8.5199, df = 2, p-value = 0.01412
```

Se observa que el test de Kruskal-Wallis arroja un resultado similar a la ANOVA. En este caso, para hacer una comparación múltiple se puede usar el paquete *PMCMRplus*, que tiene comandos para hacer comparaciones usando Test de Dunn, test de Benjamini-Hochberg y otros.

8.12.3 Respuestas múltiples: t de Student para muestras pareadas

El test t de Student para muestras pareadas se usa cuando se mide la misma variable (numérica) en dos tiempos o condiciones diferentes. El comando para hacer este test es *t.test*, el mismo usado para muestras independientes.

Ejemplo: Se quiere determinar si hay diferencias en el peso de $n=10$ sujetos entre dos tiempos: antes y después de un tratamiento para bajar de peso. Los datos en cada tiempo son los siguientes:

```
> pesopre = c(86, 89, 96, 112, 91, 105, 94, 88, 86, 90)
> pesopos = c(80, 81, 90, 101, 91, 94, 95, 83, 75, 92)
```

Si se hace una descripción de *pesopre* y *pesopos*, se observará que el *pesopre* tiene un promedio igual a 93.7 kg y uns DS = 8.58. El *pesopos* tiene un promedio = 88.2 y una DS=8.09. Hay una diferencia de más de 5 kilos entre los promedios. El test t de Student para muestras pareadas es el siguiente (se muestra solo parte de la salida):

```
> t.test(pesopre, pesopos, paired=T)
    Paired t-test
data: pesopre and pesopos
t = 3.467, df = 9, p-value = 0.007083
```

Se observa que el test arroja un valor p significativo ($p=0.0071$). Se concluye que hay una disminución significativa en el peso promedio entre ambos tiempos.

8.12.4 Respuestas múltiples: ANOVA para medidas repetidas

El análisis de la varianza (ANOVA) para medidas repetidas se usa cuando se mide una variable numérica en tres o más tiempos o condiciones en los mismos individuos. El comando para hacer este test es *aov*, el mismo que usamos para ANOVA en una vía (ver punto 8.12.2).

Ejemplo: En una intervención telefónica para n=8 pacientes diabéticos, se quiere determinar si disminuye el promedio de hemoglobina glicosilada entre tiempos 1=Basal 2=6 meses y 3=12 meses de iniciada la intervención. Los datos se muestran en la figura 8.14.

[FIGURA 8.14]

id	tiempo	hb
1	1	6.4
2	1	11.1
3	1	9.7
4	1	6.1
5	1	7.4
6	1	10.5
7	1	14.1
8	1	8.8
1	2	5.7
2	2	7.2
3	2	7.5
4	2	7.4
5	2	6.5
6	2	8.6
7	2	7.4
8	2	7.3
1	3	5.4
2	3	7.9
3	3	8.1
4	3	6.4
5	3	6.1
6	3	8.4
7	3	7.7
8	3	7.1

Datos de hemoglobina glicosilada.

Para hacer el test, supongamos que el dataframe *datos* contiene las variables *id*, *tiempo* y *hb*, mostradas en la figura 8.14. Los comandos para hacer la ANOVA para medidas repetidas son los siguientes:

```
> mod2 = aov(hb ~ tiempo + Error(id), data = datos)
> summary(mod2)
Error: id
             Df    Sum Sq   Mean Sq   F value    Pr(>F)
Residuals     1     7.529     7.529
Error: Within
             Df    Sum Sq   Mean Sq   F value    Pr(>F)
tiempo        1     18.06    18.063     6.206   0.0212*
Residuals    21     61.12     2.911
---
Signif. codes: 0 '***' 0.001 '**' 0.01 '*' 0.05 '.' 0.1 ' ' 1
```

La variable tiempo tiene un valor p=0.0212, mostrando que la hemoglobina glicosilada presenta un cambio significativo en el tiempo. Para detectar el tiempo distinto, podemos usar los mismos test de comparaciones múltiples que en ANOVA en una vía (ver punto 8.12.2), pero esta vez indicando que los datos son pareados:

```
> pairwise.t.test(hb, tiempo, paired=TRUE, p.adjust.method = "hochberg")

        Pairwise comparisons using paired t tests

data:  hb and tiempo

   1       2
2  0.089   -
3  0.058   0.764
```

El test de Hochberg no detecta cuál es el promedio distinto (tampoco lo hará "Bonferroni", "BH", etc.), probablemente debido a la poca potencia del análisis por tamaño muestral reducido y por la falta de cumplimiento de supuestos de normalidad o de homogeneidad de varianzas.

8.13 Asociación de variables: numérica – numérica

La asociación de dos variables numéricas se determina mediante correlación muestral de Pearson, si las dos variables son intervalares, o la correlación por rangos de Spearman, si al menos una de las variables tiene origen ordinal. En este caso, se debe tener en cuenta cuál es la variable explicada (Y) y la explicatoria (X), para interpretar adecuadamente la correlación.

La correlación se obtiene con los comandos *cor* (que entrega solo la correlación de Pearson entre las dos variables) o *cor.test* (que entrega la correlación de Pearson o la de Speramsn, además del valor p).

Ejemplo: Usando el dataframe *birthwt*, determinar si existe asociación lineal entre el peso materno al inicio del embarazo (*lwt*) y el peso del recién nacido (*bwt*). Además, se quiere presentar gráficamente la asociación.

Usando el comando *cor*, se obtiene:

```
> cor(lwt, bwt)
[1] 0.1857333
>
```

Se observa que la correlación de Pearson entre *lwt* y *bwt* es r=0.186. Claramente el resultado es insuficiente para obtener una conclusión completa. Usando el comando *cor.test* se obtiene:

```
> cor.test(lwt, bwt)
        Pearson's product-moment correlation
data: lwt and bwt
t = 2.5848, df = 187, p-value = 0.0105
alternative hypothesis: true correlation is not equal to 0
95 percent confidence interval:
 0.04417405 0.31998094
sample estimates:
      cor
0.1857333
>
```

Se observa que el valor p de la correlación es p=0.0105, por lo que hay una asociación lineal significativa entre el peso materno y el peso del recién nacido. Sin embargo, a pesar de ser significativa, la correlación no es muy alta.

Para obtener la correlación de Spearman, se usa también el comando *cor.test*, pero con la opción *method="s"*:

```
> cor.test(lwt, bwt, method="s")
        Spearman's rank correlation rho
data: lwt and bwt
S = 845136, p-value = 0.0005535
alternative hypothesis: true rho is not equal to 0
sample estimates:
      rho
0.2488882
```

La correlación de Spearman entre *lwt* y *bwt* es p=0.2489 y es muy significativa (p=0.00055), lo cual confirma la relación lineal entre las variables.

Para observar gráficamente la asociación, se debe hacer un gráfico de dispersión, con el comando plot(y ~ x). El resultado se muestra en la figura 8.15.

```
> plot(bwt ~ lwt, main="Gráfico de peso RN en función del peso materno",
xlab="libras", ylab="gramos")
```

[FIGURA 8.15]

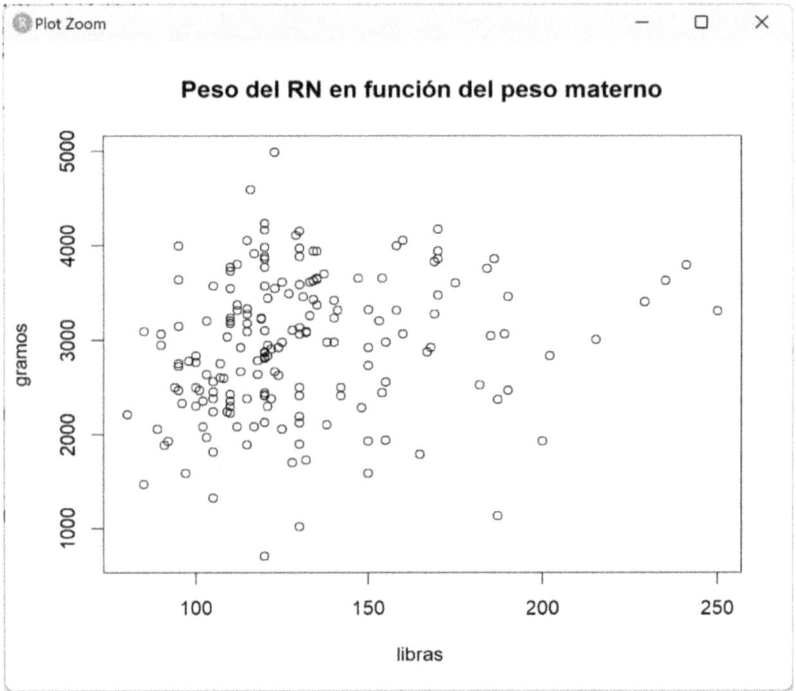

Gráfico de dispersión de *bwt* en función de *lwt*.

8.14 Modelo de regresión lineal

Un modelo de regresión lineal se utiliza para determinar la asociación conjunta de una o más variables explicatorias numéricas o dicotómicas X_1, X_2,..., X_k, con una variable respuesta numérica Y. El modelo se ajusta con el comando *lm*,

Ejemplo: Usando el dataframe *birthwt*, determinar si el peso al nacer (*bwt*) se asocia en forma conjunta con las variables edad (*age*, en años), el peso materno al inicio del embarazo (*lwt*, en libras), si la madre fumó durante el embarazo (*smoke*, 1=si / 0=no) y la raza materna (*race*, 1=blanca / 2=negra / 3=otra).

Comencemos ajustando un modelo de regresión lineal simple, de *bwt* en función de *lwt*, el cual es de la forma $bwt = \alpha + \beta \times lwt$. En este ejemplo, el modelo ajustado con el comando *lm* se guardó en el objeto *mod1*. Luego, con el comando *summary* se muestra el modelo ajustado (se muestra solo parte de la salida):

```
> mod1 = lm(bwt ~ lwt)
> summary(mod1)
Coefficients:
              Estimate   Std. Error   t value     Pr(>|t|)
(Intercept)   2369.624      228.493    10.371   <2e-16***
lwt              4.429        1.713     2.585    0.0105*
---
Signif. codes: 0 '***' 0.001 '**' 0.01 '*' 0.05 '.' 0.1 ' ' 1
Residual standard error: 718.4 on 187 degrees of freedom
Multiple R-squared: 0.0345,    Adjusted R-squared: 0.02933
F-statistic: 6.681 on 1 and 187 DF, p-value: 0.0105
```

Se observa que $\alpha=2369.6$ y $\beta=4.429$. La pendiente β es estadísticamente significativa con $p=0.0105$, el mismo valor p de la correlación de Pearson entre *bwt* y *lwt*. También se observa que el coeficiente de determinación es igual a $R^2=0.0345$ (3.5%). Luego, aunque *lwt* se asocia en forma significativa con *bwt*, el modelo no es buen predictor de peso al nacer.

Para ajustar un modelo de regresión lineal múltiple, se agregan las variables explicatorias adicionales con signo "+" a la derecha del modelo en *lm*. Por ejemplo, para ajustar un modelo para explicar *bwt* en función de *age*, *lwt*, *smoke* y *race*, el comando es:

```
> mod2 = lm(bwt ~ age + lwt + smoke + as.factor(race))
> summary(mod2)
Coefficients:
                    Estimate  Std. Error  t value    Pr(>|t|)
(Intercept)         2839.433     321.435    8.834  8.2e-16***
age                   -1.948       9.820   -0.198    0.84299
lwt                    4.000       1.738    2.301    0.02249*
smoke               -401.720     109.241   -3.677  0.00031***
as.factor(race)2    -510.501     157.077   -3.250   0.00137**
as.factor(race)3    -398.644     119.579   -3.334   0.00104**
---
Signif. codes: 0 '***' 0.001 '**' 0.01 '*' 0.05 '.' 0.1 ' ' 1
Residual standard error: 682.1 on 183 degrees of freedom
Multiple R-squared: 0.1483,    Adjusted R-squared: 0.125
F-statistic: 6.373 on 5 and 183 DF, p-value: 1.758e-05
```

Las variables explicatorias numéricas (*age*, *lwt*) al igual que las codificadas como dummy o binarias (*smoke*) son ingresadas directamente al modelo. Sin embargo, como *race* toma tres valores numéricos, debemos introducir la variable al modelo como *as.factor(race)* en vez de *race*. Esto también se hizo cuando se ajustó una ANOVA en una vía usando *race* como explicatoria (ver detalles en el punto 8.12.2).

En el resultado, se observa que las variables se asocian en forma significativas con la respuesta *bwt*, con excepción de la edad (*age*), que con $p=0.843$ no se asocia con *bwt* en presencia de las demás variables en el modelo.

Finalmente, para identificar las variables que se asocian en forma conjunta y significativa con el peso al nacer, podemos usar un método de selección de variables paso-a-paso (stepwise). Para esto, podemos usar el comando *step* de R, aunque tiene la desventaja de que no entrega el valor p de las variables seleccionadas, sino un estadístico de bondad de ajuste llamado Akaike Informatio Criterion (AIC).

Una excelente alternativa es usar el package externo *StepReg* y su comando *stepwise*, que permite ajustar modelos con método forward, backward o bidireccional, para modelos lineales, logísticos, Poisson o de sobrevivencia, además de entregar los valores p de las variables ajustadas.

```
> install.packages("StepReg")          # Instalación del paquete StepReg
> library(StepReg)                     # carga del paquete StepReg
```

Por ejemplo, para seleccionar variables con método forward para explicar *bwt* usando *age*, *lwt*, *smoke* y *race* como "candidatas" a explicatorias, seleccionando variables con $\alpha=5\%$, el comando es el siguiente:

```
> stepwise(bwt ~ age + lwt + smoke + raza, type="linear", strategy="forward",
metric="SL", sle=0.05, data=birthwt)
```

El resultado del procedimiento se muestra en la figura 8.16 (se muestra solo parte de la salida).

[FIGURA 8.16]

Table 4. Summary of coefficients for the selected model with bwt under forward and SL

Variable	Estimate	Std. Error	t value	Pr(>|t|)
(Intercept)	2799.284609	249.046272	11.240018	0
raza2	-503.913934	153.124362	-3.29088	0.001197
raza3	-394.979176	117.834497	-3.351983	0.000974
smoke	-399.772422	108.513979	-3.684064	0.000302
lwt	3.93767	1.704963	2.309534	0.022024

Resultado de regresión lineal paso-a-paso (método forward).

El método paso-a-paso seleccionó las variables *race*, *smoke* y *lwt* (en ese orden) como asociadas en forma conjunta y significativa con *bwt*. Si se ajusta un modelo *lm* con las variables seleccionadas, se podrá observar que el coeficiente de determinación es $R^2=13\%$. Podemos concluir que el modelo ajustado, aunque permitió identificar variables asociadas en forma conjunta con el peso al nacer, no es buen modelo predictivo.

8.15 Modelo de regresión logística binaria

Un modelo de regresión logística binaria se utiliza para determinar la asociación de una o más variables explicatorias numéricas o dicotómicas $X_1, X_2, \ldots, X_k$, con una variable respuesta dicotómica Y. El modelo se ajusta con el comando *glm*, el cual también se utiliza para ajustar modelos lineales o Poisson (entre otros).

Ejemplo: Usando el dataframe *birthwt*, determinar si el bajo peso al nacer (*low*, 1=si / 0=no) se asocia en forma conjunta con las variables edad (*age*, en años), peso materno al inicio del embarazo (*lwt*, en libras), fumó durante el embarazo (*smoke*, 1=si / 0=no) y raza (*race*, 1=blanca / 2=negra / 3=otra). Las variables explicatorias son las mismas usadas en regresión lineal en el punto 8.14, pero en este caso la variable respuesta es binaria.

El ajuste de un modelo de regresión logística usando *glm* es similar al ajuste de un modelo lineal usando *lm*, aunque en *glm* es necesario indicar que, para una respuesta binaria, el error es binomial (en *lm*, por defecto los errores tienen distribución normal). Por ejemplo, para ajustar un modelo para explicar *low* en función de *age*, *lwt*, *smoke* y *race*, el comando es:

```
> mod3 = glm(low ~ age + lwt + smoke + as.factor(race), binomial)
> summary(mod3)
Coefficients:
                    Estimate   Std. Error   z value   Pr(>|z|)
(Intercept)         0.332452     1.107672     0.300    0.76407
age                -0.022478     0.034170    -0.658    0.51065
lwt                -0.012526     0.006386    -1.961    0.04982*
smoke               1.054439     0.380000     2.775   0.00552**
as.factor(race)2    1.231671     0.517152     2.382    0.01724*
as.factor(race)3    0.943263     0.416232     2.266    0.02344*
---
Signif. codes: 0 '***' 0.001 '**' 0.01 '*' 0.05 '.' 0.1 ' ' 1
```

Una diferencia importante en la interpretación del resultado del modelo logístico respecto al lineal es que en este caso las variables explican la probabilidad de que el niño nazca con bajo peso. Por ejemplo, la variable *smoke* tiene pendiente estimada $\beta=1.05$ positiva, por lo que fumar durante el embarazo aumenta la probabilidad de que el niño nazca con bajo peso. Además, esta asociación es significativa ($p=0.0055$). El riesgo de que un niño nazca con bajo peso cuando la madre fuma es $OR=exp(1.05)=2.86$ veces el riesgo de una madre no fumadora. Todo esto, ajustado por las otras variables incluidas en el modelo.

Finalmente, para ajustar un modelo paso-a-paso podemos usar el comando *stepwise* del paquete *StepReg*, como en regresión lineal (punto 8.14). Por ejemplo, para seleccionar variables con método backward para explicar *low* usando *age*, *lwt*, *smoke* y *race* como "candidatas" a explicatorias, eliminando variables no significativas con $\alpha=5\%$, el comando es el siguiente:

```
> stepwise(low ~ age + lwt + smoke + raza, type="logit", strategy="backward",
metric="SL", sls=0.05, data=birthwt)
```

El resultado del procedimiento se muestra en la figura 8.17 (se muestra solo parte de la salida).

[FIGURA 8.17]

```
Table 4. Summary of coefficients for the selected model with
         low under backward and SL
```

Variable	Estimate	Std. Error	z value	Pr(>|z|)
(Intercept)	-0.109221	0.882109	-0.123818	0.901459
lwt	-0.013259	0.00631	-2.101281	0.035616
smoke	1.060006	0.378323	2.801855	0.005081
raza2	1.290094	0.510875	2.525264	0.011561
raza3	0.970515	0.412235	2.354277	0.018559

Resultado de regresión logística paso-a-paso (método backward).

Al igual que en regresión lineal, las variables que explican en forma conjunta el bajo peso al nacer son *lwt*, *smoke* y *raza*. Para conocer la capacidad predictiva de este modelo se puede hacer una curva ROC usando, por ejemplo, el paquete externo *pROC*.

```
> install.packages("pROC")          # Instalación del paquete pROC
> library(pROC)                     # carga del paquete pROC
```

Por ejemplo, para construir una curva ROC para el modelo que incluye las variables *lwt*, *smoke* y *raza*, los comandos son los siguientes:

```
> mod4=glm(low~lwt+smoke+raza, binomial)     # mejor modelo para explicar low
> curva = roc(mod4$y, mod4$fitted.values)    # construcción de la curva ROC
> plot(curva, print.auc=T)                   # gráfico de la curva ROC
```

La curva ROC resultante se muestra en la figura 8.18. Se observa que el área bajo la curva ROC es $AUC = 0.686$, indicando que el modelo ajustado no tiene una buena capacidad predictiva.

[FIGURA 8.18]

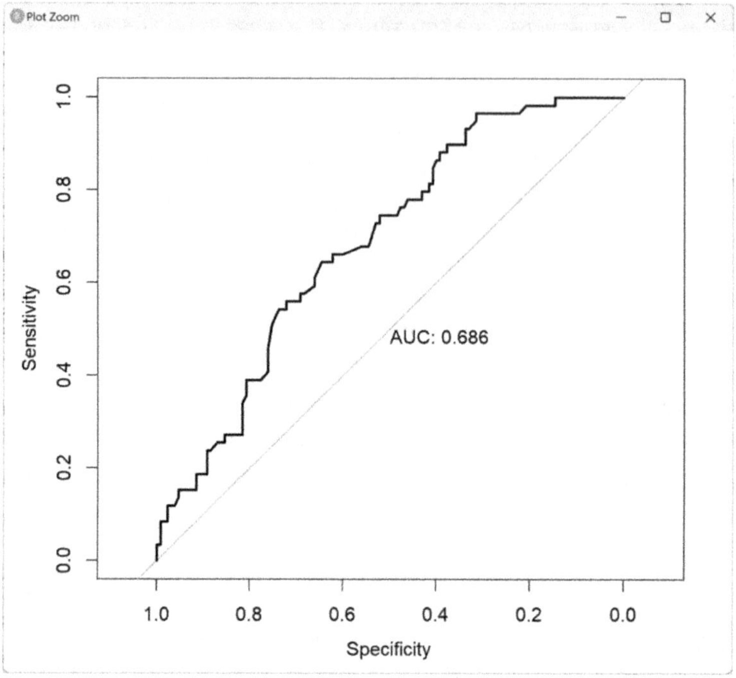

Curva ROC del modelo logístico para bajo peso al nacer.

Bibliografía

Elementos básicos de conjuntos, matrices, álgebra, etc.

1. Brualdi R. Introductory Combinatorics 5th Edition. Pearson 2019.
2. West D. Combinatorial Mathematics. Cambridge U. Press 2020.
3. Andreescu T, Feng Z. 102 Combinatorial Problems. Birkhäuser 2013.

Bioestadística Básica-Descripción de variables, muestreo, gráficos, etc.

4. Pagano M, Gauvreau K, Mattie H. Principles of Biostatistics, 3th Edition. CRC Press 2022.
5. Petrie A, Sabin C. Medical Statistics at a Glance 4th Edition. Wiley 2020.
6. Armitage P et.al. Statistical Methods in Medical Research 4th Edition. Wiley 2013.
7. Le C, Eberly L. Introductory Biostatistics 2nd Edition. Wiley 2016.
8. Matthews DE, Farewell VT. Using and Understanding Medical Statistics 5th Edition. Karger 2015.

Bioestadística y epidemiología-Medidas de riesgo (OR, RR, etc.)

9. Cerda J, Valdivia G. Conceptos Básicos de Metodologías de Investigación Clínica y Epidemiológica. Ediciones Universidad Católica 2020.
10. Lachin JM. Biostatistical Methods – The Assessment of Relative Risks 2nd Edition. Wiley 2010.
11. Kestenbaum B. Epidemiology and Biostatistic: An Introduction to Clinical Research 2nd Edition. Springer 2018.
12. Webb P et.al. Essential Epidemiology – An Introduction for Students and Health Professionals 3th Edition. Cambridge U. Press 2017.

Inferencia estadística

13. Campbell M, Jacques R. Statistics at Square Two 3th Edition. Wiley 2023.
14. Campbell M. Statistics at Square One 12nd Edition. Wiley 2021.

15. Bowers D. Medical Statistics from Scratch 4th Edition. Wiley 2019.

16. Kanji GK. 100 Statistical Tests 3rd Edition. Sage Pub 2006.

17. Marschner I. Inference Principles for Biostatisticians. CRC Press 2015.

18. DeShea L, Toothaker L. Introductory Statistics for the Health Sciences. CRC Press 2015.

19. Rumsey D. Intermediate Statistics for Dummies. Wiley 2007.

Modelo lineal y logístico

20. Agresti A. An introduction to Categorical data analysis 3th Edition. Wiley 2018.

21. Chatterjee S, Hadi A. Regression Analysis by Example 5th Edition. Wiley 2012.

22. Hosmer D et.al. Applied Logistic Regression 3th Edition. Wiley 2013.

23. Vittinghoff E et.al. Regression Methods in Biostatistics 2nd Edition. Springer 2011.

24. Weinsberg S. Applied Linear Regression 4th Edition. Wiley 2014.

25. Bishop Y, Fienberg E, Holland P. Discrete Multivariate Analysis - Theory and Practice. Springer 2007.

Probabilidad

26. Grimmett GR et.al. One Thousand Exercises in Probability 3th Edition. Oxford U. Press 2020.

27. Wagaman A. Probability With Applications and R 2nd Edition. Wiley 2021.

28. Morin D. Probability: For the Enthusiastic Beginners. CreateSpace Pub 2016.

29. Gut A. An Intermediate Course in Probability 2nd Edition. Springer 2014.

30. Spiegel M et.al. Schaum's Outline of Probability and Statistics 4th Edition. McGraw - Hill 2012.

31. Kinney J. A Probability and Statistics Companion 1st Edition. Wiley 2009.

32. Schay G. Introduction to Probability with Statistical Applications 2nd Edition. Birkhäuser 2016.

33. Schwarz W. 40 Puzzles and Problems in Probability and Mathematical Statistics. Springer 2010.

SPSS & R

34. Green S. Using SPSS for Windows and Macintosh. Pearson 2023.

35. Hortorn T, Everitt B. A Handbook of Statistical Analyses using R 3th Edition. CRC Press 2017.

36. Rahlf T. Data Visualisation with R. Springer 2017.

37. Crawley M. The R Book 2nd Edition. Wiley 2012

38. McCormick K et.al. SPSS Statistics For Dummies 3th Edition. For Dummies 2015.

39. Faraway J. Linear Models with R 2nd Edition. Chapman-Hall 2014.

40. Horton N, Kleinman K. Using R and RStudio for Data Management, Statistical Analysis and Graphics 2nd Edition. CRC Press 2015.

41. Verzani J. Using R for Introductory Statistic 2nd Edition. CRC Press 2014

Anexo

Soluciones y respuestas

Capítulo 1.

Ejercicio 1.1.

i) Si no hay valores extremos y la distribución es simétrica, se puede describir la muestra usando número de observaciones, promedio y desviación estándar.

Luego: $n = 15$

$$\bar{x} = \frac{2.420 + 2.820 + ... + 4.200}{15} = \frac{51.670}{15} = 3.444,7$$

$$s^2 = \frac{(2.420 - 3.444,7)^2 + (2.820 - 3.444,7)^2 + ... + (4.200 - 3.444,7)^2}{15 - 1} = \frac{3.501.773,3}{14} = 250.126,7$$

$$s = \sqrt{250.126,7} = 500$$

ii) Si hay valores extremos, se puede describir la muestra usando mediana y rango.

Luego: $n = 15$

La mediana está en posición: $\frac{50 \times (n+1)}{100} = \frac{50 \times 16}{100} = 8$

Luego, la mediana es $X_{(8)} = 3.410$ gramos.

El peso mínimo es $X_{(1)} = 2.420$ gramos. El peso máximo es $X_{(15)} = 4.200$ gramos.

Ejercicio 1.2.

i) El peso promedio para los 995 pacientes es 65,8 ± 12,6 kilos. El 50% de los pacientes pesa 64,5 kilos o menos (mediana); el 25% pesa 56,8 kilos o menos (Q1, primer cuartil); el 75% pesa 73 kilos o menos (Q3, tercer cuartil).

Se espera que la variabilidad de los promedios de distintas muestras de tamaño 995 sea 0,401 kg. Es decir, se espera que 95% de todos los promedios muestrales de peso en muestras de tamaño 995 se sitúen entre 65.826 – 2*0.401 y 65.826 + 2*0.401 kilos.

ii) Depende si consideramos que hay valores extremos o no. Como la muestra es muy grande (995 casos), quizás el peso mínimo (39,4 kg) o el máximo (147,5 kg) observados no sea muy influyente sobre la media (nótese que la media y la mediana son parecidas, denotando poca influencia de personas con mucho peso sobre la media).

iii) Si los datos forman una campana de Gauss, 95% de estos se sitúan entre $\bar{x} - 2s$ y $\bar{x} + 2s$. En este caso, la distribución es bastante simétrica y el valor extremo derecho (que hace que la distribución pierda un poco de simetría), no influye mucho en el resultado.

Por lo tanto, sí se espera que 95% de las observaciones esté entre $\bar{x} - 2s$ y $\bar{x} + 2s$.

iv) Como entre $\bar{x} - s$ y $\bar{x} + s$ se sitúa aproximadamente 68% de los individuos, entonces bajo $\bar{x} - s$ se sitúa 16%.

Luego, se espera que 150.000*0,16 = 24.000 personas estén bajo $\bar{x} - s$.

v) Sí, es razonable pensar que si tomáramos varias muestras de tamaño 995, un histograma de estas medias tendría forma de campana de Gauss.

Como el tamaño muestral es grande, es razonable pensar que las medias muestrales estarán cerca de la media poblacional y que haya pocos promedios muestrales muy lejos de μ, con simetría en torno a la media, si las muestras son aleatorias.

vi) Los promedios de peso para muestras de tamaño 995 debieran situarse entre 65,8–2*0,401 y 65,8+2*0,401. O sea, entre 65,0 y 66,6 kilos.

vii) De acuerdo al cálculo en la pregunta previa, la probabilidad de obtener un promedio muestral superior a 67 kilos debiera ser inferior a 0,025.

viii)La probabilidad de encontrar un individuo con peso superior a 67 kilos debe ser mayor que la probabilidad en (vii), ya que los individuos tienen más variabilidad que el promedio muestral. Luego, con más frecuencia excederán los 67 kilos que una muestra tamaño 995.

ix) Como son dos muestras (litiásicos y sanos), los gráficos adecuados son: de promedio ± SEM; de promedio ± DS o box-plot de promedio ± DS. Si hay valores extremos, una alternativa es hacer un cajón con bigotes (box-plot) usando percentiles.

Ejercicio 1.3.

i) **Población:** Todas las vacas de la región. **Fuentes de imprecisión:** No conocemos la naturaleza de la lista de granjas; las granjas que no están en la lista no tienen probabilidad de ser seleccionadas. **Representatividad:** La muestra es representativa de las granjas en la lista.

ii) **Población:** Las lectoras de la revista. **Fuentes de imprecisión:** Las mujeres quizás no responden aleatoriamente. Podrían contestar más las mujeres que se sienten más saludables. **Representatividad:** Baja. Solo de las mujeres que contestan.

iii) **Población:** Todas las pensiones del estado de Washington. **Fuentes de imprecisión:** No hay verificación de las respuestas de cada pensión. **Representatividad:** Baja. Los que contestan deben ser los que cumplen con un contenido nutricional mínimo.

Ejercicio 1.4.

i) Como la distribución de los datos tiene forma de campana de Gauss, entre $\bar{x} - 2s$ y $\bar{x} + 2s$ está aproximadamente 95% de los datos. Luego, de 5% de los datos que queda fuera de ese rango, 2,5% queda bajo $\bar{x} - 2s$ y 2,5% queda sobre $\bar{x} + 2s$.

Entonces, el rango 3.200 ± 2.*500 es un rango que detecta 2,5% de los niños con peso más bajo y 2,5% de los niños con peso más alto. El rango es **(2.220 y 4.180).**

ii) Aproximadamente, 95% de los promedios muestrales está en el rango $\bar{x} \pm 2 \times s/\sqrt{n}$.

Se espera que este rango oscile en 50 gramos a cada lado de la media muestral. Luego:

$$2 \times s/\sqrt{n} \leq 50$$
$$\Rightarrow 2 \times 500/\sqrt{n} \leq 50$$
$$\Rightarrow 2 \times 500/50 \leq \sqrt{n}$$
$$\Rightarrow n \geq 400$$

Entonces, se requieren al menos 400 casos para que 95% de los promedios muestrales no se diferencien del promedio muestral en más de 50 gramos.

Ejercicio 1.5.

i) **Falso.** Si hubieran sido hechos con promedio y desviación estándar habría simetría en los box-plots. Pero se observa que estos son asimétricos (sobre todo el box-plot B).

ii) **Verdadero.** El box-plot B muestra muchos valores extremos muy elevados. Como el promedio aritmético es sensible a outliers, probablemente el promedio será mayor que la mediana.

iii) **Verdadero.** En el box-plot A se observa una distribución similar a ambos lados de la mediana. Como no hay valores extremos que afecten al promedio, esta medida resumen debiera ser similar a la mediana.

iv) **Verdadero.** Si se usan las medianas, la población B es más joven que la población A. Si se utiliza el promedio, es probable que la población A sea más joven que la B, ya que en B el promedio será elevado debido a la presencia de valores extremos.

Capítulo 2.

Ejercicio 2.1.

iii) Observando la tabla, en la columna "2 factores" y fila "Hombres" encontramos el número de varones con dos factores de riesgo (151 casos). Luego, la probabilidad corresponde a este número sobre el total de niños estudiados. Es decir, 151/2.174 = 0,07.

iv) La probabilidad de seleccionar una mujer o un hombre, ambos con cero factores de riesgo, corresponde a la unión entre la probabilidad de seleccionar una mujer con cero factores de riesgo y de seleccionar un hombre sin factores de riesgo. En este caso la expresión es la siguiente:

$$P(\{\text{Mujer} \cap 0\,\text{factores}\} \cup \{\text{hombre} \cap 0\,\text{factores}\}) = \frac{495}{2.174} + \frac{551}{2.174} = 0{,}48$$

Por supuesto que la probabilidad es la misma que calcular la probabilidad de seleccionar una persona (de cualquier sexo) sin factores de riesgo: 1.046/2.174 = 0,48.

v) Si definimos A = "sin síndrome metabólico (SM)" y B = "Mujer", entonces la probabilidad de que seleccionar alguien que no tenga síndrome metabólico, dado que es mujer, es:

$$P(A \mid B) = \frac{P(A \cap B)}{P(B)}$$

Ya que se define como síndrome metabólico la presencia de tres o más factores de riesgo cardiovascular, entonces la probabilidad buscada es:

$$P(A \mid B) = \frac{\dfrac{495+345+176}{2.174}}{\dfrac{1.112}{2.174}} = \frac{1.016/2.174}{1.112/2.174} = 0{,}914$$

También se puede calcular la probabilidad reduciendo el tamaño muestral a lo indicado en el condicional ("es mujer"). Luego, la probabilidad de no tener síndrome metabólico en el grupo de las mujeres es 1.016/1.112 = 0,914.

vi) Para determinar si los sucesos A = "Síndrome metabólico" es independiente de B = "Sexo" (por ejemplo, sexo femenino), basta con demostrar que P(A|B)=P(A). Luego:

$$P(A \mid B) = \frac{96}{1.112} = 0{,}086 \quad y \quad P(A) = \frac{165}{2.174} = 0{,}076$$

Luego, P(A|B) = 0,086 ≠ P(A) = 0,076. Por lo tanto, A y B no son sucesos independientes.

Ejercicio 2.2.

i) Como el suceso B forma parte del suceso A, entonces:

$$P(A \cap B) = P(B) = 0{,}1$$

y:

$$P(A \mid B) = \frac{P(A \cap B)}{P(B)} = \frac{P(B)}{P(B)} = 1$$

ii) Si P(A∩B) = 0,08, entonces:

$$P(A \mid B) = \frac{P(A \cap B)}{P(B)} = \frac{0{,}08}{0{,}1} = 0{,}8$$

iii) Como la intersección de A con B es vacía, entonces:

$$P(A \cap B) = P(\phi) = 0$$

y:

$$P(A \mid B) = \frac{P(A \cap B)}{P(B)} = \frac{0}{0{,}1} = 0$$

Ejercicio 2.3.

i) Si llamamos X al número de visitas al hospital, la probabilidad de que sean menos de ocho visitas, dado que hubo más de cinco es igual a:

$$P(X < 8 \mid X > 5) = \frac{P(X < 8 \cap X > 5)}{P(X > 5)} = \frac{P(X = 6) + P(X = 7)}{P(X = 6) + P(X = 7)} = \frac{0{,}12}{0{,}12} = 1$$

ii) Si X es el número de visitas al hospital, la probabilidad de que sean justo siete, dado que hubo más de cinco visitas, es igual a:

$$P(X = 8 \mid X > 5) = \frac{P(X = 7 \cap X > 5)}{P(X > 5)} = \frac{P(X = 7)}{P(X = 6) + P(X = 7)} = \frac{0{,}08}{0{,}12} = 0{,}67$$

Ejercicio 2.4.

Si observamos el número que puede aparecer en cada dado, los espacios muestrales para cada evento son:

A = { (4,1), (4,2), (4,3), (4,4), (4,5), (4,6) }

B = { (3,6), (4,5), (5,4), (6,3) }

C = { (1,6), (2,5), (3,4), (4,3), (5,2), (6,1) }

Además, $P(A) = 6/36 = 0{,}167$, $P(B) = 4/36 = 0{,}111$ y $P(C) = 6/36 = 0{,}167$.

i) Primero demostremos que los sucesos A y B no son independientes. Para esto se debe cumplir $P(A \cap B) = P(A)P(B)$.

$$P(A \cap B) = P((4,5)) = 1/36 = 0{,}027$$

$$P(A)P(B) = 0{,}167 * 0{,}111 = 0{,}019$$

Luego, A y B no son independientes.

ii) Ahora demostremos que los sucesos A y C son independientes. En este caso se debe cumplir: $P(A \cap C) = P(A)P(C)$.

$$P(A \cap C) = P(\{ (4,3) \}) = 1/36 = 0{,}028$$

$$P(A)P(C) = 0{,}167 * 0{,}167 = 0{,}028$$

Luego, como $P(A \cap C) = P(A)P(C)$, se concluye que A y C son independientes.

iii) Finalmente, los sucesos B y C son tales que B?C = ?. Entonces:

$$P(B \cap C) = 0 \neq P(B)P(C) = 0{,}111 * 0.167 = 0{,}019$$

Luego, los sucesos A y C no son independientes.

Ejercicio 2.5.

Si dos sucesos A y B son independientes, entonces también sus complementos son independientes. Para probarlo, consideremos que todo suceso A puede escribirse como:

$$A = (A \cap B) U (A \cap B^C)$$

Luego:

$$P(A) = P(A \cap B) U (A \cap B^C) = P(A \cap B) + P(A \cap B^C)$$

Pero A y B son independientes, luego:

$$P(A) = P(A)P(B) + P(A \cap B^C)$$

$$P(A) - P(A)P(B) = P(A \cap B^C)$$

$$(1 - P(B))\, P(A) = P(A \cap B^C)$$

$$P(B^C)P(A) = P(A \cap B^C)$$

Luego, A y B^C son sucesos independientes.

Ejercicio 2.6.

Del enunciado se tiene que P(A) = 0,10 y P(B) = 0,15. Además, como operan independientemente, P(A?B) = P(A)P(B) = 0,10*0,15 = 0,015.

Luego, la probabilidad de que por lo menos una de las máquinas no funcione es igual a que se dañe la primera máquina o la segunda, o ambas. Es decir, la posibilidad de que por lo menos una de las máquinas no funcione durante hoy es:

$$P(AUB) = P(A) + P(B) - P(A \cap B) = 0,10 + 0,15 - 0,015 = 0,265.$$

Ejercicio 2.7.

Es un problema de combinaciones, ya que no importa el orden en que se ocupen las vacantes, sino en las formas en que se pueden seleccionar dos personas de un total de ocho. Luego, el número de formas como pueden llenarse las vacantes son:

$$\binom{8}{2} = \frac{8!}{2!(8-2)!} = 28$$

Las vacantes pueden llenarse de 28 formas.

Ejercicio 2.8.

i) El número de formas en que se pueden ordenar los 10 tomos está dado por la permutación 10! Por lo tanto, la probabilidad de que queden ordenadas correlativamente es:

$$\frac{1}{10!} = 2,75 \times 10^{-7}$$

ii) Las formas en que se pueden ordenar los últimos 3 tomos es igual a 3!, por lo que la probabilidad de que queden en el orden correcto es:

$$\frac{1}{3!} = \frac{1}{6} = 0,167$$

Ejercicio 2.9.

Si se pueden usar las 26 letras del alfabeto y los 10 dígitos, y es posible repetir las letras y los dígitos, entonces el número de patentes que se forman son:

$$26x26x26x26x10x10$$

$$= 45697600$$

Luego, se pueden formar más de 45 millones de patentes.

Ejercicio 2.10.

i) Si todos los científicos son elegibles, entonces se deben seleccionar dos matemáticos de un total de cinco, y tres físicos de siete. Es decir:

$$\binom{5}{2} \times \binom{7}{3} = 10 \times 35 = 350$$

Luego, la comisión se puede formar de 350 formas.

ii) Si un físico ya fue elegido, tan solo quedan dos cupos que llenar y seis físicos de donde seleccionar. Por lo tanto:

$$\binom{5}{2} \times \binom{6}{2} = 10 \times 15 = 150$$

Luego, la comisión se puede formar de 150 formas.

iii) Si dos matemáticos son excluidos, únicamente quedan tres matemáticos de donde elegir. Luego:

$$\binom{3}{2} \times \binom{7}{3} = 3 \times 35 = 105$$

Luego, la comisión se puede formar de 105 formas.

Capítulo 3.

Ejercicio 3.1.

Si consideramos como éxito seleccionar un enfermo, entonces P(éxito) = p = 0,05. Además, aunque no se incida el tamaño de la población, si es lo suficientemente grande la probabilidad de éxito p no debiera variar demasiado si la selección se hace sin reposición. Luego, la variable X = número de ensayos hasta obtener el primer éxito ~ Geométrica (0,05), la probabilidad buscada es:

$$\begin{aligned} P(X=3) &= (1-0{,}05)^{3-1} \times 0{,}05 \\ &= 0{,}045 \end{aligned}$$

Luego, la probabilidad de seleccionar un enfermo recién en el tercer intento es 0,045.

Ejercicio 3.2.

Se trata de un problema hipergeométrico, donde solo interesa diferenciar las cartas que son oro y el resto. Luego, la probabilidad de obtener 2 oros de 10 disponibles y 6 de otro tipo de 30 disponibles es:

$$\frac{\binom{10}{2} \times \binom{30}{6}}{\binom{40}{8}} = 0{,}347$$

Ejercicio 3.3.

i) Se trata de un problema hipergeométrico. Del total de la población, 60.000 tienen la enfermedad (3% de 2 millones), por lo que 1.940.000 no la tienen. Luego, la probabilidad de seleccionar 2 personas enfermas de un total de 60.000, en una muestra de 100 sujetos está dada por:

$$P(X=2) = \frac{\binom{600.000}{2} \times \binom{1.940.000}{98}}{\binom{2.000.000}{100}} = 0{,}225$$

Luego, la probabilidad de encontrar 2 enfermos en una muestra de 100 es 0,2252

ii) Encontrar al menos 2 enfermos, es lo mismo que no encontrar 0 o 1 enfermo. Es decir, P(X ≥ 2) = 1-P(X < 2). Por lo tanto, la probabilidad está dada por:

$$P(X \geq 2) = 1 - P(X = 0) - P(X = 1)$$

$$= 1 - \frac{\binom{600.000}{0} \times \binom{1.940.000}{100}}{\binom{2.000.000}{100}} - \frac{\binom{600.000}{1} \times \binom{1.940.000}{99}}{\binom{2.000.000}{100}}$$

$$= 0{,}805$$

Luego, la probabilidad de encontrar al menos dos enfermos es igual a 0,8054.

Ejercicio 3.4.

i) Los llamados telefónicos siguen distribución de Poisson. Como se producen 0,5 llamadas por minuto, en 5 minutos la tasa α es igual a 2,5. Luego, X = número de llamados en 5 minutos ~ Poisson (2,5). La probabilidad de no tener llamadas es:

$$P(X = 0) = \frac{e^{-2,5}\, 2{,}5^0}{0!} = 0{,}082$$

ii) La probabilidad de que la oficina reciba exactamente un llamado está dada por:

$$P(X = 1) = \frac{e^{-2,5}\, 2{,}5^1}{1!} = 0{,}205$$

Ejercicio 3.5.

Es un problema binomial, ya que se pregunta por el número de éxitos en n ensayos, donde n = 5*52*10 = 2.600 y p = 1/1.000 = 0,001. Luego:

i) Probabilidad de que nunca quede atrapado en el ascensor:

$$P(X = 0) = \binom{2.600}{0} 0{,}001^0 (1 - 0{,}001)^{2.600} = 0{,}999^{2.600} = 0{,}074$$

ii) Probabilidad de que quede atrapado al menos una vez durante su vida laboral:

$$P(X > 0) = 1 - P(X = 0) = 1 - 0{,}074 = 0{,}926$$

Ejercicio 3.6.

De los datos de presión arterial se obtiene: $n = 16, \bar{x} = 119{,}9, s = 5{,}3$. Según el enunciado, se asume que X = PAS $\sim N(\mu, \sigma^2)$, con $\mu = 119{,}9$ y $\sigma^2 = 5{,}3^2 = 28{,}1$

i) Se pide $P(X > 122{,}9)$. Estandarizando, se tiene:

$$P(X > 122{,}9) = P(\frac{X - 119{,}9}{5{,}3} > \frac{122{,}9 - 119{,}9}{5{,}3}) = P(z > 0{,}57) = 1 - P(z < 0{,}57)$$

De tabla, se obtiene $P(z < 0{,}57) = 0{,}7157$. Luego, $P(X > 122{,}9) = 1\text{-}0{,}7157 = 0{,}2843$.

ii) El promedio de PAS de 16 personas tiene distribución: $\bar{x} \sim N(\mu, \sigma^2/n)$. Como n = 16, $\mu = 119{,}9$ y $\sigma^2 = 5\ 3^2 = 28\ 1$, se tiene entonces:

$$\bar{x} \sim N(119{,}9, 5{,}3^2/16) = N(119{,}9;1{,}76).$$

Luego,

$$P(\bar{X} > 122{,}9) = P(\frac{\bar{X} - 119{,}9}{\sqrt{1{,}76}} > \frac{122{,}9 - 119{,}9}{\sqrt{1{,}76}}) = P(z > 2{,}26) = 1 - P(z < 2{,}26)$$

De tabla, $P(z < 2{,}26) = 0{,}9881$. Luego, $P(> 122{,}9) = 1\text{-}0{,}9881 = 0{,}0119$.

iii) Si se toman 30 personas en vez de 16, la desviación estándar de $\bar{X}$ es **menor** ($\sigma/\sqrt{n} = 5{,}3/\sqrt{30} = 0{,}97$ en vez de 1,33). Luego, el valor de z será **mayor** que 1,7 y la probabilidad de que $P(\bar{X} > 122{,}9)$ será **menor**. En conclusión, la probabilidad con n = 30 es menor que la indicada en (b).

iv) Si $P(\bar{X} > 122{,}9) = 0{,}123$ y $\sigma^2 = 25$ (o sea, $\sigma = 5$), se puede deducir que:

$$P(\bar{X} > 122{,}9) = P(\frac{\bar{X} - \mu}{5/\sqrt{16}} > \frac{122{,}9 - \mu}{5/\sqrt{16}}) = P(z > \frac{122{,}9 - \mu}{1{,}25}) = 0{,}123$$

Usando tabla normal estándar, se observa que la cantidad $(122{,}9\text{-}\mu)/1{,}25$ tiene que ser igual a 1,16, ya que $P(z > 1{,}16) = 0{,}123$. Luego,

$$\frac{122{,}9 - \mu}{1{,}25} = 1{,}16 \quad \Rightarrow \quad \mu = 122{,}9 - 1{,}16 \times 1{,}25 = 122{,}9 - 1{,}45 = 121{,}45$$

Ejercicio 3.7.

i) Asumiendo X~N(3.200, 400^2), la probabilidad de que un niño nazca con un peso menor a 3.000 gramos es:

$$P(X < 3.000) = P(z < \frac{3.000 - 3.200}{400})$$
$$= P(z < -0,5)$$
$$= 1 - P(z < 0,5)$$
$$= 1 - 0,6915$$
$$= 0,3085$$

Si se define Y = Número de niños con peso < 3.000 gramos en n = 10 ensayos, se tiene que Y ~ binomial (n = 10, p = 0,3085). Luego,

$$P(Y \geq 1) = 1 - P(Y = 0) = 1 - \binom{10}{0}(1 - 0,3085)^{10} 0,3085^{0} = 1 - 0,6915^{10} = 0,975$$

ii) Como la probabilidad de que un niño pese menos de 3.000 gramos es 0,3085 (30,85%), entonces en 150.000 nacimientos se espera encontrar 150.000*0,3085 = **46.275** niños con bajo peso de nacimiento.

Ejercicio 3.8.

Llamemos X a la estatura en la población. Si se sabe que 12% tiene estatura menor a 150 centímetros, entonces se puede plantear que:

$$P(X < 150) = 0,12$$

Estandarizando tenemos:

$$P(z < \frac{150 - 164}{\sigma}) = 0,12$$

Usando tabla normal estándar, se observa que el valor de z que acumula una probabilidad 0,12 es -1,18. Luego:

$$\frac{150 - 164}{\sigma} = -1,18$$

De donde se obtiene:

$$\sigma = \frac{150 - 164}{-1,18} = 11,86$$

Luego, la varianza poblacional de la estatura es $\sigma^2 = 140,7$.

Ejercicio 3.9.

Estandarizando la expresión $P(X < k) = 0{,}975$ se obtiene:

$$P(z < \frac{k-\mu}{\sigma}) = 0{,}975$$

Según tabla normal estándar, el valor de z que acumula probabilidad 0,975 es 1,96. Luego:

$$\frac{k-\mu}{\sigma} = 1{,}96$$

De la expresión anterior se despeja $k = \mu + 1{,}96\sigma$, obteniéndose:

Ejercicio 3.10.

Estandarizando la expresión $P(\mu - k\sigma < X < \mu + k\sigma)$ se tiene:

$$P(\frac{(\mu - k\sigma) - \mu}{\sigma} < \frac{X-\mu}{\sigma} < \frac{(\mu + k\sigma) - \mu}{\sigma}) = 0{,}95$$

Luego:

$$P(-k < z < k) = 0{,}95$$

Si entre $-k$ y k hay una probabilidad igual a 0,95, entonces bajo $-k$ y sobre k debe haber probabilidad 0,025 (por simetría). Luego $P(z<k) = 0{,}975$, de donde se obtiene que $k = 1{,}96$.

Capítulo 4.

Ejercicio 4.1.

i) Del enunciado se tiene: $n = 18, \bar{x} = 3{,}153{,}6, s = 5\ 05{,}8$. Luego, un IC con confianza del 95% está dado por:

$$\overline{X} - t_{\left(n-1;1-\frac{\alpha}{2}\right)} \times \frac{s}{\sqrt{n}} \leq \mu \leq \overline{X} + t_{\left(n-1;1-\frac{\alpha}{2}\right)} \times \frac{s}{\sqrt{n}}$$

Reemplazando los valores muestrales, y usando $t_{0.975;(17)} = 2{,}11$, se tiene:

$$3153{,}6 - 2{,}11 \times \frac{505{,}8}{\sqrt{18}} \leq \mu \leq 3.153{,}6 + 2{,}11 \times \frac{505{,}8}{\sqrt{18}}$$

$$2.902 \leq \mu \leq 3.405$$

Es decir, el peso promedio poblacional varía entre 2.902 y 3.405 gramos, con confianza de 95%.

ii) Un intervalo de 99% de confianza, al requerir una probabilidad mayor de que el verdadero valor del parámetro se encuentre al interior del intervalo, debe ser más amplio. La misma conclusión se obtiene si se analiza que se quiere solo una probabilidad $\alpha = 1\%$ de que el parámetro no esté en el intervalo.

Ejercicio 4.2.

i) De la muestra se obtiene: $n = 45 \quad \overline{X} = 14{,}5 \quad s = 4{,}3$. Además, según el enunciado, se asume que la varianza poblacional es conocida: $\sigma^2 = 16$. Luego, los intervalos de confianza se construyen usando distribución z.

$$IC95\%: \quad \overline{X} \pm z_{1-0{,}05/2} \times \frac{\sigma}{\sqrt{n}}$$

$$\Leftrightarrow 14.5 \pm 1{,}96 \times \frac{4}{\sqrt{45}}$$

$$\Leftrightarrow (13{,}3; 15{,}7)$$

$$IC99\%: \quad \overline{X} \pm z_{1-0{,}01/2} \times \frac{\sigma}{\sqrt{n}}$$

$$\Leftrightarrow 14{,}5 \pm 2.576 \times \frac{4}{\sqrt{45}}$$

$$\Leftrightarrow (12{,}96; 16{,}04)$$

ii) En este caso, se asume que la varianza poblacional σ^2 es desconocida, por lo que debe usarse la varianza muestral s^2. Luego, este intervalo se construye utilizando distribución t.

$$IC95\%: \quad \overline{X} \pm t_{1-\frac{\alpha}{2};v} \times \frac{s}{\sqrt{n}}$$

$$\Leftrightarrow \; 14{,}5 \pm 2{,}02 \times \frac{4{,}3}{\sqrt{45}}$$

$$\Leftrightarrow \; (13{,}2; 15{,}8)$$

El valor $t_{1-\alpha/2;\,v} = t_{0{,}975;\,44}$ no aparece en la tabla *t* del **punto 3.11.2 del capítulo 3.** La tabla muestra 40 grados de libertad y luego se salta a 50 grados de libertad), por lo que se usó el valor crítico con 40 grados de libertad en el intervalo anterior.

iii) Si no se sabe nada sobre la distribución de los puntajes ni sobre σ^2, entonces los intervalos de confianza serán los mismos que en (ii), ya que según el teorema central del límite, el promedio muestral $\bar{X}$ tiene distribución normal (n = 45 casos es grande) y se usa la varianza muestral s^2.

Ejercicio 4.3.

Los intervalos de confianza que hay que verificar en la tabla son para proporciones, ya que las prevalencias están expresadas en porcentaje. Luego, los intervalos son de la forma:

$$\hat{p} - z_{1-\alpha/2} \times \sqrt{\frac{\hat{p} \times (1-\hat{p})}{n}} \leq P \leq \hat{p} + z_{1-\alpha/2} \times \sqrt{\frac{\hat{p} \times (1-\hat{p})}{n}}$$

Donde n = 412, α = 5% y $z_{1-\alpha/2} = 1{,}96$.

Ejercicio 4.4.

El intervalo de confianza de 99% para la prevalencia de cataratas en zona urbana es:

$$0{,}066 - 2{,}576 \times \sqrt{\frac{0{,}066 \times (1-0{,}066)}{4{,}482}} \leq P \leq 0{,}066 + 2{,}576 \times \sqrt{\frac{0{,}066 \times (1-0{,}066)}{4{,}482}}$$

$$0{,}056 \leq P \leq 0{,}076$$

El intervalo de confianza para la zona rural está dado por:

$$0{,}065 - 2{,}576 \times \sqrt{\frac{0{,}065 \times (1-0{,}065)}{781}} \leq P \leq 0{,}065 + 2{,}576 \times \sqrt{\frac{0{,}065 \times (1-0{,}065)}{781}}$$

$$0{,}042 \leq P \leq 0{,}088$$

La diferencia entre los intervalos de 99% se debe al tamaño muestral: a mayor tamaño muestral, más estrecho es el intervalo de confianza.

Ejercicio 4.5.

Se asume que las edades son independientes y que $\bar{x}$ tiene distribución normal. Como la varianza poblacional es desconocida, el intervalo de confianza debiera ser hecho con distribución t de Student. Sin embargo, dado que el tamaño muestral es muy grande (n = 565 casos), los grados de libertad de la t de Student son n-1 = 564. Y los puntos críticos de la t(564) son prácticamente los mismos que los de la distribución N(0,1). Luego, el IC de 99% de confianza para la media poblacional μ es:

$$\bar{x} - 2.576 \times {}^{s}\!/_{\sqrt{n}} \leq \mu \leq \bar{x} + 2.576 \times {}^{s}\!/_{\sqrt{n}}$$

$$63{,}6 - 2.576 \times {}^{12}\!/_{\sqrt{565}} \leq \mu \leq 63{,}6 + 2.576 \times {}^{12}\!/_{\sqrt{565}}$$

$$62{,}3 \leq \mu \leq 64{,}9$$

Luego, la edad promedio poblacional de población infartada varía entre 62,3 años y 64,9 años, con una confianza de 99%.

Ejercicio 4.6.

En primer lugar se construye un intervalo de confianza del 95% para la proporción de niños que nace con peso < 3.000 gramos, utilizando $n = 1.000$ y $\hat{p} = 0{,}14$. El intervalo está dado por:

$$0{,}14 - 1{,}96 \times \sqrt{\frac{0{,}14 \times (1 - 0{,}14)}{1.000}} \leq p \leq 0{,}14 + 1{,}96 \times \sqrt{\frac{0{,}14 \times (1 - 0{,}14)}{1.000}}$$

$$0{,}118 \leq p \leq 0{,}162$$

Luego, el número N de recién nacidos con bajo peso en la población general chilena está dado por:

$$200.000 \times 0{,}118 \leq N \leq 200.000 \times 0{,}162$$

$$29.500 \leq N \leq 40.500$$

Es decir, N varía entre 29.500 y 40.500, con una confianza del 95%.

Ejercicio 4.7.

Como la desviación estándar poblacional σ = 400 es conocida, el intervalo de confianza sería de la forma:

$$\bar{x} - z_{1-\alpha/2} \times \sigma/\sqrt{n} \leq \mu \leq \bar{x} + z_{1-\alpha/2} \times \sigma/\sqrt{n}$$

Luego, el error de estimación es $z_{1-\alpha/2} \times \sigma/\sqrt{n}$ y que este sea inferior a 100 gramos con confianza 95% equivale a plantear:

$$z_{1-\alpha/2} \times \sigma/\sqrt{n} \leq 100$$

$$1{,}96 \times 400/\sqrt{n} \leq 100$$

$$n \geq \left(1{,}96 \times 400/100\right)^2$$

$$n \geq 7{,}84^2 = 61{,}5$$

Se requieren al menos 62 casos para tener un error de estimación inferior a 100 gramos en la estimación del peso promedio de nacimiento.

Ejercicio 4.8.

Se quiere acotar el error de estimación, dado por:

$$error < 1{,}96 \times \sqrt{\frac{P \times (1-P)}{n}}$$

Si se quiere una precisión de ±5 puntos porcentuales y la prevalencia máxima es P = 0,2, se tiene:

$$0{,}05 < 1{,}96 \times \sqrt{\frac{0{,}2 \times (1-0{,}2)}{n}}$$

Luego:

$$n > \frac{1{,}96^2 \times 0{,}2 \times (1-0{,}2)}{0{,}05^2} = 245{,}9$$

Se requiere una muestra de 246 casos como mínimo, para estimar la prevalencia de obesidad con una precisión de 5 puntos porcentuales y una confianza de 95%.

Capítulo 5.

Ejercicio 5.1.

Hay 4 niños con peso mayor a 4.000 gramos, luego, $\hat{p} = 4/30 = 0{,}133$. Además, el valor de la literatura es $p_0 = 0{,}1$. Las hipótesis a plantear son:

H_0: P = p_0

H_1: P ≠ p_0

El test estadístico a utilizar es test z para una proporción. Luego:

$$z_0 = \frac{\hat{p} - p_0}{\sqrt{\frac{p_0(1-p_0)}{n}}} \sim N(0,1)$$

$$z_0 = \frac{0{,}133 - 0{,}1}{\sqrt{\frac{0{,}1 \times (1-0{,}1)}{30}}} = 0{,}62$$

Valor-p está dado por: $p = 2 \times P(z \geq |z0|) = 2 \times P(z \geq 0{,}62) = 0{,}2676$. No hay suficiente evidencia para rechazar H_0. No es posible decir que la proporción de niños con peso mayor a 4.000 gramos sea distinta a lo reportado en la literatura.

Ejercicio 5.2.

De los datos se tiene: $n=30$, $\bar{x}=3.400g$, $s=540g$. Además, el valor de referencia es $\mu_0 = 3.200$ gramos. Consideremos $\alpha = 0{,}05$.

Las hipótesis a plantear son:

H_0: $\mu \leq \mu_0$

H_1: $\mu > \mu_0$

El test estadístico por utilizar es test t de Student para un promedio:

$$t_0 = \frac{\bar{x} - \mu_0}{s/\sqrt{n}} \sim t(n-1)$$

Luego:

$$t_0 = \frac{3.400 - 3.200}{540/\sqrt{30}} = 2{,}03 \sim t(28)$$

Valor-p está dado por: $p = P(t_{(n-1)} \geq t_0) = P(t_{(28)} \geq 2{,}03) < 0{,}05$. Luego, se rechaza H_0 y se concluye que el peso promedio muestral es mayor que el valor de referencia $\mu_0 = 3.200$ gramos.

Ejercicio 5.3.

i) Las variables que se identifican son: **tratamiento** (categórica con tres niveles: dieta baja en calorías, ejercicio físico y medicamento) y **diferencia de peso** (numérica, en kilos). El tiempo (basal y después de seis meses) no es una variable, ya que se registró la diferencia entre ambos tiempos.

ii) La variable explicada es diferencia de peso. La explicatoria es tratamiento.

iii) Corresponde a una asociación categórica-numérica.

Ejercicio 5.4.

Las variables de interés son: país (explicatoria con dos niveles: A y E) y restenosis (explicada con dos niveles: Sí y No). Consideremos ? = 5%. Las hipótesis por plantear son:

$H_0: P_A = P_B$

$H_1: P_A \neq P_B$

Basta hacer un test chi-cuadrado. La tabla de 2 × 2 de interés es la siguiente:

		Restenosis		
		(+)	(-)	Total
País	A	18	27	45
	E	26	90	116
	Total	44	117	161

El test estadístico es:

$$\chi_0^2 = \frac{161 \times (18 \times 90 - 27 \times 26)^2}{44 \times 117 \times 45 \times 116} = 5{,}05 \quad \sim \quad \chi_{(1)}^2$$

Valor p = $P(\chi^2_{(1)} > 5{,}05) < 0{,}025$. Se concluye que existen diferencias significativas en el porcentaje de restenosis entre los países A y E.

Ejercicio 5.5.

Si los datos se consideran independientes, las hipótesis de interés son:

$H_0: \mu_w = \mu_{ny}$

$H_1: \mu_w \neq \mu_{ny}$

Las medidas resumen de interés son:

$$\bar{x}_W = 56{,}12 \pm 23{,}85$$

$$\bar{x}_{NY} = 52{,}5 \pm 23{,}56$$

Se comparan los promedios con test t de Student para muestras independientes. Luego:

$$t_0 = \frac{(56{,}12 - 52{,}5)}{\sqrt{\frac{23{,}85^2}{12} + \frac{23{,}56^2}{12}}} = 0{,}37 \sim t_{(n1+n2-2)} = t_{(22)}$$

Valor p = $2P(t_{(22)} > 0{,}37) > 0{,}75$. No hay asociación. Por lo tanto, no hay diferencias significativas entre las medias de W y NY.

Si se consideran los datos como pareados, las hipótesis de interés son:

$H_0: \Delta = 0$

$H_1: \Delta \neq 0$

Donde Δ es el promedio de las diferencias entre W y NY. En este caso, las medidas resumen de interés son: $\Delta = 3{,}37 \pm 1{,}61$. El test estadístico es t de Student para muestras pareadas:

$$t_0 = \frac{3{,}67}{1{,}61 / \sqrt{12}} = 7{,}9 \sim t_{(n+1)} = t_{(11)}$$

Valor-p = $2P(t_{(11)} > 7{,}9) < 0{,}001$. El delta promedio es significativamente distinto de cero. Luego, Existen diferencias significativas entre W y NY.

Los resultados son distintos porque: (i) la variación de temperatura (DS) de cada ciudad es mucho mayor que la de la diferencia entre ambas ciudades mes a mes; (ii) las temperaturas no son independientes, y al no considerar este hecho, pesa mucho la variabilidad de cada ciudad, lo que no debiera ser tomada en cuenta en la comparación.

Ejercicio 5.6.

i) El método adecuado es test t de Student para muestras pareadas, ya que se trata de la comparación del gasto cardiaco (variable numérica) medido a los mismos pacientes, por dos métodos distintos (variable categórica con dos niveles).

ii) El test adecuado es test chi-cuadrado o test exacto de Fisher. Se trata de la asociación de dos variables categóricas: grupo en estudio (con y sin cardiopatía) y nivel de colesterol ($\leq$ 200 y > 200 mg/dl).

iii) Es un análisis de sensibilidad-especificidad, ya que interesa conocer la capacidad predictiva del laboratorio para identificar el medicamento, que fue clasificado previamente por un gold standard (el Centro de Control de Enfermedades). También se puede utilizar test Kappa para medir el grado de concordancia.

iv) Se trata de un test para una proporción. Se quiere saber si el porcentaje de azules en la bolsa es igual a un valor dado $p_0 = 0{,}3$.

Ejercicio 5.7.

Si se quiere usar test t de Student para muestras independientes es necesario asumir que los datos de delta de peso poblacionales tienen distribución normal. Si μ_A y μ_B son los delta de peso promedio en poblaciones A y B, respectivamente, entonces la hipótesis que plantea que A es más efectivo que B es

H_0: $\mu_A \leq \mu_B$

H_1: $\mu_A > \mu_B$

De las muestras de A y B se obtiene: $n_A=10, \bar{x}_A=3{,}33\pm4{,}26$ y $nB=8, \bar{x}_B= 0{,}61\pm3{,}89$y. Luego, el test estadístico es:

$$t_0 = \frac{(\bar{x}_A - \bar{x}_B)}{\sqrt{\frac{s_A^2}{n_A} + \frac{s_B^2}{n_B}}} = \frac{3{,}33 - 0{,}61}{\sqrt{\frac{4{,}26^2}{10} + \frac{3{,}89^2}{8}}} = \frac{2{,}72}{\sqrt{3.706}} = 1{,}41 \sim t(n_A + n_B - 2) = t(16)$$

Dado que se rechaza para valores grandes de t_0 (que es consistente con H_1: $\mu_A > \mu_B$), el valor-p es $P(t_{(16)} > 1{,}41) = 1\text{-}P(t_{(16)} < 1{,}41) > \mathbf{0{,}05}$. No hay evidencia suficiente en los datos para rechazar H_0. Por lo tanto, el tratamiento A no es más efectivo que el B.

Nótese que $\bar{x}_A=3{,}33$ es bastante mayor que $\bar{x}_B=0{,}61$ y sin embargo no hay diferencias significativas entre los promedios. Esto se debe a que las varianzas son muy grandes ($s_A^2=4{,}26^2$ y $s_B^2=3{,}89^2$) y los tamaños muestrales son muy pequeños ($n_A=10$ y $n_B=8$), lo que hace que los errores estándar sean muy grandes.

En este caso, es mejor usar un test no paramétrico. Si se usa test de rangos de Wilcoxon, se obtiene p = 0,23, lo que confirma que no hay diferencia entre los tratamientos.

Ejercicio 5.8.

(i) El test chi-cuadrado no es adecuado porque no es un problema de asociación, sino de concordancia. Lo que importa en el problema descrito es saber si existe correspondencia entre las enfermeras, lo cual es más fuerte que la asociación.

(ii) De la tabla se obtiene:

$$p_0 = \frac{70}{100} = 0{,}7 \quad y \quad p_e = \frac{E_{11} + E_{22}}{n} = \frac{24{,}75 + 24{,}75}{100} = 0{,}495$$

Luego, el valor de Kappa en la tabla es:

$$\kappa = \frac{p_0 - p_e}{1 - p_e} = \frac{0{,}7 - 0{,}495}{1 - 0{,}495} = 0{,}406$$

Se puede comprobar que el error estándar es se(K) = 0.098. Por lo tanto,

$$\kappa = \frac{p_0 - p_e}{1 - p_e} = \frac{0{,}7 - 0{,}495}{1 - 0{,}495} = 0{,}406$$

El valor-p es $p = P(z > z_0) = P(z > 4{,}14) < 0{,}001$. Se concluye que el valor de Kappa es significativamente distinto de cero. Luego, existe concordancia entre las enfermeras.

Por otra parte, el chi-cuadrado de McNemar es:

$$\chi^2_{MN} = \frac{(|n_A - n_B| - 1)^2}{(n_A + n_B)} = \frac{(|20 - 10| - 1)^2}{(20 + 10)} = 2{,}7$$

El valor-p es $P(\chi^2_{(1)} > 2{,}7) > 0{,}05$. Por lo tanto, las discordancias se distribuyen al azar.

iii) Si la enfermera 2 es el gold standard, entonces la sensibilidad es S = 35/45 = 77,8%, la especificidad es E = 63,6%. Usando el método alternativo al teorema de Bayes, si consideramos un número arbitrario de oídos (por ejemplo, 1.000), y distribuyendo los datos de acuerdo a S, E y P = 0,08, la tabla aproximada es:

Enfermera 1	Enfermera 2		Total
	Anormal	Normal	
Anormal	62	335	397
Normal	18	585	603
Total	80	920	1.000

Luego VP(+) = 62/397 = 15,6% y VP(-) = 585/603 = 97%

Ejercicio 5.9.

i) Es test para un promedio. Asumiendo que μd es la diferencia promedio poblacional pre y post tratamiento, se asume que la diferencia distribuye normalmente.

Las hipótesis de interés son:

H_0: $\mu_d \leq 0$

H_1: $\mu_d > 0$

El test estadístico está dado por:

$$t_0 = \frac{16{,}33}{6{,}89 / \sqrt{12}} = 8{,}21 \sim t_{(12+1)} = t_{(11)}$$

El valor-p es p = $P(t_{(11)} > 8{,}21) < 0{,}0005$. Se concluye que el tratamiento es efectivo al interior del grupo bipolar.

ii) Es un test t de Student para dos promedios independientes. Asumiendo que μ_u es el delta promedio del grupo unipolar y μ_b del grupo bipolar, se asume que las diferencias distribuyen normalmente al interior de cada grupo.

Por lo tanto, las hipótesis de interés son:

H_0: $\mu_u = \mu_b$

H_1: $\mu_u \neq \mu_b$

El test estadístico es:

$$t_0 = \frac{(31{,}61 - 16{,}33)}{\sqrt{\frac{8{,}2^2}{12} + \frac{6{,}89^2}{12}}} = 4{,}94 \sim t_{(12+12-2)} = t_{(22)}$$

El valor es p = $2xP(t_{(22)} > 4{,}94) < 0{,}001$. Se concluye que existen diferencias significativas en la efectividad del tratamiento entre grupos unipolar y bipolar.

Capítulo 6.

Ejercicio 6.1.

i) La pendiente puede interpretarse en relación al log Odd, o directamente en relación a la probabilidad de lactancia < 3 meses, aunque esta última es la más relevante.

Como β=0,762 es positiva, se concluye que la ocupación de obrero aumenta la probabilidad de que los hijos tengan una lactancia menor a tres meses, en comparación con un granjero.

El modelo entrega el parámetro estimado para X = 1, usando como referencia X = 0, dado que la ocupación 1 es obrero y 0 es granjero, así que el modelo nos entrega el parámetro estimado para obrero. Además, el modelo se interpreta en términos de P(Y = 1), que en este caso se definió como p = P(lactancia < 3 meses).

ii) El valor Exp(B) mostrado por el modelo es la razón de chances (OR) estimada. Luego, hay 2.143 veces más riesgo de que un niño tenga lactancia < 3 meses cuando la ocupación es obrero, respecto a la ocupación granjero.

iii) El intervalo de confianza incluiría el valor 1,0, ya que el parámetro estimado no es significativo (p = 0,067).

iv) La razón de chances (OR) de la tabla se calcula como la razón de productos cruzados, mientras que la OR en el modelo se obtiene como e^{B}, donde $\hat{\beta}$ es el resultado de un procedimiento iterativo. Sin embargo, es esperable que ambos valores sean muy similares. Si el modelo incluyera otras variables (modelo logístico múltiple), la razón de chances en el modelo no sería igual al de la tabla, ya que el del modelo sería una razón de chances ajustada.

Ejercicio 6.2.

i) La venta del producto farmacéutico se incrementa en US$0,1621 por cada unidad adicional que aumenta la variable TV ads (por ejemplo, si TV ads está en cientos de dólares, entonces por cada cien dólares adicionales invertidos en TV ads se incrementa la venta en US$ 162,1.

ii) La constante tiene interpretación coherente. Esta indica las ventas del producto en miles de dólares para TV ads = 0 y Newsp ads = 0 (o sea, si no se invirtiera en avisos en televisión y periódicos).

iii) No se puede decir nada de la correlación de Pearson entre Sales y TV ads. El valor-p en el modelo indica la significancia de TV ads ajustado por Newsp ads, así que no es el valor-p de la correlación de Pearson entre TV ads y Sales.

Ejercicio 6.3.

i) Toda la interpretación debe hacerse en el step 1, ya que en todos los pasos siguientes HIP está ajustada por otras variables: (a) La correlación de Pearson es positiva (ya que $\beta = 0{,}351 > 0$); (b) la correlación es $r = 0{,}7836$ (ya que $R^2 = 0{,}614$); (c) La correlación es significativa (el valor-p de $\beta = 0{,}351$ es $p < 0{,}001$).

ii) No se puede decir nada acerca de la correlación de Pearson entre BMI y AGE, ya que en el modelo 3 el efecto de AGE está ajustado por HIP y WST. La correlación de Pearson se calcula en forma no ajustada.

iii) HIP tiene un efecto positivo ($\beta = 0{,}289$) y significativo ($p < 0{,}001$) sobre BMI ajustado por WST y AGE. Por cada centímetro adicional de cadera, se incrementa BMI en 0,289 kg/m^2 manteniendo constante WST y AGE.

iv) AGE hace un aporte significativo para explicar BMI ($p = 0{,}024$) en presencia de HIP y WST. Sin embargo, su aporte a la predicción de BMI es marginal, ya que el R^2 tiene un incremento de solo 0,3% entre el modelo 2 y 3.

Ejercicio 6.4.

i) La edad se asocia de modo directo con la probabilidad de cáncer ($\beta > 0$). El efecto de la edad es significativo ($p < 0{,}001$). Por cada año de edad adicional, se incrementa el riesgo de cáncer en 11%.

ii) Del modelo logístico se puede deducir que la probabilidad estimada es:

$$p = \frac{e^{\alpha+\beta x}}{1+e^{\alpha+\beta x}} = \frac{e^{-6.4672+0,10231\times 50}}{1+e^{-6.4672+0,10231\times 50}} = 0{,}2056$$

Es decir, en la población en estudio, una mujer de 50 años tiene una probabilidad igual a 0,2056 de tener un diagnóstico de cáncer.

Es importante considerar que no se indica la bondad de ajuste del modelo, por lo que la probabilidad estimada podría ser poco confiable, si la edad no tiene mucha capacidad predictiva.

iii) Hay varias formas de interpretar el efecto de la edad en el modelo múltiple: (a) La edad se asocia de manera significativa con la probabilidad de cáncer ($p < 0{,}001$), ajustado por BMI y OCP; (b) La edad es un factor de riesgo de cáncer de mama independiente de BMI; (c) Por cada año de edad adicional, se incrementa el riesgo de cáncer de mama en 12%, ajustado por BMI.

www.ingramcontent.com/pod-product-compliance
Lightning Source LLC
LaVergne TN
LVHW082236051026
849532LV00012B/4008
* 9 7 8 9 5 6 1 4 3 4 3 7 0 *